H. Löffler · J. Rastetter · T. Haferlach

Atlas der klinischen Hämatologie

Springer-Verlag Berlin Heidelberg GmbH

H. Löffler · J. Rastetter · T. Haferlach

Atlas der klinischen Hämatologie

Begründet von L. Heilmeyer
und H. Begemann

6., völlig überarbeitete Auflage

Mit 199, überwiegend farbigen Abbildungen
in 1056 Einzeldarstellungen und 17 Tabellen

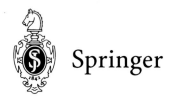 Springer

Professor Dr. med. Helmut Löffler
Ehem. Direktor der 2. Medizinischen Klinik und Poliklinik (Hämatologie und Onkologie)
der Universität Kiel und der 2. Med. Klinik des Städt. Krankenhauses, Kiel
Seelgutweg 7
79271 St. Peter

Professor Dr. med. Johann Rastetter
Ehem. Leiter der Abteilung für Hämatologie und Onkologie
1. Medizinische Klinik und Poliklinik
Klinikum rechts der Isar der Technischen Universität München
Westpreußenstraße 71
81927 München

Professor Dr. med. T. Haferlach
Labor für Leukämie-Diagnostik
Medizinische Klinik III
Ludwig-Maximilians-Universität Großhadern
Marchioninistraße 15
81377 München

Deutsche Ausgaben

1. Auflage 1955
2. Auflage 1972
3. Auflage 1978
4. Auflage 1987
5. Auflage 1999

Englische Ausgaben

Atlas of Clinical Hematology
© Springer-Verlag Berlin Heidelberg
1972 (2nd ed.), 1979 (3rd ed.), 1989 (4th ed.),
1999 (5th ed.),

Lizenzausgaben

Spanische Ausgabe
erschienen bei
Editorial Cientifico-Médica
Barcelona, 1973

Italienische Ausgabe
erschienen bei
PICCIN Editore S.A.S.
Padova, 1973, 1980

Japanische Ausgabe
erschienen bei
Igaku Shoin Ltd.
Tokyo, 1975

Brasilianische Ausgabe
erschienen bei
Livraria e Editora Revinter
Rio de Janeiro, 2002

ISBN 978-3-642-62140-6   ISBN 978-3-642-18514-4 (eBook)
DOI 10.1007/978-3-642-18514-4

Bibliographische Information der Deutsche Bibliothek
Die Deutsche Bibliothek verzeichnet diese Publikation in der Deutschen Nationalbibliografie, detaillierte bibliografische
Daten sind im Internet über <http://dnb.ddb.de> abrufbar

Lektoratsplanung: U. Conrad-Willmann, 69121 Heidelberg
Herstellung: PRO EDIT GmbH, 69126 Heidelberg
Umschlaggestaltung: deblik, Berlin
Satzherstellung: Mitterweger & Partner Kommunikationsgesellschaft mbh, 68723 Plankstadt
106/3160-5 4 3 2 1 0 – Gedruckt auf säurefreiem Papier

Vorwort zur 6. Auflage

Bald nach Erscheinen der 5. Auflage hat die WHO die ausführlichen Details über die Pathologie und Genetik der hämatopoetischen und lymphatischen Gewebe veröffentlicht. Die vorher erschienenen kurzen Zeitschriftenartikel hatten wir bereits berücksichtigt. Nun wurde es möglich, die neuen Klassifizierungsvorschläge zu übernehmen sowie Abbildungen neuer Leukämieformen und Lymphome einzufügen. Es sind dies die Leukämien dendritischer Zellen, intravaskuläre großzellige B-Zell-Lymhome, das Leber-Milz- $\gamma\delta$ -T-Zell-Lymphom sowie die zwischen benigne und maligne stehende persistierende polyklonale B-Zell-Lymphozytose.

Die zytogenetische und molekularbiologische Charakterisierung der einzelnen Krankheiten wurde ergänzt und erweitert, neue Abbildungen konnten übernommen werden. An dieser Stelle möchten wir Frau PD Dr. Claudia Schoch, München für Ihre wertvolle Hilfe und die Überlassung von neuen Abbildungen herzlich danken. Ferner wurden Abbildungen und zahlreiche Tabellen durch neue ersetzt, eine Schemazeichnung über die Topographie von Lymphominfiltraten im Knochenmark, die uns Prof. Dr. H. E. Schaefer, Freiburg, zur Verfügung stellte, ergänzt das Lymphom-Kapitel.

Auch 2004 beginnt sowohl die hämatologische Diagnostik als auch die Lymphomdiagnostik in der Regel mit der morphologischen Beurteilung von Blut- und Knochenmarkausstrich oder von lymphatischem Gewebe. Sie kann den weiteren Einsatz der Immunphänotypisierung, Zytogenetik und Molekulargenetik steuern und damit kostengünstige Wege aufzeigen, um unnötige Untersuchungen zu vermeiden.

Gene expression profiling und in Zukunft *proteomics* sind weitere, zur Zeit noch sehr kostenintensive Methoden, die ihren Platz für Diagnostik und prognostische Einordnung finden müssen. Bereits jetzt haben *gene profiling*-Untersuchungen bestätigt, dass morphologische Subtypen bei AML, z.B. M3 und M3 V, die zytogenetisch und molekulargenetisch nicht zu unterscheiden waren, bei *gene profiling* scharf abgegrenzte Gruppen bilden.

In die Gruppe der MDS ist durch neue Therapieansätze (speziell Immuntherapie) Bewegung gekommen. So spricht beispielsweise das 5q-Minus-Syndrom, das morphologisch und zytogenetisch gut definiert ist, überraschend gut auf das Thalidomid-Derivat CC 5013 an. Das ursprünglich mittels Zytogenetik entdeckte, heute üblicherweise durch FISH oder PCR-Technik nachweisbare Fusionsgen BCR-ABL bei der chronischen myeloischen Leukämie war der erste Einstieg für eine maßgeschneiderten molekularen Therapie bei einer Tumorerkrankung, dem sicher bald weitere folgen werden.

Auch bei den ALL sind Formen mit t(9;22), t(4;11) und t(8;14) als prognostisch eigenständige Gruppen etabliert.

All dies zeigt, dass heute ein umfassendes Arsenal von diagnostischen Methoden für Diagnostik und individuelle Therapieplanung eingesetzt werden muss.

Herr Prof. Dr. R. Disko hat das Kapitel über „Wichtige Erreger von Tropenkrankheiten" erneut durchgesehen und überarbeitet, wofür wir herzlich danken. Frau U. Conrad-Willmann und den Damen und Herren vom Springer-Verlag Heidelberg sowie Frau M. Litterer von PRO EDIT möchten wir für die verständnisvolle und effektive Unterstützung und gute Zusammenarbeit danken.

St. Peter und München

Frühjahr 2004   Helmut Löffler · Johann Rastetter · Torsten Haferlach

Vorwort zur 5. Auflage

Die 1. Auflage des „Atlas der klinischen Hämatologie" erschien vor über 40 Jahren. Vier Auflagen waren geprägt durch Herbert Begemann, der unerwartet im April 1994 verstarb. Als Erinnerung an den engagierten Arzt und Hämatologen möchten wir die neue Auflage ihm widmen.

Seit der 4. Auflage 1987 sind tiefgreifende Veränderungen in der Hämatologie eingetreten. An neuen Methoden haben sich neben Zytochemie und Immunphänotypisierung in großem Umfang die Zytogenetik und in jüngster Vergangenheit die Molekulargenetik immer mehr durchgesetzt, so daß sie heute in der täglichen Diagnostik eine bedeutende Position einnehmen. Hierzu hat beigetragen, daß erhebliche methodische Verbesserungen und neue molekularbiologische Werkzeuge entwickelt wurden, die bei standardisierter Technik schnelle und für die Patienten relevante Ergebnisse liefern.

Die Definition klinischer oder biologischer Entitäten ist erst seit der Einführung von Zyto- und Molekulargenetik möglich geworden. Als Beispiele seien die Promyelozytenleukämie mit ihren beiden Varianten M3 und M3 v und der Translokation t(15;17) sowie dem Fusionsgen PML/RARA genannt, bei der zum erstenmal eine reifungsinduzierende Therapie erfolgreich verwirklicht wurde, sowie die akute myelomonozytäre Leukämie mit abnormen Eosinophilen (M4 Eo) mit der Inversion inv(16) und dem Fusionsgen MYH 11/CBFB, die eine sehr gute Prognose hat.

Auch die elektronische Datenübermittlung von morphologischen Befunden gewinnt in der Hämatologie zunehmend an Bedeutung, weil die sofortige Überprüfung schwieriger Befunde durch Spezialisten möglich wird. Mehrere Partner können von ihrem Arbeitsplatz aus mit Mikroskop und PC via Monitor miteinander kommunizieren. Dies setzt aber wie in der Vergangenheit auch in absehbarer Zukunft solide morphologische Kenntnisse voraus. Wir sehen häufig diagnostische Probleme, wenn die modernen Zählgeräte und Zellsorter (FACS) mit ihren enormen Möglichkeiten ohne Rückkopplung mit der Morphologie eingesetzt werden. Zweifellos hat die klassische Morphologie in Konkurrenz und durch Vergleich mit den neuen Methoden erheblich gewonnen, so daß heute weitreichendere und prognostisch wichtige Aussagen möglich sind.

Wenn auch das Konzept der vorhergehenden Auflagen im wesentlichen beibehalten wurde, so mußten doch einige Beiträge gestrichen werden. Nachdem in vielen hämatologischen Kliniken und Laboratorien FACS-Geräte für die Immuntypisierung vorhanden sind und zuverlässige käufliche Präparate („kits") und genaue Färbeanweisungen für die Immunzytochemie zur Verfügung stehen, wurde das Kapitel von Dr. B.R. Kranz, München, nicht mehr aufgenommen. Auch entfiel der methodische Teil und der größte Teil der elektronenmikroskopischen Bilder, die uns Prof. Dr. D. Huhn, Berlin, zur Verfügung gestellt hatte. Beiden Kollegen gilt unser herzlicher Dank.

Seit der 1. Auflage wurde das Kapitel über Blutparasiten, wichtigste Erreger von Tropenkrankheiten, von W. Mohr, Hamburg, bearbeitet, wofür wir ihm zu Dank verpflichtet sind. Bei der besonderen Bedeutung von Tropenkrankheiten in der heutigen Zeit sollte auch nach dem Tode von Professor Mohr dieser Beitrag in der neuen Auflage weitergeführt werden. Ohne Zögern hat sich Prof. Dr. R. Disko, München, bereit erklärt, eine Überarbeitung vorzunehmen, wofür wir herzlich danken.

Die Kapitel über chronische myeloproliferative Erkrankungen, insbesondere über die Myelodysplasien, über die akuten Leukämien, über die malignen Lymphome und die malignen Mastozytosen mußten weitgehend überarbeitet bzw. neu konzipiert werden. Neu aufgenommen wurden Abschnitte und Abbildungen über therapieinduzierte Knochenmarkveränderungen, zytologische Befunde des Liquor cerebrospinalis bei Meningeosis leucaemica und lymphomatosa sowie über Neoplasien der NK-Zellen.

Wir haben uns bemüht, die Probleme der pädiatrischen Hämatologie angemessen zu berücksichtigen.

Die vorliegende weitgehend neu bearbeitete 5. Auflage mit mehr als 90 % neuen Abbildungen wurde erheblich verbessert durch das umfangreiche Untersuchungsmaterial aus der 20jährigen zentralen morphologischen Diagnostik für die BMFT-ALL- und die BMFT-AML-Studien sowie die konsiliarische Beratung der AML-Therapiestudie BFM bei Kindern (H.L.). Den Leitern dieser Studien, Herrn Prof. Dr. D. Hoelzer, Herrn Prof. Dr. Th. Büchner, Frau Prof. Dr. U. Creutzig und Herrn Prof. Dr. J. Ritter gilt der Dank für stetige gute Zusammenarbeit. In Kiel bestand ein beiden Seiten sehr förderlicher klinisch-wissenschaftlicher Austausch mit dem von Prof. Dr. Dr. h. c. Karl Lennert geleiteten Pathologischen Institut und dem derzeitigen Leiter der Abteilung Hämatopathologie Prof. Dr. Dr. h. c. Reza Parwaresch. Histologische Schnittpräparate der von uns eingesandten Stanzzylinder wurden regelmäßig zur Verfügung gestellt, so daß Abbildungen von histologischen Präparaten des Knochenmarks in den Atlas aufgenommen werden konnten. Beiden gilt unser besonderer Dank.

Der hervorragenden Kooperation mit Frau Prof. Dr. Brigitte Schlegelberger und dem Direktor des Institutes für Humangenetik der Universität Kiel, Herrn Prof. Dr. med. Werner Grote, sowie der Mitarbeit von Frau Dr. L. Harder und Herrn Blohm verdanken wir die zytogenetischen Befunde mit den Schemata. Wir haben uns dabei auf wichtige Befunde beschränkt, die für die Diagnostik oder die Sicherung einer Entität Bedeutung haben.

Ein solcher Atlas kann nicht ohne viele Mithelfer/innen fertiggestellt werden. Meine langjährige Kieler Sekretärin, Frau Ute Rosburg, hat mir mit großer Umsicht oft den Rücken freigehalten, so daß ich Zeit gewann. Frau Margot Ulrich hat tatkräftig die Abwicklung der Fotoarbeiten organisiert, Frau Ramm-Petersen, Frau Meder und Frau Tetzlaff haben die zytologische, zytochemische und immunzytochemische Methodik sorgfältig durchgeführt. Meine Kieler Oberärzte, die Herren Prof. Dr. Winfried Gassmann und Priv.-Doz. Dr. Dr. Torsten Haferlach, waren bei der Untersuchung und Beurteilung vieler Präparate beteiligt, die im Atlas abgebildet sind. Herr Kollege Haferlach hat in Zusammenarbeit mit der Arbeitsgruppe von Frau Prof. Schlegelberger die FISH-Technik in die klinische Routine eingeführt.

Frau Monika Schrimpf möchten wir stellvertretend für die Damen und Herren vom Springer-Verlag in Heidelberg und Frau Judith Diemer von der PRO EDIT GmbH für die verständnisvolle und effektive Unterstützung danken.

St. Peter und München

Frühjahr 1999   Helmut Löffler · Johann Rastetter

Vorwort zur 1. Auflage

Die diagnostischen Fortschritte der Ausstrichcytologie haben bisher nur in bescheidenem Umfang Eingang in die ärztliche Praxis gefunden. Ein wesentlicher Grund dafür ist die Tatsache, daß das vorhandene Abbildungsmaterial zu sehr typisiert wurde, um dem Anfänger eine Einarbeitung in dieses Gebiet zu ermöglichen. Die Ausmerzung dieses Mißstandes soll eine Hauptaufgabe des vorliegenden Buches sein. Aus diesem Grunde haben wir versucht, in den einleitenden Einzeltafeln und bei der Besprechung der einzelnen Krankheitsbilder durch Abbildung zahlreicher Übersichtstafeln die große morphologische Variationsbreite von Einzelzellen und Krankheitsbildern darzustellen. Mit Absicht wählten wir als Grundlage des Reproduktionsverfahrens das gemalte Bild: Ist schon die oft gerühmte photographische Objektivität für das Buntphoto höchst zweifelhaft, so geht diese bei der chemographischen Reproduktion von Buntphotos weitgehend verloren. Ein noch wichtigerer Grund ist der, daß das Mikrophoto praktisch nur eine Schichtebene scharf darstellen kann. Demgegenüber ist der mikroskopische Beobachter gewöhnt, durch fortwährendes Spiel mit der Mikrometerschraube verschiedene Ebenen zu betrachten und sich so ein plastisches Bild von der Zelle zu verschaffen. Die Möglichkeit, verschiedene Zellebenen gleichzeitig darzustellen, hat aber nur die Zeichnung, die dadurch den Verhältnissen der subjektiven Beobachtung näher kommt als das Photo. Auf die Schwarzweißdarstellung von Zellen haben wir bewußt verzichtet; ist doch die berechtigte Forderung der Histologen, den Lernenden von der Farbe ab- und auf die Struktur hinzulenken, bei der Ausstrichcytologie nur in wenigen Fällen erfüllbar. Die färberische Grundlage der gesamten Ausstrichcytologie bildet bisher die aus der Hämatologie übernommenen Färbemethoden. Aus diesem Grunde haben wir auch den weitaus größten Teil unserer Abbildungen in der heute fast überall eingeführten panoptischen Färbung nach Pappenheim gebracht, daneben aber auch, wo es notwendig erschien, verschiedene Spezialfärbungen berücksichtigt. Zur Bezeichnung der einzelnen Zellen haben wir bei Tafeln mit zahlreichen verschiedenen Zellen Situationsskizzen hinzugefügt, bei cytologisch einförmigeren Bildern auf bestimmte Einzelzellen mit Pfeilen hingewiesen, die wir nach der Zahlenanordnung des Zifferblattes bezeichnet haben. So bedeutet z. B. „Zelle bei Pf. 6h", daß die Zelle gemeint ist, auf die der Pfeil hinweist, der bei der Zahl 6 des Zifferblattes angebracht ist.

Sollten sich beim Vergleich des deutschen Textes mit den fremdsprachigen Übersetzungen Differenzen ergeben, so ist allein der deutsche Text maßgeblich.

Wir hatten das große Glück, für die Anfertigung der Farbtafeln in Herrn Universitätszeichner Hans Dettelbacher, Freiburg, einen Künstler zu haben, der wissenschaftliche Beobachtungsgabe, technische Präzision und künstlerisches Einfühlungsvermögen in geradezu genialer Weise vereinigt. Ihm und seiner nicht weniger begabten Tochter Thea, die ihren Vater bei der Arbeit wesentlich unterstützte, gebührt unser erster Dank. Ohne beider Mitarbeit wäre der vorliegende Atlas wohl nie entstanden. Zu großem Dank verpflichtet für wissenschaftliche Mitarbeit und Überlassung von Präparaten sind wir aber auch einer Reihe von uns bekannten oder befreundeten Forschern. Zu erwähnen sind hier vor allem die Herren Prof. Dr. Henning und Dr. Witte in Erlangen, Dozent Dr. Langreder, Mainz, Prof. Dr. Mohr vom Tropeninstitut

Hamburg, Priv.-Doz. Dr. Moeschlin in Zürich, Dr. Undritz in Basel und Doz. Dr. Kühn von unserer Freiburger Klinik. Ferner danken wir den Übersetzern, und zwar Herrn Dr. Henry Wilde von unserer Freiburger Klinik für den englischen Text, Herrn Dr. René Prévot, Mulhouse, für den französischen Text und Frau Dr. Eva Felner-Kraus, Santiago de Chile, für den spanischen Text. Nicht unerwähnt bleiben darf auch die Mitwirkung der wissenschaftlichen und technischen Mitarbeiter unseres hämatologischen Labors, unter denen wir pars pro toto Frau Hildegard Trappe und Frau Waltraud Wolf-Löffler erwähnen möchten. Zuletzt gilt unser Dank dem Springer-Verlag, auf dessen Anregung das Buch zurückgeht, und der durch seine bekannte Großzügigkeit die technische Vollkommenheit des Buches gewährleistete.

Freiburg, Frühjahr 1955   Ludwig Heilmeyer · Herbert Begemann

Inhaltsverzeichnis

Methodischer Teil

Inhaltsverzeichnis

Methodischer Teil

Punktionstechnik und Zellpräparation

Blutausstrich

Die Differenzierung des peripheren Blutes ist auch heute noch ein wichtiges Verfahren in der Diagnostik der Blutkrankheiten. Die dafür nötigen Blutausstriche werden meist aus dem *mit EDTA* versetzten Venenblut angefertigt (bereits vorpräparierte Röhrchen verschiedener Firmen werden im Handel angeboten). Für zahlreiche Spezialuntersuchungen des Blutausstrichs ist es aber nötig, Blut, das aus einer Fingerbeere oder einem Ohrläppchen entnommen ist, direkt (also ohne chemische Zusätze) auf dem Objektträger auszustreichen. Um verwertbare Präparate zu erhalten, ist darauf zu achten, daß nur ganz saubere Objektträger benutzt werden. Diese erhält man am besten durch folgendes Vorgehen: Durch 24stündiges Einlegen in Spiritus werden die Objektträger entfettet, mit einem sauberen Tuch abgetrocknet und mit einem Fensterleder nachgerieben (als Schnellmethode genügt ausnahmsweise ein kräftiges Abreiben mit 96%igem Alkohol und Trockenreiben).

Ausstrichtechnik: Nach Entfernen des ersten Bluttropfens wird der folgende Tropfen mit dem sauberen Objektträger (diesen nur an den Rändern anfassen!) so abgehoben, daß der Bluttropfen an dem einen Ende des Objektträgers haftet. (Bei Verwendung von venös entnommenem EDTA-Blut wird ein Tropfen mit einem Glasstäbchen auf den liegenden Objektträger gegeben.) Anschließend Objektträger auf eine feste Unterlage legen und mit einem sauberen, geschliffenen Deckgläschen, das in einem Winkel von etwa 45° angesetzt wird, den Bluttropfen so ausstreichen, daß ein gleichmäßiger, vierseitig randfreier Blutausstrich entsteht. Zweckmäßigerweise das Deckgläschen von links her zunächst langsam an den Bluttropfen herangeführt, so daß dieser sich entlang der Kante des Deckgläschens verteilt. Dann wird das Deckglas von rechts nach links (bei Linkshändern umgekehrt) im gleichen Winkel über den Objektträger gezogen. Je steiler der Winkel zwischen Deckglas und Objektträger ist, um so dicker, je kleiner der Winkel ist, um so dünner wird der Ausstrich.

Der so angefertigte Blutausstrich soll möglichst rasch getrocknet werden, am einfachsten durch kurzes Schwenken in der Luft (Objektträger nur an den Kanten anfassen! Künstliche Erwärmung vermeiden!). Das auf diese Weise vorgetrocknete Präparat wird auf seiner Schmalseite, Schicht nach unten, schräg aufgestellt. Zum Schutz vor Fliegenfraß und Staubeinwirkung wird das ungefärbte Präparat am besten in einer Schublade, Schicht nach oben schräg aufbewahrt.

Die besten färberischen Resultate erhält man, wenn erst völlig durchgetrocknete Ausstriche zur Färbung verwendet werden (in der Regel 4–5 Stunden, am besten 12–24 Stunden nach dem Ausstreichen). In dringenden Fällen kann die Färbung auch unmittelbar an die Lufttrocknung angeschlossen werden.

Knochenmark

Methode der Wahl ist heute die Markaspiration an der Spina iliaca dorsalis. Sie ist ungefährlicher, weil nach einiger Übung einfacher und weniger schmerzhaft als die Sternalpunktion. Die Aspiration von Knochenmark und die Gewinnung eines Stanzzylinders kann in einer Sitzung nach Anästhesie mittels einfacher Stanznadel (zum Beispiel Yamshidi) erfolgen. Korrekte Technik vorausgesetzt, sind Zustände verminderter Infektabwehr und Thrombozytopenie keine Kontraindikation. Eine Gefahr der Nachblutung besteht aber bei schweren plasmatischen Gerinnungsstörungen (z. B. Hämophilie) oder unter Thrombozytenaggregationshemmern, manchmal auch bei ausgeprägter Thrombozytose. In jedem Fall ist eine sorgfältige Kompression der Punktionsstelle und Nachbeobachtung erforderlich. Die Technik sollte man unter Anleitung in der Praxis lernen.

Nach Gewinnung eines Zylinders kann durch die gleiche Hautinzision circa 1 cm neben der Einstichstelle entweder mit einer Sternalpunktionsnadel nach Entfernung der Arretierung oder mit der Yamshidi-Nadel nach Entfernung des Mandrins die Aspiration von Mark vorgenommen werden.

Die *Sternalpunktion* ist heute nur noch bei spezieller Indikation angebracht (Vorbestrahlung der Beckenregion, starke Adipositas). Sie sollte nur von geübten Hämatologen vorgenommen werden. Sie wird üblicherweise etwa in der Höhe des 2.–3. Zwischenrippenraums in der Mittellinie des Sternums durchgeführt. Nach Reinigung der Haut über dem Corpus sterni und nach Desinfektion wird die Haut und vor allem das darunterliegende Periost mit einigen Millilitern Scandicain 1 % oder einer anderen anästhesierenden Flüssigkeit unempfindlich gemacht. Nach eingetretener Anästhesie wird mit einer Knochenmarkpunktionsnadel mit eingelegtem Mandrin und eingesteller Arretierung an der oben angegebenen Stelle eingegangen. Sobald die Nadel auf dem Periost steht, wird die Arretierung auf etwa 4–5 mm eingestellt und sodann die Kortikalis vorsichtig mit leicht drehender Bewegung durchstoßen. Man fühlt dabei sehr deutlich das Einbrechen der Nadel, das sich manchmal auch durch ein leises Knacken verrät. Bei dicker und harter Knochenschicht ist dazu manchmal eine ziemliche Kraftanwendung erforderlich. Ist man in das Knochenmark eingedrungen, wird der Mandrin entfernt und eine gut ziehende Spritze von 10 oder 20 ml Inhalt, die luftdicht an die Nadel angeschlossen werden kann, auf die Punktionsnadel aufgesetzt und damit 0,5–1 ml Knochenmarksaft aspiriert. Das Absaugen von Knochenmark ruft meistens eine deutliche Schmerzreaktion hervor, die leider nicht vermeidbar ist, aber auch sehr rasch wieder abklingt. Erhält man bei diesem Vorgehen keinen Markinhalt, so kann man etwas physiologische Kochsalzlösung in das Mark einspritzen und anschließend neu aspirieren. Eventuell kann man mit der Nadel auch noch etwas tiefer in den Markraum eindringen. Der Eingriff ist bei vorsichtiger und richtiger Technik ungefährlich. Die sehr selten beschriebenen Zwischenfälle beruhen meist darauf, daß Nadeln ohne Arretierung verwendet wurden oder sonst unvorsichtig vorgegangen wurde. Besondere Vorsicht ist geboten bei Plasmozytom, Osteoporose und anderen Prozessen, die mit Knochendestruktion einhergehen (z.B. Metastasen, Thalassaemia major).

Als Punktionsnadel verwenden wir die von Klima und Rosegger mit einer lichten Weite von 2–3 mm. Knochenmarkpunktionen können ambulant ausgeführt werden.

Zur *Anfertigung der Ausstriche* spritzen wir auf mehrere Objektträger (nachdem diese zuvor gereinigt wurden wie auf S. 4 angegeben) jeweils einen kleinen Tropfen des gewonnenen Markinhalts und streichen ihn wie peripheres Blut mit Hilfe eines geschliffenen Deckgläschens aus. Außerdem versetzen wir einen Teil des erhaltenen Punktats in einem Uhrglasschälchen mit einigen Tropfen 3,6prozentiger Natrium-citricum-Lösung. Man hat auf diese Weise die Möglichkeit, im Anschluß an die Punktion in aller Ruhe Markbröckchen zu gewinnen und einzeln auszustreichen. Läßt man dieses Material nicht allzu lange in der Zitratlösung, so entstehen keine bei üblichen Untersuchungen störenden Zellveränderungen. Unsere Ausstrichtechnik variieren wir jeweils nach den Fragestellungen und den gewünschten Untersuchungen. Streicht man Markbröckel in Mäanderform aus, dann lösen sich zunächst die Einzelzellen aus dem Markverband, während man am Ende des Bandes vorwiegend die fest im Verband haftenden, also vor allen Dingen die Stromazellen findet. Man sollte bei jeder Knochenmarkpunktion versuchen, außer dem Knochenmarkblut auch feste Markbröckel auszustreichen, um so den durch Beimischung peripheren Blutes entstehenden Fehlerquellen zu entgehen. In der von manchen Autoren angegebenen Ausstrichmethode auf Deckgläschen sehen wir

keinen Vorteil. Dagegen ergeben einfache „Quetschpräparate" oft sehr gute zytologische Bilder: Einige Markbröckel oder ein Tropfen Markblut werden aus der Aspirationsspritze unmittelbar auf einen sauberen Objektträger gebracht. Ein zweiter Objektträger wird darauf gelegt. Nach einem **sanften** Druck der beiden Objektträger gegeneinander werden diese parallel in gegensinniger Richtung gezogen und voneinander getrennt. Diese Technik erlaubt eine quantitative Schätzung des Zellgehalts. Sämtliche Knochenmarkausstriche werden nach Lufttrocknung wie ein Blutbild gefärbt, bei dickeren Ausstrichen muß die Giemsa-Lösung etwas länger einwirken. Daneben können natürlich je nach Fragestellung verschiedene Spezialfärbungen durchgeführt werden.

Bei verschiedenen Fragestellungen ist neben der zytologischen Diagnostik die *histologische Untersuchung eines Knochenmarkstanzzylinders* notwendig. Das gilt in erster Linie zur Abgrenzung aller knochenmarkverödeten Prozesse einschließlich der Osteomyelosklerose bzw. -fibrose, von neoplastischen Erkrankungen, Störungen der Osteogenese, der Blutgefäße und des Markretikulums. In den letzten Jahren hat sich die Punktionsnadel von Yamshidi immer mehr durchgesetzt.

Lymphknoten- und Tumorpunktion

Einfach und jederzeit ambulant durchführbar ist die Lymphknoten- und Tumorpunktion.

Die diagnostische Aussagekraft des Punktates ist bei den einzelnen Krankheitsbildern verschieden. Eine exakte feingewebliche Klassifizierung ist für das therapeutische Vorgehen und die prognostische Beurteilung meistens Voraussetzung, so daß die histologische Untersuchung bei der Primärdiagnostik Standard ist. Der unbestreitbare Wert der Ausstrichzytologie durch einfache Punktion besteht in der Möglichkeit einer raschen Orientierung und häufiger Kontrolluntersuchungen, so daß die Momentaufnahme, wie sie die Histologie vermittelt, zu einer Verlaufbeobachtung im Längsschnitt wird.

Die Technik der Lymphknotenpunktion ist sehr einfach: Mit einer Injektionskanüle (meist Stärke 1 oder 2, eventuell aber auch dünner), die mit einer gut saugenden 10- oder 20-ml-Spritze armiert ist, stechen wir in den mit 2 Finger der freien Hand fixierten Lymphknoten ein und gewinnen durch kräftige Aspiration etwas Material. Je blutreicher das zu untersuchende Gewebe ist, um so dünner soll die verwendete Punktionskanüle sein, so dass manche Autoren ausschließlich Nadeln der Stärkegrade 12, 14 oder 16 (Außendurchmesser 0,6–0,9 mm) verwenden. Außerdem sind neuerdings spezielle Vorrichtungen entwickelt worden, die ein einhändiges Arbeiten ermöglichen (Cameco-Spritzpistolengriff) und sogar die Benutzung von Einwegspritzen gestatten.

Bei dieser Punktion finden sich kleine Gewebsbestandteile an der Nadelspitze und in der Nadel, die vorsichtig auf einen Objektträger ausgespritzt und ausgestrichen werden. Nur gelegentlich ist Material in der Spritze, was auch zur bakteriologischen Untersuchung verwendet werden kann. Die Ausstriche werden wie ein Blutbild gefärbt, doch sind auch Spezialfärbungen möglich. Der so durchgeführte Eingriff ist fast schmerzlos und macht eine Anästhesie unnötig. Bei harten Knoten und wenn eine histologische Untersuchung des Punktats vorgesehen ist, nehmen wir eine etwas dickere Nadel (Durchmesser etwa 1–2 mm), deren vorderer Rand geschärft ist und die mit einem Mandrin versehen ist. Vor dem Einstechen in den Lymphknoten wird der Mandrin entfernt. Selbstverständlich ist bei der Benutzung der dickeren Nadel eine vorhergehende Anästhesierung der Haut und Lymphknotenkapsel notwendig. Auf ähnliche Weise wie die Lymphknotenpunktion können selbstverständlich sämtliche von außen zugänglichen *Tumoren* punktiert werden.

Milzpunktion

Die Milzpunktion wird heute nur noch selten durchgeführt, immer in Kombination mit bildgebenden Verfahren zur genauen Lagekontrolle der Punktionsnadel. Als Indikation dürften nur noch einzelne Formen des Hypersplenie-Syndroms oder ungeklärte Milzvergrößerungen gelten. Wir halten dabei die von Moeschlin angegebene Technik für die harmloseste. Kontraindikationen der Milzpunktion sind hämorrhagische Diathesen, septische Milzschwellungen, Milzzysten und schmerzhafte Milzvergrößerungen infolge starker Kapselspannung oder Infarkts. Besondere Vorsicht ist auch bei Hypertensionen der Pfortader bzw. der V. lienalis (Banti-Syndrom, Milzvenenthrombose, splenomegale Zirrhose) geboten! Benommene Patienten dürfen ebenfalls nicht punktiert werden. Im übrigen darf die Punktion nur bei deutlich vergrößerter Milz und unter streng aseptischen Kautelen vorgenommen werden. Am sichersten gelingt die Milzpunktion unter Kontrolle einer Ultraschalluntersuchung (Oberbauchsonographie). Dabei können nicht nur die Größe und Lage der Milz, sondern auch pathologische Veränderungen ausgeschlossen werden, die eine Punktion verbieten (z. B. Milzzysten).

Leukozytenanreicherung aus peripherem Blut bei Leukozytopenie

Prinzip. Durch Zentrifugation weißer Blutzellen nach Absedimentieren der Erythrozyten wird eine Anreicherung der kernhaltigen Zellen erreicht, wodurch die Auffindung pathologischer Zellformen erleichtert wird.

Reagenzien

1. Gelatine 3 % in 0,9 % NaCl (oder Plasmagel Infusionslösung; B. Braun, Melsungen).
2. Heparin (kresolfrei).

Technik. In ein enges Röhrchen werden 3–5 ml Venenblut bzw. EDTA-Blut abgenommen. Zur Blutprobe gibt man 1/4 Volumen Gel und mischt sorgfältig durch Kippen.

14 Minuten bei 37 °C stehenlassen,
davon 7 Minuten schräg (45°)
und 7 Minuten senkrecht,
leukozytenreichen Überstand abheben und bei 2000 U/min leicht zentrifugieren.

Überstand abgießen, Bodensatz vorsichtig aufschütteln und Ausstriche anfertigen.

Darstellung von Sichelzellen

1 Tropfen Blut auf einen Objektträger geben, mit Deckglas zudecken.

1 Tropfen 2 % Na-thiosulfat ($Na_2S_2O_4$) an den Rand des Deckglases geben, an den gegenüber liegenden Rand ein Fließblatt halten, womit erreicht werden soll, daß das Na-thiosulfat unter dem Deckglas hindurchgezogen wird und sich mit dem Blut vermischt. (Das gelingt nicht immer, eventuell Deckglas leicht anheben, oder aber Na-thiosulfat gleich zu dem Blut geben und dann abdecken. Nach Möglichkeit jedoch unter Luftabschluß mischen, wie oben beschrieben.)

Mit Paraffin luftdicht abschließen, 1/2 Std. bei Zimmertemperatur stehenlassen.

Ungefärbt im Mikroskop durchsehen.

Lichtmikroskopische Verfahren

1. Färbemethoden für die morphologische und zytochemische Zelldifferenzierung

1.1 Pappenheim-Färbung (panoptische Färbung)

Die häufigste bei uns verwendete hämatologische Färbung, die auch den meisten Tafeln dieses Buches zugrunde liegt, ist die panoptische Färbung nach Pappenheim. Sie beruht auf der Kombination der Jenner-May-Grünwald-Färbung mit der Giemsa-Färbung.

Technik. Man legt das luftgetrocknete Präparat mit der Schicht nach oben und gießt die fertige Eosin-Methylenblaulösung nach May-Grünwald auf. Nach 3 min verdünnt man diese Lösung mit Wasser oder Pufferlösung (Phosphatpuffer pH 7,3, s. u.) für weitere 3 min. Dann wird diese Lösung abgegossen und ohne Zwischenspülung unmittelbar die Giemsa-Färbung angeschlossen. Die Original-Giemsa-Lösung wird mit neutralem destillierten Wasser in der Weise verdünnt, daß auf 10 ml Wasser 10 Tropfen Giemsa-Lösung kommen. Färbedauer 15 bis 20 min. Verdünnungsverhältnis und Färbezeit der Giemsa-Lösung muß bei dem wechselnden Ausfall der Lösung stets individuell variiert werden. Im Anschluß an die Färbung mit Giemsa-Lösung wird das Präparat mit neutralem Wasser abgespült und in Schrägstellung luftgetrocknet. Die Fixation des Präparats erfolgt durch den in der May-Grünwald-Lösung bereits enthaltenen Methylalkohol. Es ist bei der Färbung zu beachten, dass ihre Qualität stark vom pH des verwendeten Wassers abhängig ist. Zu saures Wasser liefert zu rote Bilder, zu alkalisches Wasser dagegen blaustichige. Den richtigen Säuregrad des Wassers kann man mit pH-Papier prüfen. Sehr leicht wird das Wasser beim Stehen im Laboratorium durch Säuredämpfe, besonders durch Kohlensäure, zu sauer. In letzterem Fall hilft vorheriges Aufkochen. Genauer läßt sich der richtige Azidätsgrad bei der Färbung dadurch erreichen, daß man an Stelle von Aqua dest. Pufferlösung pH 7,3 (22,3 ml $^1/_{15}$ mol/l KH$_2$PO$_4$ + 77,7 ml $^1/_{15}$ mol/l Na$_2$HPO$_4$) benutzt.

1.2 Toluidinblaufärbung der Basophilen nach Undritz

Reagenz. Gesättigtes Toluidinblau-Methanol: 1 g Toluidinblau wird in 100 ml Methanol gelöst. Die Lösung ist unbegrenzt haltbar.

Technik. Fixieren und gleichzeitiges Färben der lufttrockenen Ausstriche auf der Färbebank durch Aufgießen des Toluidinblau-Methanols für 5 min. Spülen mit Leitungswasser, lufttrocken.

Bewertung. Die Granulation sowohl der Blut- als auch der Gewebsbasophilen ist rotviolett gefärbt infolge des starken metachromatischen Effektes des im Heparin vorhandenen Sulfatanteils. Schon bei mittelgroßer Vergrößerung sind diese Zellen daher gut erkennbar. Demgegenüber ergeben die Azurgranulation selbst bei starker „toxischer" Granulation der Neutrophilen und die groben Granula in den Leukozyten der Alder-Granulationsanomalie nur einen schwachen Umschlag des blauen Farbstoffs in Violett.

1.3 Kernfärbung mit saurem Hämalaun nach Mayer

Als blaue Kontrastfärbung ausschließlich der Kerne wird die Hämalaunfärbung im Nachweis zytoplasmatischer Zellbestandteile (Glykogen, Enzyme, S. 11ff.) und in der Immunzytochemie angewendet.

Reagenzien. 1 g Hämatoxylin (Merck) wird in 1 l aqua dest. gelöst, anschließend werden 0,2 g Natriumjodat (NaJO$_3$) und 50 g Kaliumaluminiumsulfat (KAl(SO$_4$)$_2$ · 12 H$_2$O) zugegeben sowie nach Lösung dieser Salze 50 g Chloralhydrat und 1 g kristallisierte Zitronensäure. Die Hämalaunlösung kann bei 20 °C über mindestens 6 Monate aufbewahrt werden bei gleichbleibend guten Färberesultaten. Die fertige Lösung ist auch käuflich.

Technik. Die notwendige Färbezeit im Hämalaunbad variiert mit unterschiedlichen Vorbehandlungen der Zellpräparate und muß durch progressive Färbung ermittelt werden. Nach der Färbung müssen die Präparate mindestens 15 min in mehrfach gewechseltem *Leitungswasser* gewaschen werden (Säurereste bedingen eine Abblassung der Färbung).

1.4 Retikulozytenfärbung nach Heilmeyer

In einer Leukozytenzählpipette werden bis zur Marke 0,5 eine 1%ige Brillantkresylblaulösung in physiologischer Kochsalzlösung und bis zur Marke 1,0 Blut aufgezogen. Dann wird das Gemisch vorsichtig und möglichst ohne Luftblasenbildung in ein paraffiniertes Uhrglasschälchen ausgeblasen und nach nochmaligem vorsichtigem Mischen, am besten mit einem paraffinierten

Glasstab, 15 – 20 min in eine feuchte Kammer gestellt. Anschließend erneutes vorsichtiges Mischen mit einem paraffinierten Glasstab. Mit diesem werden dann 1 – 2 Tropfen des Gemisches auf einen Objektträger gebracht und in der üblichen Weise mit einem geschliffenen Deckgläschen ausgestrichen. Die luftgetrockneten Präparate werden mit Ölimmersion betrachtet und die Anzahl der Retikulozyten auf 1000 Erythrozyten an mehreren Stellen des Präparates ausgezählt. Besonders schöne Bilder erhält man durch Gegenfärbung mit Giemsa-Lösung.

1.5 Heinz-Innenkörpertest nach Beutler[1]

Störungen im Stoffwechsel der roten Blutkörperchen, die es nicht gestatten, Glutathion in reduziertem Zustand zu erhalten, können mit diesem Test nachgewiesen werden. Solche Störungen sind der Glukose-6-Phosphatdehydrogenase-Mangel, der Glutathionreduktasemangel, Erkrankungen mit „unstabilem Hämoglobin" und die „idiopathischen" Heinz-Körper-Anämien. Die sog. Heinz-Innenkörper entstehen bei diesem Test als Folge der oxidativen Denaturierung von Hämoglobin nach Inkubation von Erythrozyten mit Acetylphenylhydrazin.

Reagenzien

1. Phosphat-Puffer nach Sörensen 0,67 M, pH 7,6:
   1/15 M KH_2PO_4 13 Teile
   1/15 M Na_2HPO_4 87 Teile
2. Glukose-Phosphat-Puffer: 0,2 g Glukose in 100 ml Phosphatpuffer lösen. Die Lösung ist bei 4 °C oder eingefroren haltbar. Auf das Auftreten einer Trübung achten!
3. Acetylphenylhydrazinlösung: 20 mg Acetylphenylhydrazin in 20 ml Glukose-Phosphatpuffer bei Zimmertemperatur lösen. Diese Lösung wird jedesmal frisch bereitet und soll innerhalb 1 Stunde verwendet werden.
4. a) Brillantkresylblau, gesättigte alkoholische Lösung, oder b) 0,5 g Methylviolett in 100 ml 0,9 % NaCl lösen, filtrieren, Blut: heparinisiert, defibriniert oder mit EDTA versetzt.

Technik. Blut wird 5 min leicht zentrifugiert. 0,05 ml Test-Erythrozyten werden in 2 ml Lösung 3 pipettiert. Der gleiche Ansatz mit normalen Erythrozyten dient als Kontrolle. Die Suspensionen werden belüftet, indem man sie mit der Pipette mehrmals aufzieht und beim Ausblasen vorsichtig Luft durchbläst. Die Proben werden nun 2 Std bei 37 °C inkubiert, nochmals belüftet und weitere 2 Std inkubiert.

Färbung mit Brillantkresylblau: Auf gut entfettetem Objektträger wird ein kleiner Tropfen der Farblösung 4a ausgestrichen und der dünne Farbstoff-Film rasch luftgetrocknet. Ein Deckglas mit einem kleinen Tropfen der inkubierten Erythrozytensuspension wird auf die Farbschicht aufgelegt und das Präparat unter dem Mikroskop ausgewertet.

Färbung mit Methylviolett: 1 kleiner Tropfen der Erythrozytensuspension wird mit 1 – 2 Tropfen der Farblösung 4b auf dem Objektträger vermischt und mit einem Deckglas abgedeckt. Das Präparat bleibt 5 – 10 min liegen und wird dann unter dem Mikroskop ausgewertet.

Bewertung. Es wird der Anteil derjenigen Erythrozyten ermittelt, die mehr als 4 Heinz-Körper enthalten.

Normalwerte 0 – 30 %. Ihre Zahl ist bei den oben genannten Erkrankungen erhöht.

1.6 Nilblausulfatfärbung

Zur Darstellung der Heinz-Innenkörper dient die Nilblausulfatfärbung. Dabei wird eine 0,5%ige Nilblausulfatlösung in absolutem Alkohol mit einem Glasstab auf das Ende eines Objektträgers aufgetragen, bis etwa 1/3 bedeckt ist. Anschließend trocknen lassen, anhauchen und die Farbschicht mit einem Wattebausch gleichmäßig verteilen. Derartig präparierte Objektträger werden zu zweit, Schichtseiten aufeinander, in Papier eingewickelt aufbewahrt. Zur Ausführung der Färbung läßt man 2 – 3 große Bluttropfen auf die präparierte Partie des einen Objektträgers fallen und bedeckt mit der präparierten Partie des anderen Objektträgers. Die vom Farbstoff freien äußeren Enden werden gefaßt und die Objektträger einige Male abgehoben und wieder bedeckt zur gründlichen Durchmischung des Blutes mit dem Farbstoff. Dann läßt man die Objektträger 3 – 5 min aneinander liegen, hebt sie ab, sammelt mit einem geschliffenen Deckgläschen das Blut eines jeden Objektträgers und streicht es auf dem Objektträger aus. Anschließend trocknen lassen. Die Heinz-Innenkörper erscheinen dann in den gelben bis bläulichen Erythrozyten als kleine, dunkelblaue, randständige Körperchen.

---

[1] In Anlehnung an Huber H, Löffler H, Faber V (1994) Methoden der diagnostischen Hämatologie. Springer, Berlin Heidelberg New York Tokyo.

1.7 Färberische Darstellung von fetalem Hämoglobin in roten Blutzellen nach Kleihauer und Betke

Prinzip. Das normale Hämoglobin des Erwachsenen (HbA) wird aus den Erythrozyten herausgelöst, wenn man luftgetrocknete und fixierte Blutausstriche in einen Zitronensäure-Phosphatpuffer (nach McIlvain) pH 3,3 bei 37 °C inkubiert. Demgegenüber bleibt das HbF ungelöst in den roten Blutkörperchen und kann durch Anfärben sichtbar gemacht werden.

Reagenzien

- Äthylalkohol 80 %
- Zitronensäure-Phosphatpuffer nach McIlvaine pH 3,3:
- Stammlösung A:
  Zitronensäure nach Sörensen 21,008 g in 1 l Aqua = 0,1 M.
- Stammlösung B:
  Dinatriumhydrogenphosphat
  $Na_2HPO_4 \cdot 2H_2O$ 27,602 g in 1 l Aqua = 0,2 M.
- Für pH 3,3:
  266 ml Lösung B + 734 ml Lösung A, Hämatoxylin „Ehrlich", Erythrosinlösung 0,1 %.

Technik. Luftgetrocknete, dünne Blutausstriche werden 5 min in 80%igem Äthylalkohol fixiert, gewässert und getrocknet. Ist eine Weiterverarbeitung nicht sofort möglich, können sie 4–5 Tage im Kühlschrank aufbewahrt werden. Zur Elution stellt man die Ausstriche senkrecht in ein Becherglas, das den Puffer enthält und in einem Wasserbad von 37 °C steht.

Elutionsdauer 3 min, die Ausstriche werden nach 1 min und nach 2 min zur Durchmischung des Puffers kurz angehoben und wieder zurückgestellt. Anschließend unter fließendem Wasser spülen.

Färbung. 3 min mit Hämatoxylin „Ehrlich"; abspülen und anschließend 3 min mit 0,1%iger wäßriger Erythrosinlösung nachfärben.

Mikroskopische Betrachtung mit 40er-Trockensystem oder Ölimmersion.

Bewertung. Die HbA-haltigen Erythrozyten sind nur schwach als Schatten erkennbar, während sich die HbF-haltigen Erythrozyten leuchtend rot angefärbt darstellen.

Die Methode eignet sich zur Erkennung der Thalassaemia major sowie zum Nachweis fetaler Erythrozyten, die in den mütterlichen Blutkreislauf gelangt sind.

1.8 Färberische Darstellung von methämoglobinhaltigen Zellen im Blutausstrich nach Kleihauer und Betke

Prinzip. Methämoglobin verbindet sich mit KCN zu Zyanmethämoglobin, während Oxyhämoglobin nicht mit Zyaniden reagiert. Oxyhämoglobin fungiert als Peroxidase, während Zyanmethämoglobin nur eine sehr geringe Peroxidase-Aktivität aufweist.

Technik. 1/50 vol einer 0,4 M KCN-Lösung wird Blut zugesetzt, das entweder durch Heparin oder Natriumzitrat ungerinnbar gemacht wurde. Von dieser Mischung werden dünne Blutausstriche hergestellt, die, sobald sie getrocknet sind, bei Raumtemperatur in folgende Mischung eingetaucht werden: 80 ml 96%iger Äthylalkohol + 16 ml 0,2 M Zitronensäure + 5 ml 30 % H_2O_2. Nachdem sie etwa 1 min lang in der Lösung rasch bewegt wurden, können sie anschließend 2 min darin ruhig stehen. Anschließend werden die Ausstriche zunächst in Methylalkohol und dann in destilliertem Wasser gewaschen sowie mit Hämatoxylin und Erythrosin gefärbt (s. HbF-Darstellung). Mikroskopische Betrachtung mit 40er-Trockensystem oder Ölimmersion.

Bewertung. Oxy-Hb-haltige Zellen stellen sich kräftig rot gefärbt dar. Zellen, die Met-Hb enthalten (das zu Zyanmet-Hb umgewandelt wurde), sind eluiert und erscheinen als Schatten.

Das gleiche Verfahren kann zur **färberischen Differenzierung von Erythrozyten mit Glukose-6-Phosphat-Dehydrogenase(G-6-PDH)-Mangel** benutzt werden, wobei eine Kombination mit dem Brewer-Test notwendig ist (nach Betke, Kleihauer und Knotek). Dieser beruht auf folgendem Prinzip: Das durch Zugabe von Nitrit in Met-Hb umgewandelte Hämoglobin wird in Gegenwart von Methylenblau und Glukose zu Oxy-Hb reduziert. Rote Blutkörperchen mit einem G-6-PDH-Defizit sind zu dieser Reduktion nicht fähig. Auch nach mehreren Stunden, wenn in normalen Erythrozyten bereits alles Methämoglobin wieder in Oxy-Hb umgewandelt ist, haben sie nur oder vorwiegend Methämoglobin. Bei der entsprechenden färberischen Darstellung (s. oben: färberische Methämoglobin-Darstellung) sind die defizienten Zellen also „leer".

1.9 Eisenfärbung mit Berliner Blau

Prinzip

Mit der Berliner Blau-Reaktion wird dreiwertiges Eisen histochemisch nachgewiesen. Durch den Zusatz von verdünnter Salzsäure wird auch Eisen aus Proteinbindungen nachweisbar. Hämoglobineisen wird nicht erfaßt.

Reagenzien

- Methanol.
- Kaliumferrocyanid (Kaliumhexacyanoferrat) 2 %.
- HCl 37 %.
- Pararosanilin-Lösung 1 % in Methanol. Alternativ: Kernechtrot-Lösung.

Durchführung

- Fixierung luftgetrockneter Ausstriche 30 min in Formoldampf. Alternativfixierung: 10 – 15 min in Methanol.
- Ca. 2 min in destilliertem Wasser waschen und lufttrocknen.
- Präparate in eine Küvette stellen, die gleiche Teile einer 2%igen Lösung von Kaliumferrocyanid und einer verdünnten HCl-Lösung (37%ige HCl 1 Teil + 50 Teile mit Aqua dest. mischen) enthält. Dauer 1 Stunde.
- Mit destilliertem Wasser waschen.
- Kernfärbung in Pararosanilinlösung: 300 µl der 1%igen Pararosanilinlösung in Methanol mit 50 ml Aqua dest. verdünnen.
  Alternativ: Kernfärbung mit Kernechtrot-Lösung (die Kernfärbung ist schwächer).
  Zu beachten ist, daß nur *eisenfreies Material* verwendet und *keine Metallpinzetten* in die Lösung eingebracht werden. Man kann nach Pappenheim oder Giemsa gefärbte Ausstriche nachträglich für die Eisenfärbung verwenden: Vor der Eisenfärbung entfärbt man 12 – 24 Stunden lang mit reinem Methanol. Dann entfällt die Fixierung der Ausstriche vor der Färbung.

Auswertung

Eisen erscheint als blauer Farbstoff entweder diffus verteilt oder in Form von Granula oder Schollen im Zytoplasma.

In der Hämatologie existieren 2 Fragestellungen für den Eisennachweis:
a) Nachweis von Sideroblasten und Siderozyten,
b) Eisengehalt in Makrophagen und Endothelien (Speichereisen).

Zu a) Sideroblasten bzw. Siderozyten sind Erythroblasten und Erythrozyten, die zytochemisch nachweisbares Eisen enthalten. Dieses Eisen ist in Form von kleinen Granula nachweisbar, die entweder unregelmäßig verteilt im Zytoplasma oder ringförmig um den Kern der Erythroblasten liegen. Die Granula sind normalerweise sehr fein und nur bei sorgfältigem Durchmustern der Ausstriche mit Ölimmersionen bei guter Abdunkelung des Untersuchungsraumes in den Erythroblasten zu finden. Im allgemeinen findet man 1 bis 4, selten mehr feine Granula. Bei Eisenmangel ist der Anteil der Sideroblasten unter 15 % vermindert. Sicher pathologisch sind Sideroblasten mit vergröberten Eisengranula, die mindestens 1/3 oder vollständig ringförmig den Kern umgeben (Ringsideroblasten). Die praktische Bedeutung des Siderozytennachweises ist gering: sie sind bei denselben Krankheiten vermehrt wie die Sideroblasten, außerdem im peripheren Blut nach Splenektomie, da die Milz normalerweise Eisen aus intakten Erythrozyten entfernt.

Zu b) Zur Beurteilung des Speichereisengehaltes müssen Knochenmarkbröckelchen im Ausstrich oder im Schnitt untersucht werden. In den Makrophagen kann das Eisen fein diffus verteilt, in feingranulärer Form oder in mehr oder weniger grobkörniger bis grobscholliger Form vorliegen, so daß selbst der Kern überlagert sein kann. Bei Alkoholintoxikation oder bei sideroblastischen Anämien kann man auch Eisen in Plasmazellen nachweisen.

Die mit Hilfe der Eisenfärbung gegebenen differentialdiagnostischen Möglichkeiten sind in Tabelle 1 zusammengefaßt (s. S. 12).

1.10 Zytochemische Bestimmung des Glykogen in Blutzellen durch die Schiff-Reaktion mit Periodsäure und dem Diastasetest (PAS-Reaktion)

Prinzip

Die Methode beruht auf der Oxidation von α-Glykolen in Kohlenhydraten und kohlenhydrathaltigen Verbindungen. Die entstehenden Polyaldehyde werden mit dem Schiff-Reagenz (Leukofuchsin) nachgewiesen.

Reagenzien

- Formalin.
- 1%ige Perjodsäurelösung in Aqua dest.
- Sulfitwasser: 10 ml einer 10%igen Natriummetabisulfitlösung ($Na_2S_2O_5$) sowie 10 ml 1 mol/l HCl mit Leitungswasser auf ein Volumen von 200 ml auffüllen. Die Stammlösungen können im Kühlschrank aufbewahrt werden, die Mischung muß stets frisch hergestellt werden.
- Schiff-Reagenz (im Handel käuflich) wird wie folgt hergestellt: 0,5 g Pararosanilin werden in 15 ml 1 mol/l HCl ohne Erwärmen unter Schütteln vollständig gelöst und eine Lösung von 0,5 g Kaliummetabisulfit ($K_2S_2O_5$) in 85 ml Aqua dest. zugesetzt. Die klare, kräftige rote Lösung hellt sich allmählich auf und wird gelblich. Sie wird nach 24 Stunden mit

Tabelle 1. Differentialdiagnose mit Hilfe der Eisenfärbung im Knochenmark

	Sideroblasten	Eisenspeichernde Retikulumzellen, Sideromakrophagen	Besonderheiten
Normales Knochenmark	$\sim$ 20 – 60 % feinkörnig, 1 – 4 Granula	vereinzelt meist feinkörnige Ablagerungen	Siderozyten im peripheren Blut 0 – 3 ‰
Hypochrome Anämien			
– Eisenmangel	< 15 % feinkörnig	fehlen	Serum-Fe ↓
– Infekt, Tumor	< 15 % feinkörnig	vermehrt fein – selten grobkörnige Ablagerungen	Serum-Fe ↓
– Sideroachrestische Anämien (RARS)	> 90 % grobkörnig, Ringsideroblasten (> 15 %)	stark vermehrt, erhebliche diffuse bzw. grobkörnige Ablagerungen	Serum-Fe ↑, Siderozyten z. T. vermehrt
– Bleiintoxikationen	> 90 % grobkörnig, Ringsideroblasten	stark vermehrt, erhebliche diffuse bzw. grobkörnige Ablagerungen	Serum-Fe ↑, Siderozyten z. T. vermehrt
– Thalassämie	> 90 % grobkörnig, Ringsideroblasten	stark vermehrt, erhebliche diffuse bzw. grobkörnige Ablagerungen	Serum-Fe ↑, Siderozyten z. T. vermehrt
Hämolytische Anämien	$\leq$ 80 % feinkörnig	vermehrt fein-, selten grobkörnige Ablagerungen	
Sek. sideroachrestische Anämien	$\leq$ 80 % feinkörnig	vermehrt fein-, selten grobkörnige Ablagerungen	
Vitamin B_6-Mangel	$\leq$ 80 % feinkörnig	vermehrt fein-, selten grobkörnige Ablagerungen	
Megaloblastische Anämien	$\leq$ 80 % feinkörnig	vermehrt fein-, selten grobkörnige Ablagerungen	
Aplastische Anämien	$\leq$ 80 % feinkörnig	vermehrt fein-, selten grobkörnige Ablagerungen	
Myeloprolif. Erkrankungen	$\leq$ 80 % feinkörnig	vermehrt fein-, selten grobkörnige Ablagerungen	
Hämochromatose	$\leq$ 80 % feinkörnig	vermehrt Plasmazellen enthalten Eisen	Knochenmark ist für die Diagnose nicht geeignet
n. Milzexstirpation	$\leq$ 80 % feinkörnig	etwas vermehrt	Siderozyten stark vermehrt

300 mg Aktivkohle (pulv.) 2 min lang geschüttelt und dann filtriert. Das farblose Filtrat ist gebrauchsfertig und in Schliffstopfenflasche kühl und lichtgeschützt aufbewahrt mehrere Monate haltbar. Sobald Rotfärbung auftritt, darf das Schiff-Reagenz nicht mehr verwendet werden!

Durchführung
- Fixierung der Ausstriche 10 min in einer Mischung von 10 ml 40%igen Formalin und 90 ml Ethanol (alternativ auch 5 min in Formoldampf).
- Ca. 5 min in gewechseltem Leitungswasser waschen.
- Ausstriche 10 min in 1%ige Perjodsäure einstellen (jeweils frisch ansetzen).

- In mindestens zweimal gewechseltem Aqua dest. waschen und trocknen.
- 30 min in Schiff-Reagenz einstellen (bei Zimmertemperatur im Dunkeln).
- 2 bis 3 min in einmal gewechseltem Sulfitwasser spülen.
- 5 min in gewechseltem Aqua dest. waschen.
- Kernfärbung ca. 10 min mit Hämalaun und anschließend ca. 15 bis 20 min in Leitungswasser bläuen und lufttrocknen.

Auch *ältere Präparate*, die nach Giemsa oder Pappenheim gefärbt waren, können nachträglich für die PAS-Reaktion verwendet werden. Allerdings sind mehrfach mit Öl oder Xylol behandelte Präparate nicht brauchbar. Die Ausstriche können ohne Fixierung nach Waschen in Aqua dest. wie bei Punkt 3 in die Perjodsäure eingebracht werden. Durch diese Perjodsäurebehandlung wird die Färbung entfernt.

Auswertung

Im Zytoplasma der Zellen mit PAS-positivem Material sieht man entweder eine diffuse Rotfärbung oder verschieden große rosa bis burgunderrote Granula oder größere Klumpen oder Schollen, die große Teile des Zytoplasmas bedecken können. Über die Verteilung PAS-positiven Materials in normalen Leukozyten informiert die Tabelle. Teilweise sind auch Plasmazellen, Makrophagen und Osteoblasten positiv, stark positiv sind Megakaryozyten.

PAS-Reaktion in normalen Leukozyten

Zelltyp	PAS-Reaktion
Myeloblast	o
Promyelozyt	(+)
Myelozyt	+
Metamyelozyt	++
Stab- und Segmentkernige	+++
Eosinophile	+ (intergranuläre Reaktion)
Basophile	+ (granulär!)
Monozyten	(+)−+
Lymphozyten	o−+ (granulär)

1.11 Sudanschwarz-B-Färbung

Prinzip

Sudanschwarz B ist ein fettlöslicher Farbstoff, der sich in hoher Konzentration in Lipiden anreichert. Die auch nach Entfettung auftretende Sudanophilie beruht auf einer oxidativen Kupplung von Sudanschwarz-Abkömmlingen mit Phenolen, sie ist peroxidaseabhängig und entspricht daher der Peroxidase-Reaktion. Sie wird kaum noch verwendet.

1.12 Zytochemische Bestimmung der Peroxidase

Prinzip

In Gegenwart von Peroxid wird Benzidin oder das heute meistens verwendete Diaminobenzidin von der Leukoform in eine hochpolymere farbgebende Form überführt.

Reagenzien

- Fixierlösung: Methanol + 37%iges Formalin (10:1).
- DAB-Lösung: 5 mg Diaminobenzidintetrahydrochlorid in 20 ml 0,05 mol/l Tris-HCl-Puffer (pH 7,6) mit Zusatz von 50 µl 1%igem H_2O_2.
- Tris-HCl: 50 ml Lösung A (121,14 g Trishydroxy-methyl-aminomethan in 1 l Aqua dest. gelöst) + 40 ml Lösung B (1 mol/l HCl) + 960 ml ml Aqua dest.
- Mayer-Hämalaun.

Durchführung

- 15 s Fixierung der luftgetrockneten Ausstriche bei 4 °C (dickere Knochenmarkausstriche 30 s).
- 3mal in Leitungswasser spülen.
- Ausstriche lufttrocknen.
- 10 min Inkubation in DAB-Lösung.
- Kurz in Leitungswasser spülen.
- 3 min Inkubation in Mayer-Hämalaun.
- 3 min in Leitungswasser spülen.
- Ausstriche lufttrocknen.

Auswertung

Neutrophile und eosinophile Granulozyten zeigen vom Promyelozytenstadium an eine gelbgrüne bis bräunliche Granulafärbung. Monozyten besitzen nur zum Teil Peroxidaseaktivität, die schwächer ist als die der Granulozyten.

1.13 Hydrolasen

Prinzip

Das Prinzip ist bei allen Hydrolasen gleich und wird deshalb hier zusammenfassend beschrieben: Für die klinische Routine werden heute nur noch die Azofarbstoff-Methoden verwendet, die auf der hydrolytischen Spaltung eines Arylesters durch das Enzym und die sofortige Kupplung des freigesetzten Phenolderivates mit einem Farbentwickler, in der Regel einem Diazoniumsalz oder hexazotiertem Pararosanilin, beruhen.

1.13.1 Zytochemische Bestimmung der alkalischen Leukozytenphosphatase (ALP) in Blutausstrichen

Reagenzien

- Fixierlösung: 10%iges Formalin in absolutem Methanol (ein Teil 37%iges Formalin, 9 Teile 100%iges Methanol).
- Färbelösung: 35 mg Natrium-α-Naphthylphosphat in 70 ml 2%iger Veronal-Natrium-Lösung pH 9,4 lösen und 70 mg Variaminblausalz B conc. hinzufügen und umrühren. Lösung sofort filtrieren und verwenden.
- Mayer-Hämalaun.

Durchführung

- 30 s Fixierung der luftgetrockneten Ausstriche bei 4 °C.
- 3mal gründlich in Leitungswasser spülen.
- Inkubation bei 4–7 °C im Kühlschrank 2 Stunden lang.
- Gründlich in Leitungswasser spülen.
- 5–8 min Kernfärbung in Mayer-Hämalaun.
- gründlich in Leitungswasser bläuen.
- Ausstriche lufttrocknen und danach in Glyzeringelatine oder Aquatex eindecken.

Auswertung

Eine Enzymaktivität zeigen von den verschiedenen Blutzellarten nur die neutrophilen Granulozyten (einzelne Stab-, überwiegend Segmentkernige). Die Stärke der Phosphataseaktivität wird nach einem semiquantitativen Scoringsystem üblicherweise in 4 Stärkegraden angegeben. Die auf 100 Zellen bezogene Aktivitätszahl wird Index genannt. Er errechnet sich aus der Summe der den einzelnen Stärkegraden zugeordneten Zellen, die mit dem jeweiligen Faktor (1–4) multipliziert werden. Der Indexbereich liegt demnach zwischen 0 und 400. Im Knochenmark besitzen neben den neutrophilen Granulozyten Gefäßendothelien und Osteoblasten Phosphataseaktivität. Falls man eine genauere Lokalisation von Strukturen in Knochenmarkausstrich, Lymphknotentupf- oder Schnittpräparaten wünscht, sollte man Methoden mit den Substraten Naphthol-AS-BI- oder MX-Phosphat verwenden.

1.13.2 Zytochemische Bestimmung der sauren Phosphatase

Reagenzien

- Fixierlösung: siehe Anhang.
- Färbelösung: 0,8 ml hexazotiertes Pararosanilin (gleiche Teile 4%iges Natriumnitrit und 4%iges Pararosanilin in HCl frisch vermischen,

siehe Anhang) + 30 ml Michaelis-Puffer pH 7,4 (58 ml 0,1 mol/l Barbital-Natrium + 41,9 ml 0,1 mol/l HCl) + 10 mg Naphthol-AS-BI-Phosphat in 1 ml Dimethylformamid gelöst, zusammengeben. Die Lösung auf pH 4,9 bis 5,1 einstellen und vor Gebrauch filtrieren.
- Mayer-Hämalaun.

Durchführung

- 30 s Fixierung der luftgetrockneten Ausstriche bei 4 °C.
- 3mal in Leitungswasser spülen.
- Ausstriche lufttrocknen.
- 3 Stunden Inkubation in Färbelösung bei Zimmertemperatur.
- Kurz in Leitungswasser spülen.
- 3 min in Mayer-Hämalaun.
- 3 min in Leitungswasser bläuen.
- Ausstriche lufttrocknen.

Auswertung

Im Zytoplasma von Zellen mit saurer Phosphatase-Aktivität entsteht ein leuchtend roter, teils homogener, teils körniger Niederschlag. Bei Plasmozytomen haben im allgemeine die pathologischen Plasmazelle eine stärkere Aktivität als normale Plasmazellen oder Plasmazellen bei reaktiven Veränderungen. T-Lymphozyten haben eine punktförmige saure Phosphatase-Reaktion. In den Blasten der T-ALL wird meistens eine umschriebene (fokale) saure Phosphatase-Reaktion paranuklear beobachtet.

Reaktion der sauren Phosphatase mit Hemmung durch Tartrat

Durchführung

Zu 30 ml Färbelösung werden 60 mg L-Weinsäure zugesetzt. Die Analysendurchführung erfolgt im übrigen genauso, wie für die saure Phosphatase beschrieben. Man kann anstelle der Pararosanilinlösung als Kupplungssalz das Fast Garnet GBC verwenden. Hierzu sind folgende Veränderungen der Färbelösung erforderlich: 10 mg Naphthol-AS-BI-Phosphat in 0,5 ml Dimethylformamid lösen. Mit 0,1 mol/l Acetatpuffer pH 5,0 auf 10 ml auffüllen. 10–15 mg Fast Garnet GBC in 20 ml 0,1 mol/l Acetatpufferlösung auflösen. Beide Lösungen gut mischen. Filtration ist nicht erforderlich. Inkubation der Ausstriche für 60–90 min bei 37 °C.

Auswertung

Bei Haarzell-Leukämie sind die meisten Zellen auch nach Tartrathemmung positiv, auch Makrophagen und Osteoklasten werden nicht wesentlich gehemmt.

Bei der Haarzell-Leukämie ist heute die Immunphänotypisierung, insbesondere mit CD 103, wichtiger.

1.13.3 Esterasenachweis mit Naphthylacetat oder Naphthylbutyrat („neutrale Esterase")

Reagenzien

- Lösung a: 1 Tropfen (0,05 ml) Na-Nitritlösung (4%ig) + 1 Tropfen (0,05 ml) Pararosanilinlösung (4%ig in 2 mol/l HCl) ca. 1 min mischen (ergibt eine leicht gelbliche Lösung), dann in 5 ml 0,2 mol/l Phosphatpuffer pH 7,0–7,1 (250 ml Na_2HPO_4 + 130 NaH_2PO_4) lösen.
- Lösung b: 10 mg α-Naphthylacetat in 0,2–0,3 ml chemisch reinem Aceton lösen; dazu unter kräftigem Rühren 20 ml 0,2 mol/l Phosphatpuffer pH 7,0–7,1 geben.
- Lösung a und b mischen und in kleine Küvetten filtrieren.

Durchführung

- Dünne, lufttrockene Ausstriche (Lagerung staubgeschützt bis zu 3 Tagen möglich, bei 4–8 °C länger) 4 min in Formoldampf oder 30 s in der Fixierlösung (siehe Anhang) fixieren.
- In Leitungswasser spülen.
- 60 min in Inkubationslösung einstellen.
- In Leitungswasser waschen.
- Ca. 8 min in Hämalaun nach Mayer färben.
- Ca. 15 min in Leitungswasser bläuen.
- Ausstriche mit Glyzerin-Gelatine oder Aquatex (Merck) eindecken.
- Nach Lufttrocknen auch Eukitt zum Eindecken geeignet.

Auswertung

Rotbrauner bis brauner Farbstoff, diffus oder granulär. Bei Verwendung von α-Naphthylbutyrat wird der Farbstoff dunkelrot. Das Ergebnis unterscheidet sich nicht wesentlich von der Methode mit α-Naphthylacetat, deshalb wird die etwas andere Methode mit dem Substrat α-Naphthylbutyrat hier nicht im einzelnen aufgeführt.

Im peripheren Blut zeigen die Monozyten starke Aktivität, während neutrophile und eosinophile Granulozyten negativ sind; ein Teil der Lymphozyten hat eine umschriebene punktförmige Aktivität. Im Knochenmark zeigen Monozyten, Makrophagen und Megakaryozyten die stärkste Aktivität. Neben Lymphozyten besitzen Plasmazellen eine schwache Aktivität.

Saure α-Naphthylacetat-Esterase (ANAE)

Reagenzien

- Fixierlösung s. Anhang.
- Färbelösung: 50 mg α-Naphthylacetat in 2,5 ml Ethylenglykolmonomethylether lösen + 44,5 ml 0,1 mol/l Phosphatpuffer pH 7,6, + 3,0 ml hexazotiertes Pararosanilin (1,5 ml Pararosanilin 4%ig in 2 mol/l HCl + 1,5 ml Natriumnitrit-Lösung 4%ig). Die Lösung mit 1 mol/l HCl auf pH 6,1–6,3 einstellen und vor Gebrauch filtrieren. Die Lösung muß klar sein.
- Mayer-Hämalaun.

Durchführung

- Luftgetrocknete Ausstriche 30 s in Fixierlösung bei 4 °C fixieren.
- 3mal in Leitungswasser spülen.
- 10–30 min Ausstriche lufttrocknen.
- 45 min Inkubation in Färbelösung bei Raumtemperatur.
- Kurz in Leitungswasser spülen.
- 3 min in Mayer-Hämalaun.
- 3 min in Leitungswasser bläuen.
- Ausstriche lufttrocknen.

Auswertung

Das Reaktionsprodukt stellt sich als rotbrauner homogener oder granulärer Niederschlag dar. Saure Esterase wird benutzt, um T-Lymphozyten zu identifizieren. Die Methode ist aber nur bei reiferen Formen zuverlässig, die Ergebnisse sind bei akuten lymphatischen Leukämien mit T-Eigenschaften inkonstant.

1.13.4 Naphthol-AS-D-Chloracetatesterase (CE)

Reagenzien

- Methanol-Formalinlösung 9:1 (v/v).
- 0,1 mmol/l Michaelis-Puffer pH 7,0.
- Naphthol-AS-D-Chloracetat.
- Dimethylformamid.
- 4%ige Natriumnitritlösung.
- 4%ige Pararosanilinlösung in 2 mol/l HCl.
- Färbelösung A: 0,1 ml Natriumnitritlösung und 0,1 ml Pararosanilinlösung mit 30 ml Michaelis-Puffer mischen.
- Färbelösung B: 10 mg Naphthol-AS-D-Chloracetat in 1 ml Dimethylformamid lösen.
- Färbelösung C: Lösung A) und B) mischen, pH mit 2 mol/l HCl auf 6,3 einstellen und in eine Küvette filtrieren. Sofort verwenden.

Durchführung

- Ausstriche 30 s in Methanol-Formalin bei Kühlschranktemperatur fixieren, sofort in Leitungswasser gründlich spülen.
- Ausstriche 60 min in die Färbelösung einstellen, danach gründlich in Leitungswasser spülen.
- Kernfärbung 5–10 min in Hämalaun, gründlich mit Leitungswasser spülen und etwa 10 min bläuen.
- Nach Lufttrocknen können die Ausstriche entweder direkt ausgewertet oder mit Eukitt eingedeckt werden.

Auswertung

Ein positives Ergebnis erkennt man an dem leuchtend roten Farbstoff im Zytoplasma. Normalerweise reagieren die neutrophilen Granulozyten vom Promyelozytenstadium an positiv, wobei die stärkste Reaktion im Stadium des späteren Promyelozyten bis Myelozyten erreicht ist; in Stab- und Segmentkernigen ist die Reaktion etwas schwächer. Auch Monozyten können eine schwache Chloracetat-Esterase-Reaktion zeigen. Neben den Neutrophilen besitzen Gewebsmastzellen eine sehr starke Aktivität. Bei der mit einer Anomalie des Chromosoms 16 einhergehenden akuten myelomonozytären Leukämie mit pathologischen Eosinophilen besitzt ein Teil dieser Zellen eine positive Chloracetatesterasereaktion im Gegensatz zu normalen Eosinophilen, die negativ sind.

1.14 Anhang

Fixierung (geeignet für Esterase, saure Phosphatase, DAP IV)

Die Fixierlösung besteht aus:
- 30 ml Pufferlösung (20 mg Dinatriumhydrogenphosphat · 12 H_2O und 100 mg Kaliumdihydrogenphosphat mit 30 ml Aqua dest. lösen; pH-Wert soll 6,6 betragen),
- + 45 ml Aceton p.A.,
- + 25 ml Formalin (37%ig).

In dieser Lösung luftgetrocknete Ausstriche 30 s bei 4–10 °C fixieren, in 3mal gewechseltem Aqua dest. waschen, bei Zimmertemperatur 10–30 min trocknen.

Universalfixativ nach Schaefer. 0,5 ml 25%ige Glutardialdehydlösung, 60 ml Aceton p.A., Aqua dest. ad 100 ml. Luftgetrocknete Ausstrichpräparate werden bei Zimmertemperatur in dieser Fixationslösung inkubiert: für Peroxidase 1 min, für Chloracetat-Esterase 10 min, für Esterasenachweis mit Naphthylacetat oder Naphthylbutyrat 5 min, für saure Phosphatase 1 min, für alkalische Phosphatase 1 min, für den Eisennachweis 10 min, für die PAS-Reaktion 10 min.

Natriumnitritlösung 4%

4 g Natriumnitrit ad 100 ml in Aqua dest. lösen.

Pararosanilinlösung 4%

2 g Pararosanilin nach Graumann (Merck) in 50 ml 2 mol/l HCl durch leichtes Erhitzen lösen. Nach Abkühlen Lösung filtrieren.

Die Natriumnitrit- und Pararosanilinlösung können im Kühlschrank in dunkler Tropfflasche mehrere Monate aufbewahrt werden. Die meisten Reagenzien, zum Teil auch fertige Färbesets, können in Deutschland von den Firmen Merck (Darmstadt), Serva (Heidelberg) und Sigma (München) bezogen werden. Vor routinemäßiger Anwendung der fertigen Färbesets sollte man eine Vergleichsuntersuchung mit den angegebenen Methoden durchführen.

Tabelle 2 zeigt die Zytochemie von Blut- und Knochenmarkzellen.

1 · Färbemethoden für die morphologische und zytochemische Zelldifferenzierung

Tabelle 2. Zytochemie von Blut- und Knochenmarkzellen

	Peroxidase	PAS	Esterase		Phosphatasen		Bemerkungen
			α-Naphthyl-acetat-, Naphthol-AS-Acetat-	Naphthol-AS-D-Chloracetat-	alkalische	saure	
Retikulumzellen	∅	∅−+	++	∅	∅a	++	a Gefäßendo-thelien +++
Plasmazellen	∅	∅−	(+)	∅	∅	+	Besonders star-ke sP beim Plasmozytom
Myeloblast	∅	∅−(+)	∅−(+)	∅	∅	∅	
Promyelozyt	++	(+)	∅−(+)	+++	∅	+	
Myelozyt	++	+	∅−(+)	+++	∅	+	
Metamyelozyt	++	++	∅−(+)	+++	∅−(+)	(+)	
Stabkernige	++	+++	∅−(+)	+++	∅−(+)	(+)	
Segmentkernige	+++	+++	∅−(+)	+++	∅−+++	(+)	
Eosinophile	++	+	∅−(+)	∅	∅	(+)−+	
Basophile Blut	∅−+	+	∅−(+)	∅	∅	∅	
Gewebe				++		++	
Monozyten	∅−+	(+)−+	+++	(+)	∅	∅	
Lymphozyten	∅	∅−+	+	∅	∅	∅	Haarzellen sP+
Erythroblasten	∅	∅	+	∅	∅	∅	Positive PAS-Reaktion bei Erythrämien bzw. Erythro-leukämien und z. T. MDS
Erythrozyten	∅	∅	(+)	∅	∅	∅	
Megakaryozyten und Plättchen	∅	+	+++	∅	∅	++	Verminderte PAS-Reaktion gelegentlich bei M. Werlhof
Osteoblasten	∅	∅	+	∅	+++	+	
Osteoklasten	∅	∅−(+)	++	∅	∅	+++	

Reaktion: ∅ = negativ; (+) = schwach positiv; + = positiv; ++ = deutlich positiv; +++ = stark positiv

2. Immunzytochemischer Nachweis von Zelloberflächen- und intrazellulären Antigenen

Die immunologische Charakterisierung von Zellen erfolgt heute mit Hilfe von monoklonalen Antikörpern entweder immunzytologisch in Ausstrichpräparaten oder durchflußzytometrisch mit einer breiten Palette von Antikörpern, wobei die Untersuchungen von Zellsuspensionen mit Fluorochrom-markierten Antikörpern erfolgen. Da es käufliche Kits mit genauen Anweisungen und in jüngster Zeit verläßliche Publikationen gibt, sei darauf verwiesen (Hastka J (1997) Immunzytologie. Schattauer, Stuttgart; Huber H, Löffler H, Faber V, (1994) Methoden der diagnostischen Hämatologie. Springer, Berlin Heidelberg New York Tokyo). Hrušák O and A Porwit-MacDonald: Antigen expression patterns reflecting genotype of acute leukemias. Leukemia 16, 1233–1258 (2002).

3. Färbemethoden zum Nachweis von Blutparasiten[1]

3.1 Färbung des „Dicken Tropfens"

Einen Bluttropfen auf einen Objektträger auftropfen und mit der Ecke eines zweiten Objektträgers (etwa 1/2 min rühren) auf Pfennigstückgröße ausstreichen (nicht zu dick, da der „Dicke Tropfen" sonst beim Trocknen abblättert bzw. beim Färben wegschwimmt. Man sollte die Schrift eines Drucktextes noch hindurch lesen können). An der Luft trocknen lassen, erst nach vollständigem Antrocknen darf gefärbt werden.

Die *Färbung* erfolgt ohne vorherige Fixierung. Die Methode des „Dicken Tropfens" ist eine Anreicherungsmethode, um auch schwache Infektionen mit geringem Parasitenbefall zu erfassen. Durch die Färbung ohne vorherige Fixierung kommt es zur Hämolyse. Die Erythrozyten werden zerstört und damit aus einer großen Menge von Erythrozyten die Parasiten herausgelöst und zur Darstellung gebracht.

Die Farblösung muß jedesmal frisch hergestellt werden: 1 Tropfen Giemsa-Stammlösung auf 1,0 ml destillierten, gepufferten (pH = 7,2) Wassers. Diese Farblösung hämolysiert und färbt zugleich. Dauer der Färbung: 20–30 min.

Nach Abschluß vorsichtig abspülen durch Eintauchen in Leitungswasser. Objektträger aufrecht stehend an der Luft trocknen lassen.

Außer dem „Dicken-Tropfen"-Präparat sollte aber stets ein Blutausstrichpräparat (5 min mit Methanol fixieren) untersucht werden, um im Zweifelsfall die Parasiten genau zu differenzieren, was im „Dicken Tropfen"-Präparat Schwierigkeiten bereiten kann.

„Dicke Tropfen"-Präparate auf Trypanosomen – sowohl Trypanosoma gambiense und rhodesiense wie auch auf Trypanosoma cruzi – werden nach der gleichen Methode gefärbt wie die „Dicken-Tropfen"-Präparate auf Malariaparasiten.

Auch die Untersuchung der „Dicken Tropfen"-Präparate auf die Rückfallfieber-Borrelien wird in gleicher Weise durchgeführt.

3.2 Blutuntersuchung auf Bartonellen

Diese Untersuchung wird am besten im Blutausstrich-Präparat, das nach Pappenheim, May-Grünwald- oder Giemsa gefärbt ist, ausgeführt.

3.3 Untersuchung von Knochenmarkausstrichen auf Blutparasiten

Die Färbung erfolgt am besten mit Giemsa-Lösung (17 min) nach Fixierung mit Methanol (5 min) (s. S. 8).

3.4 Untersuchung auf Toxoplasmen

Das zu untersuchende Material – z.B. Gewebetupfpräparat – wird ebenfalls nach Giemsa gefärbt. Sehr sensitiv ist die direkte Immunfluoreszenz- und die Peroxidasereaktion.

3.5 Blutuntersuchungen auf Mikrofilarien

1. **Untersuchung im Frischpräparat (Dicker Tropfen):** Ein Tropfen möglichst frischen (gerinnungsgehemmten) Blutes wird nativ unter dem Deckglas auf einem Objektträger geprüft (Tageszeit der Mikrofilarienaktivität beachten, vgl. S. 417). Die stark beweglichen Mikrofilarien sind schon bei schwacher Vergrößerung (250 ×) gut sichtbar.

2. **Konzentrationsverfahren:** Zu 3–5 ml Venenblut werden 10–15 ml einer Mischung aus 95 ml Formalin (5 %), 5 ml Eisessig und 2 ml einer alkoholischen Gentianaviolettlösung (4 g auf 100 ml 96%igen Alkohol) gegeben. Zentrifugieren. Im Bodensatz findet man die gefärbten Mikrofilarien. (Eine besonders gute Ausbeute erhält man mit Membranfiltermethoden.)

3. **Untersuchung eines sogenannten „skin-snips" auf Mikrofilarien von Onchocerca volvulus.** In einen großen Tropfen physiologischer Kochsalzlösung aufgebracht auf einen Objektträger wird ein mittels der Walser-Stanze oder – falls solche nicht vorhanden – ein mit einer Rasierklinge entferntes etwa stecknadelkopfgroßes Hautstückchen eingebracht. Abdecken mit einem Deckglas. 20 min stehenlassen, dann das Präparat mit schwacher Vergrößerung (∼ 300 ×) unter dem Mikroskop untersuchen. Aus dem Hautstückchen sind dann die Mikrofilarien in die umgebende Kochsalzlösung ausgetreten und bewegen sich lebhaft in der Flüssigkeit.

3.6 Untersuchung auf Mykobakterien (Mycobacterium tuberculosis, M. leprae)

Eine verdächtige Probe wird mit einer oder zwei der folgenden Reaktionen untersucht. Die Kinyoun- und Auraminfärbung – meist in Kombi-

[1] Überarbeitet von Prof. Dr. R. Disko, München.

nation – haben die Ziehl-Neelsen-Färbung weitgehend verdrängt. Sowohl in der Kinyoun – als auch in der Ziehl-Neelsen-Färbung erscheinen die Mykobakterien rot.

a) Kaltfärbung nach Kinyoun (anstatt Ziehl-Neelsen)
1. Präparat fixieren (Hitze oder Methanol).
2. Kinyoun-Lösung   3 min.
3. Wässern   30 s.
4. Gabett-Lösung   2 min.
5. Wässern und trocknen.

b) Auramin-Färbung
1. Präparat hitzefixieren.
2. Färben mit Auraminlösung   3 min.

3. Entfärben mit Salzsäure-Alkohol 1 min.
4. Salzsäure-Alkohol mit Wasser abspülen.
5. Nachfärben mit Eisengallustintenlösung   1 min.
6. Tintenlösung mit Wasser abspülen, trocknen.

c) Färbung nach Ziehl-Neelsen
1. Präparat hitzefixieren.
2. Mit 10 % Karbolfuchsinlösung bis zur Dampfbildung 3mal erhitzen; färben   3 min.
3. Salzsäure-Alkohol-Bad, bis keine Farbwolken mehr abgehen (3mal erneuern).
4. Abgießen, wässern.
5. Mit verdünnter Methylenblaulösung gegenfärben   3 min.
6. Wässern und zwischen Fließpapier trocknen.

Bildteil

Übersicht der Zellen von Blut, Knochenmark und Lymphknoten

Abbildung 1 soll einen Überblick über die verschiedenen Zellen der Hämatopoese und ihre Beeinflussung durch Wachstumsfaktoren geben, ohne dabei zu bestimmten, bisher noch ungeklärten Fragen der Zellgenese Stellung nehmen zu wollen. Durch sie soll lediglich den Anfängern die Möglichkeit gegeben werden, Ordnung in die verwirrende Fülle der verschiedenen Zellen zu bringen und sich so das Einarbeiten zu erleichtern. Die Zellen der Hämatopoese entwickeln sich aus CD 34-positiven Stammzellen, die wie größere Lymphozyten oder kleine, undifferenzierte Blasten aussehen (**Abb. 2**). In Zellkulturen entstehen daraus Kolonien, die man teilweise an ihrer Eigenfarbe erkennen kann (**Abb. 3**).

Die Hauptmasse der im Knochenmark gefundenen Zellen bilden die *Vorstufen der roten und weißen Blutkörperchen*. Daneben finden wir in wechselnder Zahl *Retikulumzellen* verschiedener Art, Gefäß- und Sinusendothelien, Megakaryozyten, Gewebsmastzellen, *lymphozytäre Elemente*, Plasmazellen, sehr selten Osteoblasten und Osteoklasten (häufiger bei Kindern). Die jüngsten Vorstufen der roten und weißen Blutkörperchen haben ein basophiles Zytoplasma und sind einander sehr ähnlich. Mit zunehmender Einlagerung von Hämoglobin verlieren die *Erythroblasten* ihre basophile Zytoplasmasubstanz, wobei gleichzeitig der Kern eine charakteristische Strukturveränderung durchmacht. Nach dem Kernverlust haben die jungen Erythrozyten als Zeichen ihrer Jugend noch Reste der ehemaligen Zytoplasmaorganellen; sie sind Retikulozyten und werden als solche ins periphere Blut abgegeben. Die Retikulozyten lassen sich färberisch mit Hilfe einer Supravitalfärbung darstellen (s. S. 8).

Aus den Myeloblasten, die Vorstufen der neutrophilen Granulozyten und der Monozyten sind, entwickeln sich neutrophile Promyelozyten und Promonozyten. Die eosinophilen und die basophilen Granulozyten haben eigene Entwicklungsreihen und dementsprechend eigene Promyelozyten mit spezifischen Granula.

Aus dem Zytoplasma der Megakaryozyten entstehen die Thrombozyten.

Die gemeinsame Ursprungzelle der Monozyten und der neutrophilen Granulozyten könnte als Myelomonoblast (CFU-GM) bezeichnet werden.

Die in zytologischen Präparaten von Knochenmark, Lymphknoten und Milz ausgezählten und beschriebenen *Retikulumzellen* bilden eine heterogene Zellgruppe. Ein großer Teil von ihnen gehört dem Makrophagensystem an und leitet sich von den Blutmonozyten ab. Daneben findet man aus dem Zellverband gelöste Gefäß- und Sinusendothelien sowie dendritische Zellen, die zum Stroma gehören. Die Retikulumzellen des Knochenmarks bilden im Knochenmark das netz- oder schwammförmige Gewebe, in welchem die eigentlichen hämatopoetischen Zellen angesiedelt sind. Sie haben offenbar wichtige, die Ernährung und Differenzierung der Blutzellvorstufen betreffende Aufgaben zu erfüllen.

In Lymphknoten und Milz werden 2 spezielle Differenzierungsformen von Retikulumzellen unterschieden: die „dendritische Retikulumzelle", die ausschließlich in Keimzentren, Primärfollikeln und gelegentlich in Follikelaußenzonen vorkommt, und die „interdigitierende Retikulumzelle", die spezifisch ist für die thymusabhängige Region des Lymphknotens (näheres s. S. 295).

Die von Lennert und Müller-Hermelink außerdem abgegrenzte „fibroblastische Retikulumzelle" kann in allen Regionen des Lymphknotens, aber auch im Knochenmark vorkommen. Lichtmikroskopisch ist sie bisher noch nicht eindeutig zu differenzieren. Bei den früher als kleine „lymphoide Retikulumzellen" bezeichneten Zellformen dürfte es sich um gewebsständige Lymphozyten gehandelt haben.

Innerhalb des *lymphatischen Systems* hat die von der Zellentwicklung, -differenzierung und -funktion ausgehende Unterscheidung in B- und T-Lymphozyten eine fundamentale Bedeutung. Leider ist die Unterscheidung dieser beiden Zelltypen mit den üblichen Färbeverfahren nicht möglich. Sie erfolgt entweder immunzytologisch oder durchflußzytometrisch. Beide lymphatischen Zellstränge dürften von einer gemeinsamen determinierten Stammzelle ausgehen, die wahrscheinlich im Knochenmark beheimatet ist. Die primäre Differenzierung der T-Zell-Linie erfolgt dann im Thymus, diejenige der B-Zellen beim Menschen im Knochenmark, das heute als Äquivalent der **Bursa Fabricii** der Vögel verstanden wird. Die weitere Entwicklung und Vermehrung beider Zellinien geht dann in den Lymphknoten vor sich.

Letzte und endgültige Differenzierungsform der B-Zellen sind die Plasmazellen. Ihre Aufgabe besteht, wie seit langem bekannt, in der Produktion von Immunglobulinen. Plasmazellen kommen ubiquitär vor. Offenbar können sie sich im ganzen Organismus entwickeln. Besonders zahlreich sind sie in Lymphknoten, Milz und Knochenmark. Es besteht eine positive Korrelation zwischen der im Blutserum vorhandenen Menge an Immunglobulinen und der vorhandenen Plasmazellzahl.

Kapitel III · Übersicht der Zellen von Blut, Knochenmark und Lymphknoten

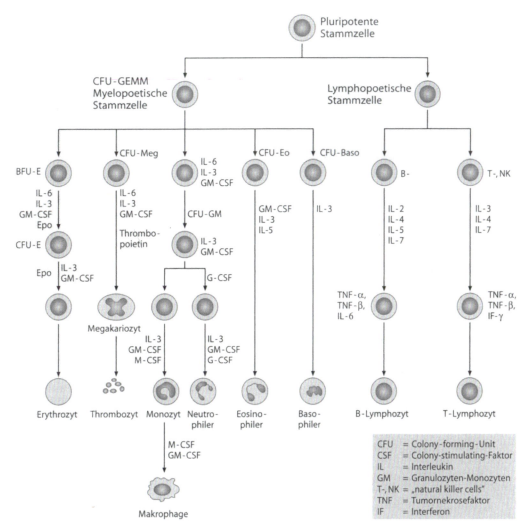

Abb. 1. Die verschiedenen Zellreihen der Hämatopoese

III

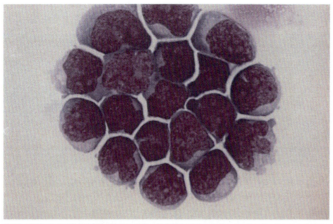

Abb. 2. CD 34-positive Stammzellen

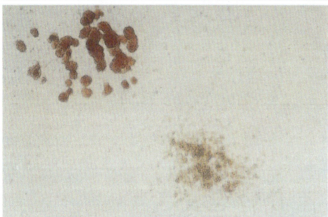

**Abb. 3. Kolonien CD 34-positiver
Stammzellen in Zellkultur**

Blut und Knochenmark

4 Einzelzellen

4.1 Lichtmikroskopische Morphologie und Zytochemie

4.1.1 Zellen der Erythropoese (Abb. 4 a – f)

Die **Proerythroblasten**, auch **Pronormoblasten** oder **Rubriblasten** genannt, sind die jüngsten Vorstufen der Erythropoese. Sie enthalten noch kein Hämoglobin. Ihre Größe schwankt zwischen 15 und 22 µm. Charakteristisch ist das dunkelbasophile, oft leicht geschummerte Zytoplasma manchmal mit Pseudopodien (**Abb. 4 b**). Der Kern zeigt ein dichtes feinwabiges Chromatingerüst (**Abb. 4 a – c**). In der Regel sind mehrere, bis zu 5 blaßblaue Kernkörperchen vorhanden, die sich aber relativ schlecht abgrenzen lassen und bei weiterer Reifung der Zelle verschwinden. Wie alle erythropoetischen Zellen neigen auch die Proerythroblasten zur Bildung von mehrkernigen Formen. Typisch ist eine kernnahe zytoplasmatische Aufhellung, die sich im Phasenkontrastmikroskop als feingranulierter Bezirk darstellt. Vom Kern aus beginnt auch die Einlagerung von Hämoglobin, das sich zunächst als hellere perinukleäre Zone darstellt, dann aber die ganze Zelle einnimmt und unmittelbar zu den polychromatischen Formen überleitet. Gleichzeitig macht auch der Kern einen charakteristischen Strukturwandel durch: Die Nukleolen verschwinden. Das Chromatingerüst wird grober und formt sich zum typischen Erythroblastenkern um.

Aus den Proerythroblasten entstehen basophile Erythroblasten (Makroblasten) (**Abb. 4 d**). Die Zelle ist in der Regel kleiner als der Proerythroblast ($\varnothing$ 8 – 15 µm). Das Kern-Zytoplasma-Verhältnis hat sich zugunsten des Zytoplasmas verschoben. Die polychromatischen Erythrobla-

sten sind hämoglobinbeladen bei gleichzeitigem Vorhandensein von basophiler Substanz. Der Kern ist grobschollig, das Chromatingerüst z. T. verklumpt.

Mit zunehmendem Verlust der basophilen Zytoplasmasubstanz geht diese Entwicklungsstufe langsam in das Stadium der **orthochromatischen Normoblasten** über (**Abb. 4 e**), wobei die Zellen weiter an Größe abnehmen ($\varnothing$ 7 – 10 µm). Das Kern-Zytoplasma-Verhältnis verschiebt sich immer mehr zugunsten des Zytoplasmas, dessen Tingierung immer rötlicher wird, bis es schließlich die gleiche Färbung wie die reifen Erythrozyten zeigt. In den jüngsten Formen der roten Blutkörperchen läßt sich durch Supravitalstoffe ein netzartiges Gerüst darstellen (s. S. 8), die Substantia reticulogranulofilamentosa der Retikulozyten. Durch die Einwirkung von Brillantkresylblau kommt es zu einer Konglomeration bzw. Ausfallung von Ribonukleoproteinen. Die 4 Reifungsstufen werden in 4 Tagen durchlaufen. Der grobschollige Erythroblastenkern geht dann in ein schlierig entstelltes, strukturloses homogenes Stadium über. Normoblasten werden von einigen Autoren je nach ihrem Reifegrad in basophile, polychromatische und orthochromatische unterteilt, von anderen als *Rubrizyten* (basophile Normoblasten) und *Metarubrizyten* (orthochromatische Normoblasten) bezeichnet. Für die täglich geübte routinemäßige Auswertung von Markausstrichen erübrigen sich derartige feine Differenzierungen. Normoblasten sind nicht mehr teilbar. Der Kern wird durch die Membran abgestoßen (Kernexpulsion). Vor allem bei gesteigerter Erythropoese findet man auch in Ausstrichen *Erythroblastennester* oder *-inseln* mit zentralen Retikulumzellen, deren Zytoplasma in engem Kontakt (Stoffaustausch) mit den umgebenden Erythroblasten steht (**Abb. 4 f**).

4 · Einzelzellen

Abb. 4 a–d

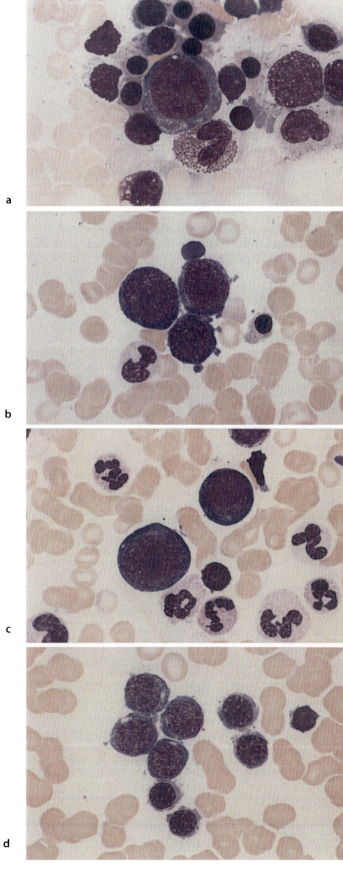

a

b

c

d

Abb. 4 e–f

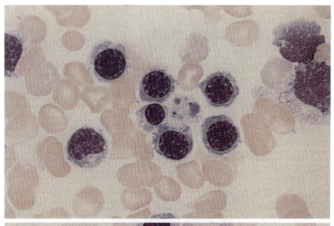

e

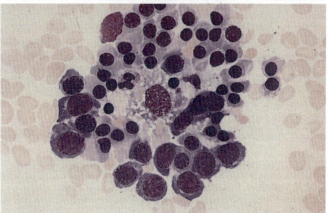

f

Erythrozyten (Abb. 5 a – h)

Die morphologische Beurteilung der Erythrozyten erfolgt nach folgenden Kriterien:
- Größe
- Form
- Hämoglobin: Konzentration, Verteilung
- Anfärbbarkeit
- Verteilung im Ausstrich
- Einschlüsse

a Normale Erythrozyten ($\varnothing$ 7 – 8 µm).

b Hypochrome Erythrozyten bei Eisenmangelanämie. Der Durchmesser ist normal. Auffallend ist die geringe Füllung mit Hämoglobin, die so schwach sein kann, daß nur noch dünne hämoglobinhaltige Ringe zu sehen sind (Anulozyten).

c Poikilozyten: Mißgestaltete Erythrozyten verschiedener Form. Sie kommen bei schweren Anämien vor. Sie weisen auf eine tiefgreifende Knochenmarkschädigung hin. Tränen- oder Birnenformen („tear-drops") sieht man besonders häufig, aber nicht nur bei Osteomyelosklerose bzw. -fibrose.

d Mikrosphärozyten. Es handelt sich dabei um besonders kleine Erythrozyten ($\varnothing$ 3 – 7 µm), die aber prall mit Hämoglobin gefüllt und dicker sind als die normalen Erythrozyten, sich also der Kugelform nähern. Sie sind typisch für den angeborenen hämolytischen Ikterus (Kugelzellenanämie), kommen aber auch bei erworbenen hämolytischen Anämien vor.

e Elliptozyten (Ovalozyten). Eine konstitutionell vererbbare Formanomalie der Erythrozyten, die meist harmlos ist, aber auch mit einer Neigung zu hämolytischen Anämien vergesellschaftet sein kann (Elliptozytenanämie).

f Basophil punktierte Erythrozyten. Die basophile Punktierung ist das Zeichen einer gesteigerten, aber gestörten Regeneration. Besonders häufig sehen wir sie bei der Bleivergiftung. Normalerweise können 0 – 4 basophil Punktierte auf 10 000 Erythrozyten gefunden werden.

g Polychromatische Erythrozyten ($\varnothing$ 7 – 8 µm), **Cabot-Ringe.** Polychromasie entsteht dann, wenn reife Erythrozyten außer der Hämoglobinfärbung eine stärkere Anfärbbarkeit mit basischen Farbstoffen aufweisen (violette Färbung). Sie ist meistens mit einer Retikulozytose verbunden. Sie ist Ausdruck einer noch nicht abgeschlossenen Hämoglobinsynthese bei noch relativ hohem RNS-Gehalt der Erythrozyten. Polychromasie findet sich besonders häufig bei chronischen hämolytischen Anämien. Die verschiedene Anfärbbarkeit der Erythrozyten wird auch als *Anisochromie* bezeichnet. Cabot-Ringe sind Reste von Spindelfasern. Sie werden bei gestörter Regeneration gefunden (s. auch **Abb. 46 c**).

h Megalozyten sind sehr große, meist ovale, prall mit Hämoglobin gefüllte Erythrozyten ($\varnothing > 8$ µm). Sie kommen vorwiegend bei megaloblastischen Anämien (s. S. 90 ff) vor.

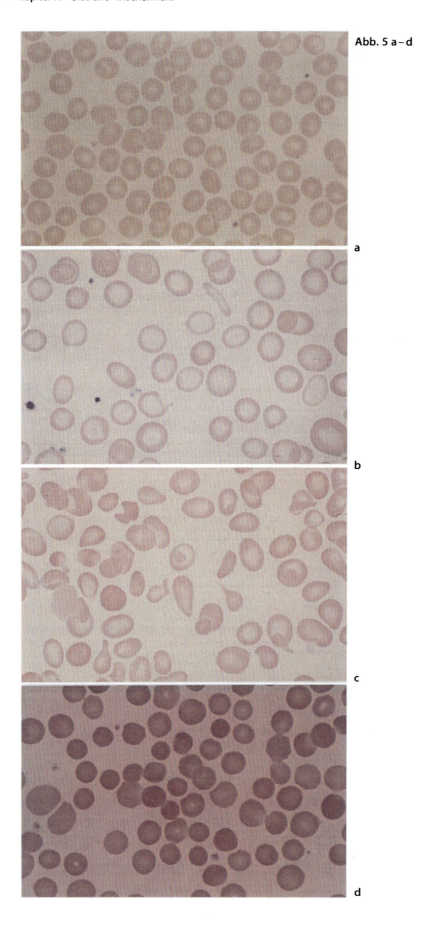

Abb. 5 a–d

a

b

c

d

4 · Einzelzellen

Abb. 5 e–h

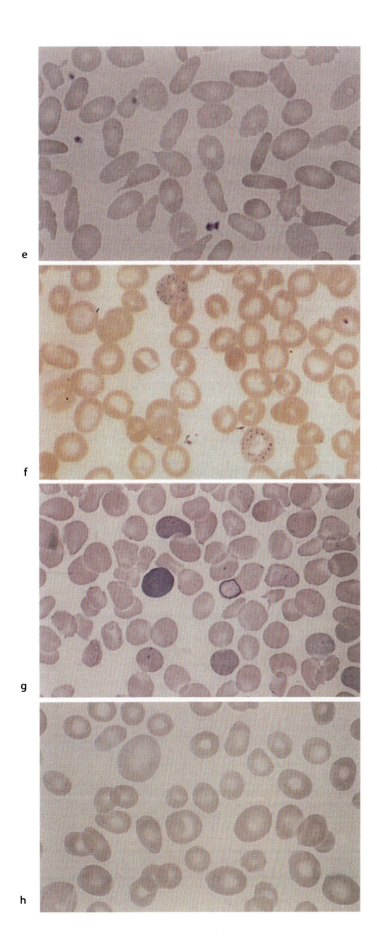

e

f

g

h

Erythrozyten (Abb. 6 a – i)

a Erythrozyten mit *Kernresten* in Form von *Jolly-Körpern*. Die Jolly-Körper kommen nach Entfernung und bei Atrophie der Milz vor. Ebenso wie die Jolly-Körper sind auch Chromatinstäubchen Kernreste.

b Schießscheibenzellen ("target cells", "mexican hat", Kokardenzellen). Sie unterscheiden sich von den Anulozyten dadurch, daß sich ebenso wie ihre Randzone auch ihr Zentrum stärker anfärbt. Man findet sie besonders häufig bei den Hämoglobinanomalien, daneben aber auch bei anderen hämolytischen Anämien und ausgeprägten Farbstoffmangelanämien sowie nach Splenektomie.

c Akanthozyten oder „burr cells" besitzen eine gezackte Oberfläche, meist aber tiefer gehende Einkerbungen. Akanthozyten werden bei einer seltenen, erblichen Anomalie, der A-β-Lipoproteinämie angetroffen. Darüber hinaus finden sie sich bei der Urämie und dem Coma hepaticum, wobei die zunehmende Anzahl dieser Zellformen auf eine schlechte Prognose hinweisen soll. Auch unter dem Einfluß bestimmter Medikamente und von Alkohol soll es zu Akanthozytenbildung kommen.

d Sichelzellen (Drepanozyten) sind sichelförmige Erythrozyten, die gelegentlich spontan, nach Sauerstoffentzug im Sichelzellentest (s. S. 6), aber immer vorhanden sind. Sie weisen auf eine, fast ausschließlich bei Afrikanern häufig auftretende Hämoglobinopathie, nämlich auf die HbS-Krankheit (Sichelzellenanämie) hin. Sie kommt auch bei der selteneren HbC-Krankheit vor.

e Knizozyten (trikonkave Erythrozyten) treten v. a. bei hämolytischen Anämien auf. Es sieht so aus, als ob der Erythrozyt einen Henkel hätte.

f Stomatozyten haben eine schlitzförmige, zentrale Aufhellung. Man findet sie bei der sehr seltenen hereditären Stomatozytose, aber auch bei anderen Anämien.

g Schizozyten (Fragmentozyten) entstehen durch Abspaltung von anderen Erythrozyten bzw. sind Erythrozyten, von denen Teile abgespalten sind. Sie erinnern an Stücke von Eierschalen. Sie werden bei gesteigerter mechanischer Hämolyse (Wirbelbildungen bei künstlichen Herzklappen) oder bei gesteigerter intravasaler Gerinnung (z. B. hämolytisch-urämisches Syndrom) beobachtet, wenn Erythrozyten in starker Strömung auf Fibrinfäden treffen und durchschnitten werden.

h Siderozyten sind Erythrozyten, die mit der Eisenfärbung nachweisbare Eisengranula enthalten. Sie werden bei schweren hämolytischen Anämien, Bleivergiftung und der perniziösen Anämie häufig gefunden. Pathognomonisch für die sideroachrestischen Anämien sind Siderozyten mit groben Eisengranula und Sideroblasten mit groben Eisengranula, die ringförmig um den Kern gelagert sind (**s. Abb. 60**). Im Normalblut findet man 0,5 – 1 Siderozyten auf 1000 Erythrozyten. Als seltene, bereits nach Pappenheim-Färbung sichtbare Variante, sind die *Pappenheimer-Körper* anzusehen, die Eisenproteine enthalten und blau-grau gefärbt sind.

h links. In der Mitte ein Siderozyt mit mehreren groben Eisengranula sowie 2 Sideroblasten ebenfalls mit groben Eisengranula, die normalerweise sehr fein und kaum zu erkennen sind.

h rechts. In der Mitte 3 Erythrozyten mit zahlreichen grau-violetten Granula, die Eisen enthalten. Dies ist ein sicher pathologischer Befund, der selten beobachtet wird.

i Retikulozyten verschiedener Reifungsgrade. Abgebildet sind junge Retikulozyten mit knäuelartiger Substantia (Brillantkresylblaufärbung, s. S. 8).

4 · Einzelzellen

Abb. 6 a–d

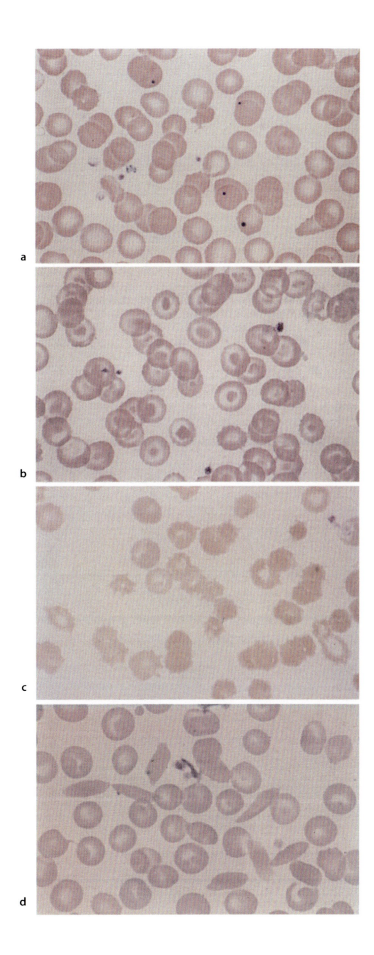

a

b

c

d

Abb. 6 e–h

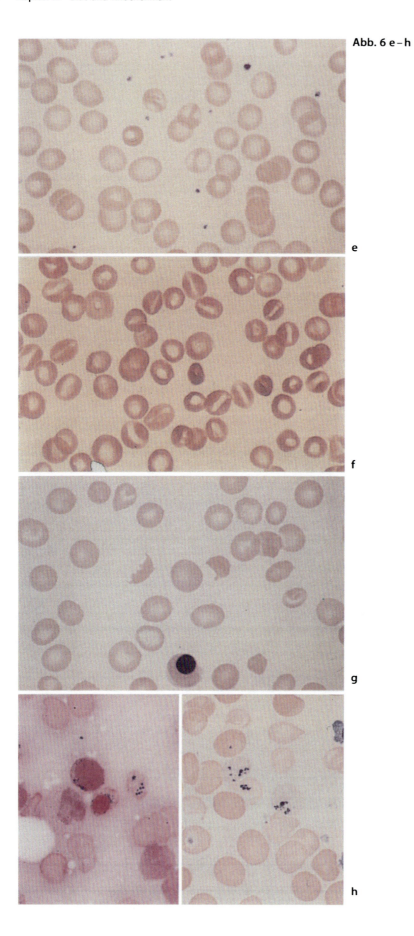

e

f

g

h

4 · Einzelzellen

Abb. 6 i

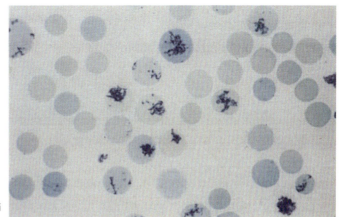
i

4.1.2 Granulozytopoese und Gewebsmastzellen

Myeloblasten und Promyelozyten (Abb. 7 a – h)

Myeloblasten sind die jüngste, lichtoptisch definierbare Vorstufe der Granulozytopoese. Wir gehen heute davon aus, daß sie auch als Vorstufen der Monozyten fungieren, also als Myelomonoblasten. Ihr Durchmesser schwankt zwischen 12 und 20 μm (a – c). Der Zytoplasmasaum färbt sich basophil an. Doch kommen Übergänge vom zarten Hellblau bis zum Dunkelblau vor. Bei der üblichen panoptischen Färbung ist das Zytoplasma ungranuliert, doch ist in den älteren Zellexemplaren häufig schon eine beginnende Granulierung vorhanden und damit der Übergang zu den Promyelozyten nachweisbar (d). Die Peroxidasereaktion ist meist negativ, doch gibt es ohne Zweifel auch ungranulierte Myeloblasten, die peroxidasepositiv sind. Der Kern zeigt ein sehr zartes dichtes Chromatingerüst mit mehreren, bis zu 6 Nukleolen, die in der Regel gut abgrenzbar, hellblau hervortreten.

Die **Promyelozyten** entwickeln sich unmittelbar aus den Myeloblasten durch Einlagerung von azurophilen Granula im Zytoplasma konzentrisch um die helle Zone in der Kerneinbuchtung (Golgi-Zone), die selbst frei von Granula ist, zunächst in wenigen Körnchen in Erscheinung treten, sich dann aber unter Zunahme ihrer Dicke im ganzen Zytoplasma ausbreiten. Das Zytoplasma ist zunächst noch basophil, hellt sich dann aber langsam auf bis zur typischen Myelozytentingierung. Die verschiedene Zytoplasmafärbung gibt manchen Autoren Anlaß zur Unterteilung der Promyelozyten in unreife und reife oder Gruppe I und II usw. Der Kern der Promyelozyten ist, ähnlich dem der Myeloblasten, zart strukturiert und weist ebenfalls noch mehrere (bis zu 6) Nukleolen auf. Die Zellen sind peroxidasepositiv. Zuerst treten die Primär- oder Azurgranula auf, die Peroxidase enthalten, später kommen die im Laufe der Reifung zunehmenden (peroxidase-negativen) spezifischen Sekundärgranula dazu. Der Zelldurchmesser schwankt zwischen 20 und 25 μm. Damit sind die Zellen die größten der Granulozyto- und Erythropoese. Mitosen sind absolut häufiger als bei den Myeloblasten (d – h).

4 · Einzelzellen

Abb. 7 a–d

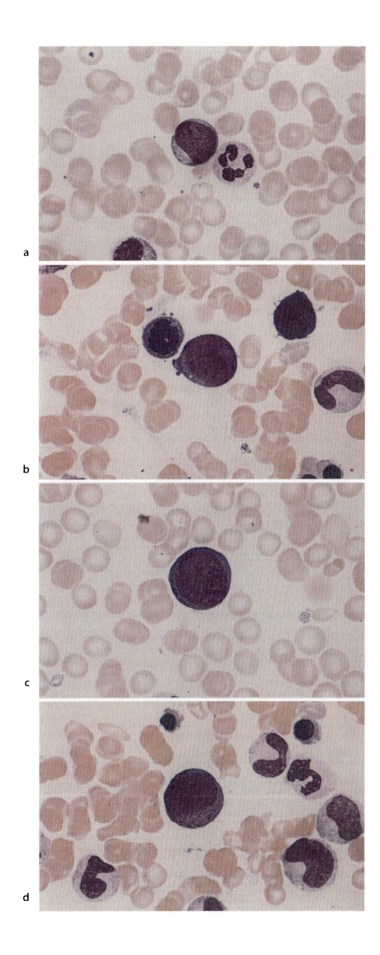

a

b

c

d

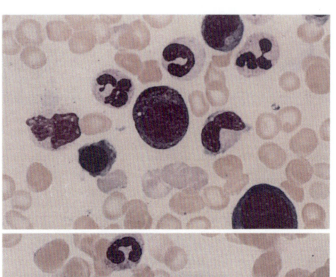

Abb. 7 e–h

e

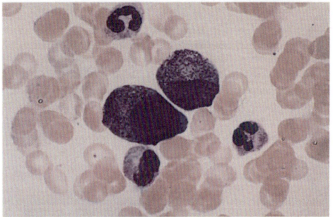

f

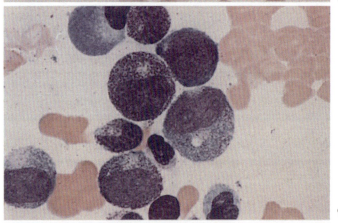

g

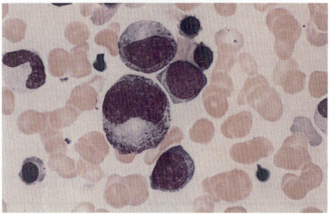

h

Neutrophile Myelozyten, Metamyelozyten, Stabkernige und Segmentkernige sowie eosinophile und basophile Granulozyten und Gewebsbasophile (Abb. 8 a – h)

Durch weitere Reifung entwickelt sich aus dem Promyelozyten der **Myelozyt** (Zellen a – e). Diese Zellen sind im allgemeinen etwas kleiner als die Promyelozyten. Der Zelldurchmesser schwankt zwischen 14 und 20 µm. Die grobe Promyelozytengranulation wird spärlicher, die typische feine neutrophile Granulation herrscht vor. Die Zytoplasmabasophilie hellt sich vom Kern her auf und macht einer azidophilen Anfärbbarkeit Platz. Der Kern wird gleichzeitig in seiner Chromatinstruktur grober. Nukleolen sind nur noch selten nachweisbar. Der Myelozyt stellt das Hauptkontingent aller im Knochenmark gefundenen granulozytopoetischen Zellen.

Bei weiterer Ausreifung wird die Chromatinstruktur des Kerns noch grobschlolliger und dichter. Gleichzeitig buchtet sich der Kern ein, während an Zytoplasma und Granulation kaum ein Unterschied gegenüber den reifen Myelozyten festzustellen ist. Diese Zellen werden als **Metamyelozyten** oder *Jugendformen* (Zellen d) bezeichnet. Vereinzelt kommen diese Zellen auch im peripheren Blut vor. Metamyelozyten sind nicht mehr zur Teilung fähig.

Der **neutrophile Stabkernige** (Zellen e) unterscheidet sich vom Metamyelozyten dadurch, daß der Kern schmaler und gröber strukturiert ist. Zytoplasma und Granulation entsprechen dem Metamyelozyten. Beginnende Einschnürungen des Kerns kommen vor. Doch sprechen wir erst dann von einem „*Segmentkernigen*", wenn die Brücke zwischen 2 Kernsegmenten fadenförmig oder schmaler ist als ein Drittel der benachbarten Segmente.

Die Kernsegmente der **Segmentkernigen** (Zellen b, c, g) zeigen ein grobes verklumptes Chromatingerüst. Wir finden in der Regel 3 – 5 Kernsegmente, die meist durch kurze und schmale Brücken oder Chromatinfäden miteinander verbunden sind. Sind mehr als 5 Kernsegmente vorhanden, so sprechen wir von Übersegmentierung. Dies kommt bei der perniziösen Anämie besonders häufig vor, ist für dieses Krankheitsbild aber keineswegs pathognomonisch. Die Zellgröße der Stab- und Segmentkernigen schwankt zwischen 10 – 15 µm.

Die eosinophilen Granulozyten (Abb. 8 b, e, f) machen denselben Entwicklungsgang wie die neutrophilen durch. Sicher sind sie stets vom Promyelozytenstadium ab von diesen abzugrenzen. Die Kerne sind ähnlich strukturiert wie die der entsprechenden Reifungsstadien. Das Zytoplasma ist fast vollkommen von den typischen groben eosinophilen Granula überlagert. Auffallenderweise finden wir in den jungen Stadien der Promyelozyten und Myelozyten (b, e) zwischen diesen reifen eosinophilen Granula grobe, manchmal tiefblaue Granula eingelagert. In den reifen Stadien sind diese dann nicht mehr nachzuweisen. Typisch ist ferner, daß wir bei den eosinophilen Segmentkernigen meistens nur 2, weniger häufig 3 Kernsegmente antreffen. Auch Mitosen von eosinophilen Granulozyten werden gelegentlich im Knochenmark angetroffen. Sämtliche Eosinophile sind peroxidasepositiv.

Auch die **basophilen Granulozyten** (8 g) machen einen ähnlichen Entwicklungsgang wie die neutrophilen durch. Typisch für sie ist die grobe basophile Granulation, die das Zytoplasma mehr oder weniger verdeckt und auch den Kern nicht freiläßt. Bei den segmentierten Basophilen ist der Kern mannigfaltig segmentiert und oft kleeblattförmig. Die Zellen sind im allgemeinen etwas kleiner als die Neutrophilen und Eosinophilen. Sie sind bei üblicher Technik überwiegend peroxidasenegativ.

Gewebsbasophile (Gewebsmastzellen; 8 h). Nach Kerngröße, Form und Granuladichte werden 2 Mastzellentypen unterschieden. *Mastoblasten* oder *Promastozyten* haben einen relativ großen Kern mit verwaschener Struktur und spärlicher Granulation. *Mastozyten* sind große Zellen (∅ 15 – 30 µm) und haben einen runden kompakten Kern, der in der Struktur Ähnlichkeit mit dem der Lymphozyten oder Plasmazellen hat. Für die typische *Metachromasie* der Granulafärbung sind saure Mukopolysaccharide verantwortlich, die sich zytochemisch durch Toluidinblaufärbung (Methodik s. S. 7) nachweisen lassen. Auch die starke Naphthol-AS-D-Chloracetatesterase-Reaktion ist typisch (h rechts). Gewebsbasophile bilden Heparin und Histamin im Verhältnis 3 : 1. Im normalen Knochenmark werden sie in Markbröckeln vereinzelt gefunden. Im Knochenmark erscheinen sie vermehrt bei schweren entzündlichen Prozessen, Panmyelophthisen, Non-Hodgkin-Lymphomen, besonders beim lymphoplasmozytoiden Immunozytom (M. Waldenström) und bei Haarzellleukämie. Bei Mastozytosen können sie atypisch sein (**Abb. 128, 129**).

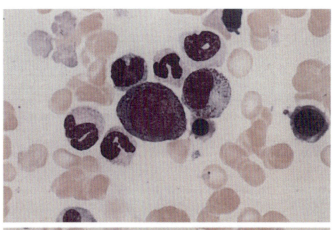

Abb. 8 a–d

a

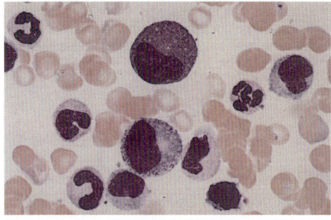

b

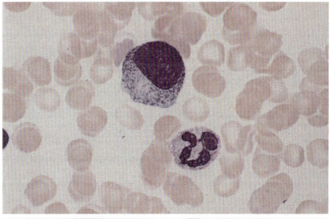

c

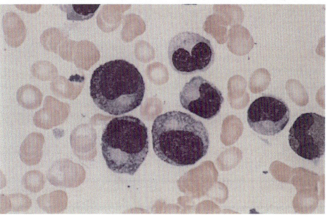

d

4 · Einzelzellen

Abb. 8 e – h

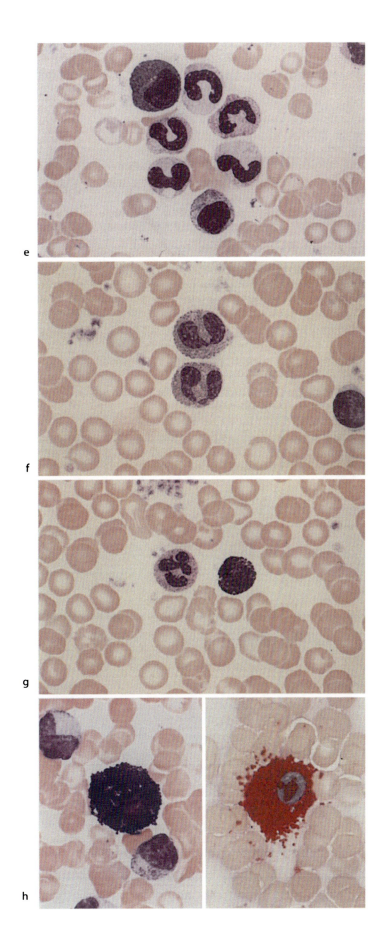

4.1.3 Abbauformen, toxische Veränderungen der Granulozyten und Artefakte (Abb. 9 a – d)

Selten werden auch unter dem Einfluß bestimmter Reizwirkungen **leukozytäre Abbauformen (a)** im peripheren Blut gefunden, häufiger nach längerem Aufbewahren des mit EDTA- oder Citratlösung versetzten Blutes vor dem Ausstreichen. Sie haben meist dieselbe Größe wie die Segmentkernigen, sind oft aber auch erheblich kleiner (4 – 8 μm). Ihr Zytoplasma ist meist etwas basophiler als das der Segmentkernigen, die Granulation grober und oft verschwommen. Typisch für sie ist die ausgesprochene Kernpyknose. Wir finden meist 3 – 5 vollkommen strukturlose Kernreste, die wie Tropfen im Zytoplasma liegen. Die Segmentbrücken zwischen den Kernresten sind größtenteils verschwunden.

Bei schweren Infekten und Knochenmarkschädigungen findet man oft eine besonders grobe violette Granulation der Myelozyten und der reiferen Formen bis zu den Segmentkernigen, die oft der Promyelozytengranulation ähnlich ist und von vielen Autoren auch für identisch mit dieser gehalten wird. Diese „toxische Granulation" **(b)** kann verschiedene Intensität aufweisen. Bei stärkster Ausprägung können die Neutrophilen den basophilen Granulozyten sehr ähnlich werden.

Zytoplasmavakuolen der Leukozyten. Diese können – ähnlich wie die sog. toxische Granulierung – unter der Einwirkung unterschiedlicher *toxischer Einflüsse* auftreten. Sie wurden häufig unter einer langdauernden *Chloramphenicolbehandlung*, bei der *Phenylketonurie* und beim *Diabetes mellitus* beobachtet; aber auch im Verlauf schwerer bakterieller und viraler Infekte kommen sie vor. Sie sind der Ausdruck einer Stoffwechselstörung der betroffenen Zellen.

Heparinartefakt. Zusatz von Heparin zum peripheren Blut oder insbesondere Knochenmark vor dem Ausstreichen führt bei der panoptischen Färbung (Giemsa oder Pappenheim) zu Färbeartefakten: die Zellen werden ungenügend oder atypisch angefärbt, auf dem Hintergrund bildet sich ein violetter krümeliger Niederschlag, der die Erkennung der Zellen schwierig oder unmöglich machen kann **(c)**.

Knochenmarknekrose. Nach Aspiration von Knochenmark und anschließender Färbung findet man entweder strukturloses violettes Material oder schattenhaft angedeutete Zellen mit verfließenden Grenzen. Dem liegt im aspirierten Bereich eine Knochenmarknekrose zugrunde, die recht ausgedehnt sein kann und gelegentlich z. B. bei akuten Leukämien vorkommt **(d)**.

4 · Einzelzellen

Abb. 9 a – d

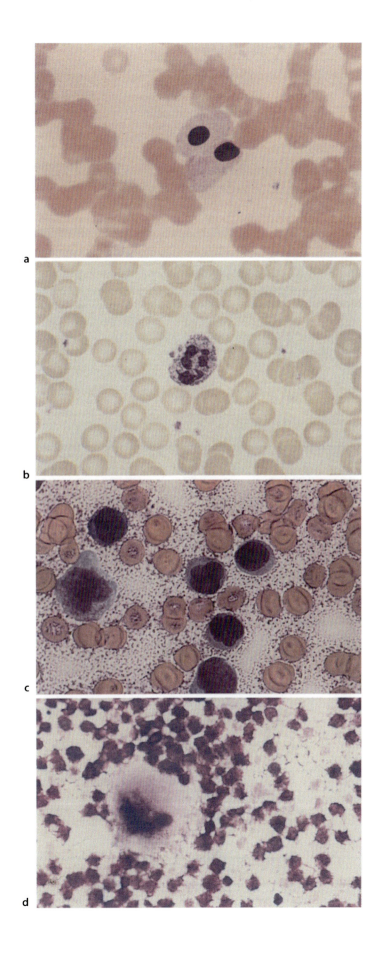

a

b

c

d

4.1.4 Angeborene Anomalien
der Granulozytopoese (Abb. 10 a – f)

Pelger-Huët-Kernanomalie (Zellen a – c)

Es handelt sich um eine vererbbare Kernanomalie der Granulozyten, die beim Menschen fast ausschließlich in der heterozygoten Manifestation bekannt ist. Die homozygote Form mit kleinen runden oder ovalen Kernen (c) ist extrem selten. Sie zeichnet sich dadurch aus, daß die Neutrophilen einen eingebuchteten, den Stabkernigen ähnlichen Kern haben, so daß ein „pseudo-regeneratives" weißes Blutbild entsteht. Wenn die Kerne sich segmentieren, bilden sich Neutrophile mit 2 und selten mit 3 Segmenten. Diese Segmente sind auffallend kurz, dick und chromatinreich. Auch der Kern der Pelger-Myelozyten und Stabkernigen ist besonders grobschollig und chromatinreich. Sind alle Neutrophilen von der Anomalie befallen, spricht man von Vollträgern, finden sich im Blutbild auch normale Stab- und Segmentkernige, von Teilträgern. Die Pelger-Anomalie ist bezüglich der Leukozytenfunktion harmlos. Bei schweren Infekten, besonders aber bei Myelodysplasien, akuten myeloischen Leukämien und der fortgeschrittenen chronischen myeloischen Leukämie, können vorübergehend ähnliche qualitative Kernveränderungen beobachtet werden. Man spricht dann von Pseudo-Pelger-Formen.

Alder-Granulationsanomalie (Zellen d – f)

Dabei weisen die Granulozyten eine grobe bläuliche Granulierung auf (d), auch Monozyten sind kräftiger granuliert. Diese ist oft derjenigen der Promyelozyten ähnlich. Besonders auffällig ist die Granulation der eosinophilen Granulozyten, die nicht eosinophil, sondern basophil erscheint (e links). Auch die Lymphozyten weisen oft eine besonders grobe Azurgranulation auf (f). Die Träger dieser Anomalie zeigen außerdem häufig Knochen- und Gelenkdeformitäten (Gargoylismus). Sie tritt bei den Mucopolysaccharidosen VI und VII auf.

4 · Einzelzellen

Abb. 10 a–d

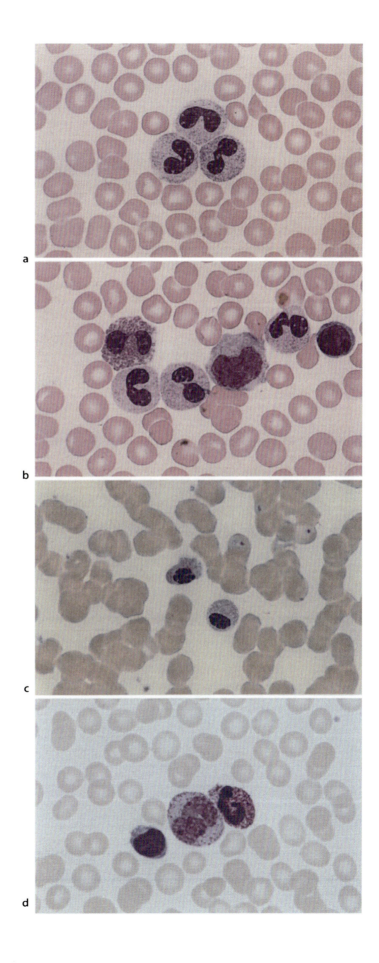

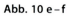

Abb. 10 e – f

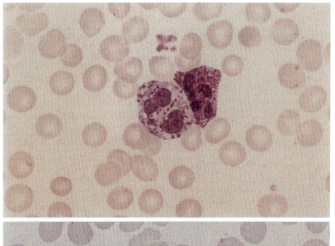

e

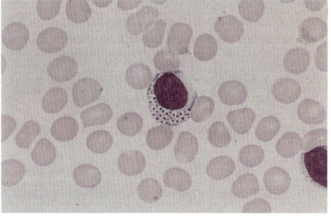

f

4 · Einzelzellen

Steinbrinck-Chédiak-Higashi-Granulations-anomalie (Granulagigantismus der Leukozyten) (Abb. 11 a–f)

Sie betrifft mehr oder weniger *alle Leukozyten.* Die *Neutrophilen* enthalten im Zytoplasma unregelmäßige Einschlüsse von graublauer Tingierung mit einem Durchmesser von 1–3 μm, die scharf begrenzt sind und Peroxidase enthalten, z. T. auch CE, sie entsprechen demnach den Primärgranula (**a, b, e, f**). Die Granula der *eosinophilen Leukozyten* sind ebenfalls vergrößert bis auf das 2–3fache der normalen Eosinophilen-Granula. Sie sind rund und ungleich groß, oft auch elliptisch. Aber nicht nur die Granulozyten, auch die *Lymphozyten* und *Monozyten* weisen größtenteils lebhaft rot gefärbte Granula von 1–2 μm Durchmesser auf, die Einschlüsse in den Monozyten sind bis zu 5 μm groß und rosa gefärbt (**d**). Im *Knochenmark* sind in den halbreifen und reifen Zellen von den Promyelozyten an rotviolette Körperchen von 1–3 μm Durchmesser nachweisbar. Darüber hinaus finden sich in den Myeloblasten und Myelozyten oft größere Vakuolen, in denen man oft einen großen runden Einschluß erkennen kann (**c, d, e, f**). In phasenmikroskopischen und bei elektronenoptischen Untersuchungen sind grobe zytoplasmatische Einschlüsse in neutrophilen und eosinophilen Granulozyten, in Lymphozyten, aber auch in Erythroblasten nachweisbar, deren Struktur einen auffallenden Polymorphismus aufweist. Weitere Befunde deuten darauf hin, daß der Erkrankung ein Defekt der Lysosomenmembran zugrunde liegt. Von der pathogenen Störung, die sich biochemisch vorwiegend an den Glykolipoiden auswirkt, sind nicht nur die Blutzellen, sondern auch andere Organe betroffen, so daß die Anomalie keineswegs harmlos ist. Die Betroffenen sterben meist in früher Jugend.

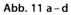

Abb. 11 a–d

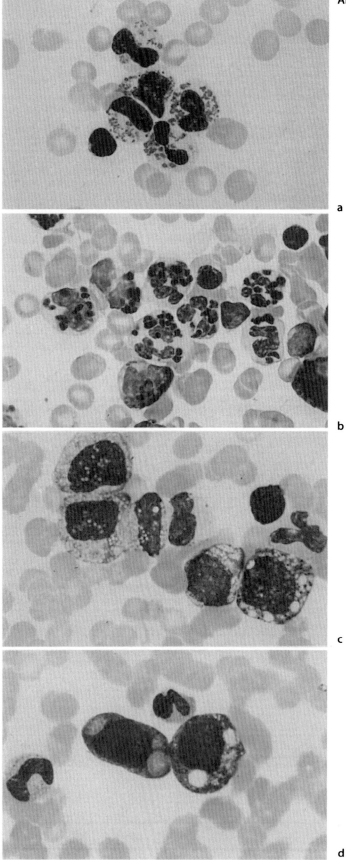

a

b

c

d

4 · Einzelzellen

Abb. 11 e – f

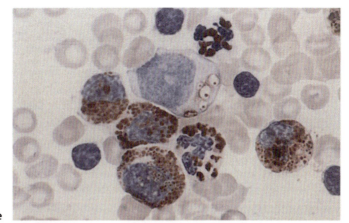

e

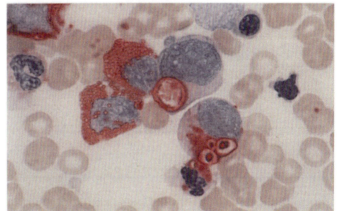

f

IV

May-Hegglin-Anomalie (Abb. 12 a – d)

Sie wird dominant vererbt und geht mit leichter Leukopenie und Thrombozytopenie einher. Man findet in den neutrophilen Granulozyten ca. 2 – 5 µm im Durchmesser große, meistens stäbchenförmige hell- bis schmutzigblaue Einschlüsse, die elektronenmikroskopisch aus dichten RNA-Fibrillen bestehen und sich von den Döhle-Körpern, die bei schweren Infektionen auftreten, unterscheiden. Die Einschlüsse kommen auch in Monozyten und in Eosinophilen vor, sie sind hier aber kaum zu erkennen. Man kann sie selektiv mit der Methylgrün-Pyronin-Färbung (rot) darstellen (a, b). Daneben findet man Riesenthrombozyten (c). Im Knochenmark wurden im Zytoplasma der Megakaryozyten (bisher ein Fall, H. L.) eine grobe inhomogene Verklumpung der Granula gefunden (d).

4 · Einzelzellen

Abb. 12 a – d

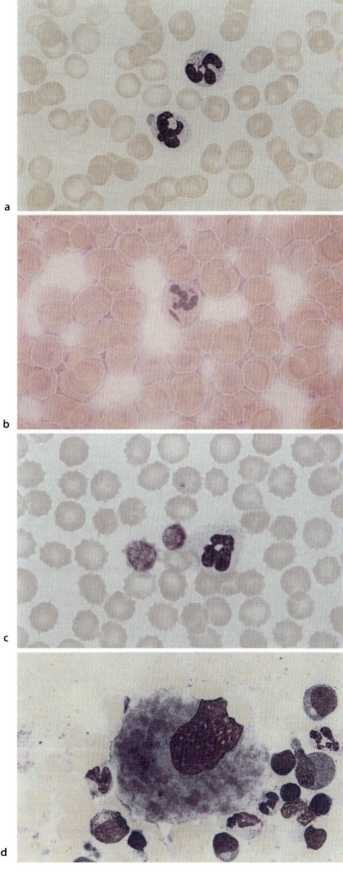

a

b

c

d

4.1.5 Zellen des Monozyten-Makrophagen-Systems (Abb. 13 a–h)

a, b Typische Monozyten mit polymorphem Kern, graublauem Zytoplasma und feiner, kaum erkennbarer Azurgranulation

c Ein Monozyt und links darüber ein Metamyelozyt

d Ein Monozyt mit schmalem Kern und darunter ein segmentkerniger Neutrophiler

e Zwei Promonozyten im Knochenmarkausstrich

f Zwei Promonozyten mit Nucleoli und darüber links ein Monozyt

g Ein Monozyt mit phagozytiertem Kernrest

h Ein Monozyt mit phagozytiertem Material im Zytoplasma (Makrophage)

Monozyten. Der Monozyt ist eine außerordentlich polymorphe Blutzelle. Seine Größe schwankt zwischen 12 und 20 µm. Das oft unregelmäßig begrenzte Zytoplasma zeigt eine charakteristische graublaue Färbung. Ein Teil der Zellen weist eine Azurgranulation auf, die im Gegensatz zu der der Lymphozyten stets sehr zart ist. Der Kern ist nur selten rund, meistens ist er stark eingebuchtet und geklappt häufig bohnenförmig. Der Kernbau ist eigenartig locker und chromatinarm wie sonst bei keiner Blutzelle. Zwischen größeren chromatinarmen Flächen finden sich Verdichtungen der Chromatinstruktur. Die Kernkörperchen fehlen im allgemeinen.

4 · Einzelzellen

Abb. 13 a – d

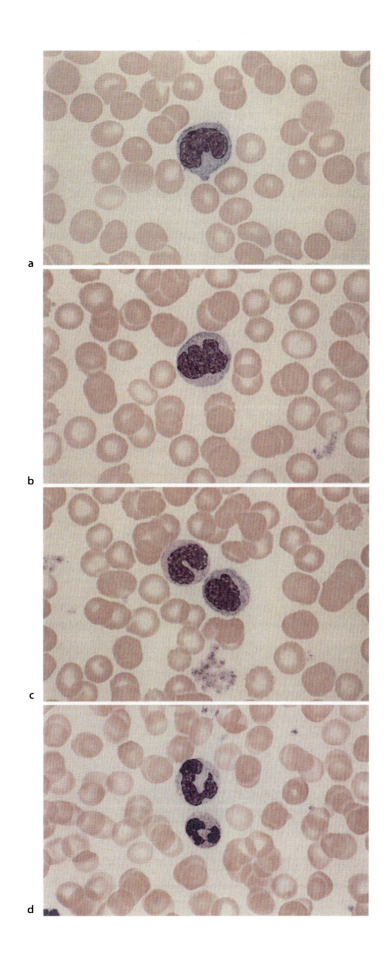

a

b

c

d

Abb. 13 e–h

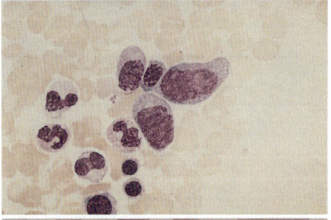

e

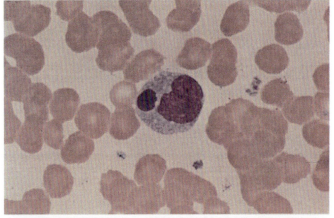

f

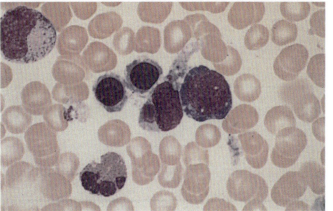

g

h

Makrophagen im Knochenmark (Abb. 14 a – h)

a Makrophage mit Kernen, Erythrozyten und Thrombozyten im Zytoplasma (Kern rechts unten)

b Zwei Makrophagen mit Zellresten

c Makrophage mit starker saurer Phosphataseaktivität (rot) und Kernresten (blaugrau)

d Zweikerniger Makrophage mit vorwiegend feinkörnigem Hämosiderin im Zytoplasma (goldgelb)

e Reichliches, z. T. grobkörniges Hämosiderin im Zytoplasma

f Grobscholliges und diffus verteiltes Eisen im Zytoplasma von Makrophagen (Berliner Blau-Reaktion)

g Eigenartiges blaues Pigment im Zytoplasma

h Zwei Lipophagen mit kleintropfiger Fettspeicherung

Die in der zytologischen Praxis früher als Retikulumzellen bezeichneten Knochenmarkzellen sind zweifellos nicht einheitlicher Natur. Eine Vielzahl von Zellen, die im übrigen Einteilungsschema nicht ohne weiteres unterzubringen ist, wurde unter dem Begriff „Retikulumzellen" subsummiert. Auf die derzeit gültigen Vorstellungen über Abkunft und Klassifizierung der einzelnen hier zu besprechenden Zellformen wird unten eingegangen. Ein großer Teil der *„speichernden Retikulumzellen"*, aber wahrscheinlich nicht alle, leiten sich vom Monozyten-Makrophagen-System ab. Die Retikulumzellen des Knochenmarks im engeren Sinne bilden das netz- oder schwammförmige Gewebe, welches den Mutterboden der gesamten Hämatopoese darstellt. Dazu gehören auch Gefäß- und Sinusendothelien, die gelegentlich noch im Verband liegen. Endothelien arterieller Gefäße lassen sich durch den Nachweis von alkalischer Phosphatase von den anderen Retikulumzellen unterscheiden. Diese Zellen verlieren beim Ausstreichen zum Teil ihr Zytoplasma und wirken als *„Nacktkernige"*. Die früher als *kleine lymphoide Retikulumzellen* bezeichneten Zellformen gehören wahrscheinlich dem lymphatischen System an als gewebsständige Lymphozyten. Je nach Aufgabe und Funktionszustand sind *Form und Aussehen der Retikulumzellen* recht unterschiedlich. Meistens ist der Kern locker strukturiert, „retikulär", mit einem oder mehreren, meist kleineren, nicht sehr prominenten Kernkörperchen. Ihr meist großer Zytoplasmasaum geht ohne scharfe Grenzen in die Umgebung über. Das Zytoplasma ist meist hell oder nur schwach bläulich gefärbt. Häufig finden sich zahlreiche Vakuolen.

Auf die dendritischen und die interdigitierenden Retikulumzellen, die wichtige immunologische Funktionen ausüben, wird später eingegangen.

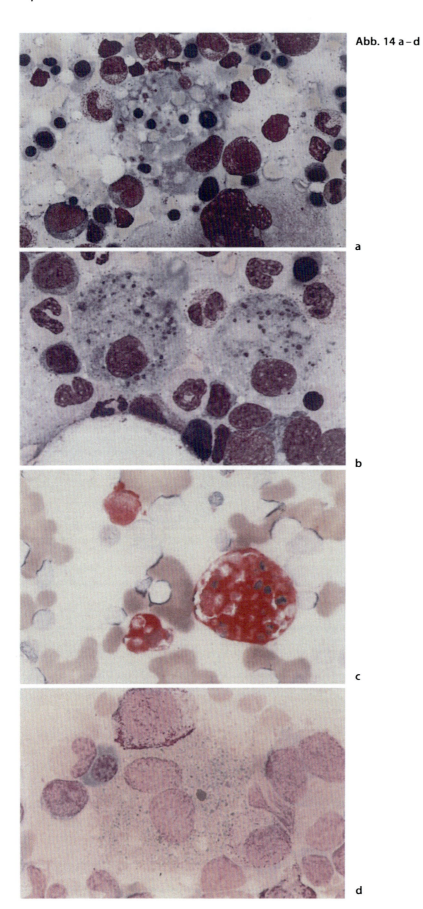

Abb. 14 a – d

a

b

c

d

4 · Einzelzellen

Abb. 14 e–h

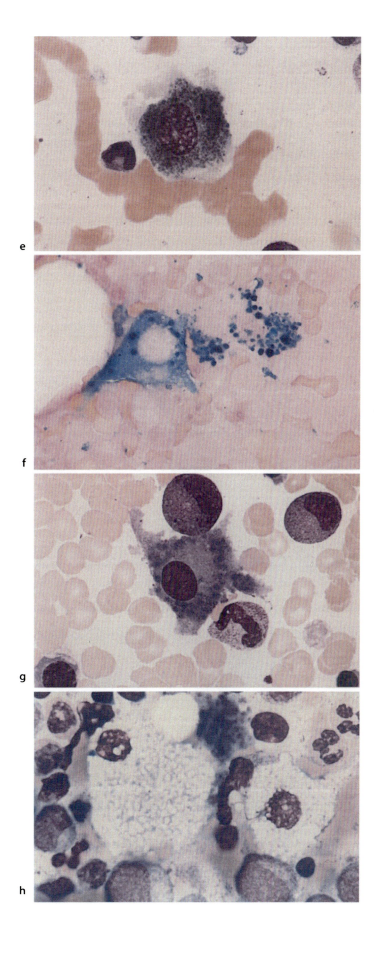

e

f

g

h

4.1.6 Megakaryozyten (Abb. 15 a – e)

Die Knochenmarkriesenzellen sind außerordentlich vielgestaltig. Die jungen Vorstufen werden als *Megakaryoblasten* bezeichnet, von denen die kleinsten diploiden Formen nicht wesentlich größer als Myeloblasten und diesen auch ähnlich sind (**a**). Aus den diploiden gehen die polyploiden Formen hervor, die je nachdem, ob eine echte Kernteilung stattfindet oder nur eine Endomitose, 2 oder 4 kleine Kerne oder einen großen Kern haben. Einen polyploiden *Promegakaryozyten* mit nur einem Kern zeigt **Abb. 15 b.**

Die *Zelle* c ist etwas reifer, kenntlich an der Polychromasie des Zytoplasmas, in welchem neben der basophilen Grundsubstanz auch acidophile Bestandteile zu finden sind; der Kern ist gelappt.

Zelle d zeigt einen reifen Megakaryozyten mit eingebuchtetem Kern, verwaschener Chromatinstruktur und einem rotvioletten geschummerten Zytoplasma.

Bei *Zelle* e hat man den Eindruck einer Thrombozytenbildung links unten und rechts oben.

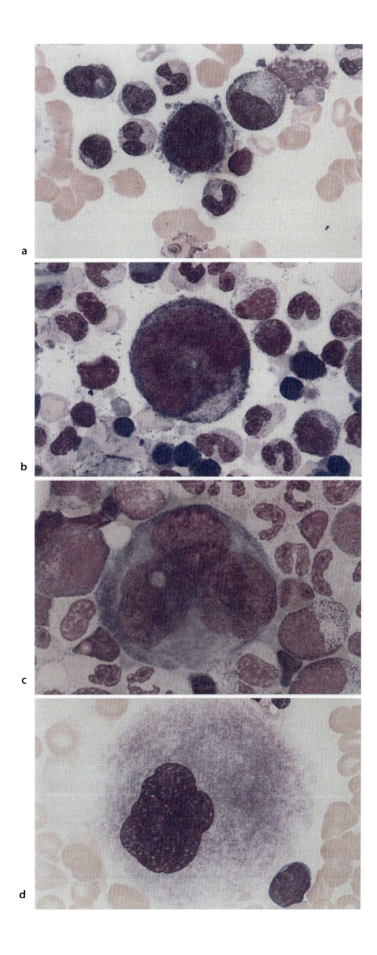

4 · Einzelzellen

Abb. 15 a – d

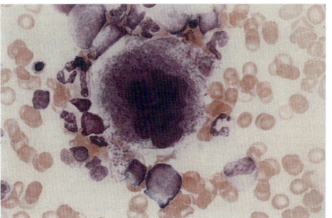

Abb. 15 e

e

4.1.7 Osteoblasten und Osteoklasten (Abb. 16 a – f)

a Gruppe von Osteoblasten im Knochenmarkausstrich. Die Aufhellung im Zytoplasma liegt ein Stück vom Kern entfernt (Golgi-Region).

b Gruppe von Osteoblasten bei stärkerer Vergrößerung. Hier ist die Aufhellung im Zytoplasma besonders deutlich zu sehen, sie liegt – im Gegensatz zu Plasmazellen – vom Kern entfernt.

c Extrem starke alkalische Phosphatase in Osteoblasten. Außer den reifen Granulozyten und Gefäßendothelien sind dies die einzigen Zellen mit starker alkalischer Phosphataseaktivität im Knochenmark.

d Mehrkerniger Osteoklast (runde Einzelkerne) im Knochenmark.

e Langgestreckter Teil eines Osteoklasten mit nebeneinander aufgereihten Kernen.

f Geschlängelter Osteoklast mit groben Einschlüssen (abgebauter Knochen).

Die Kenntnis der **Osteoblasten** ist wichtig, um ihre Verwechslung mit Plasmazellen oder auch, falls sie im Verband liegen, mit Tumorzellen zu vermeiden. Die Zellen sind meist langgestreckt, ihr größter Durchmesser schwankt um 30 µm. Der meist etwas exzentrisch gelegene Kern hat eine retikuläre Chromatinstruktur und meist mehrere tiefblaue Nukleolen. Das Zytoplasma ist dunkelblau und enthält in einiger Entfernung vom Zellkern eine aufgehellte Zone, das Archoplasma. Sie haben starke Aktivität von alkalischer Phosphatase.

Osteoklasten sind Sonderformen der Fremdkörperriesenzellen und leiten sich von den Monozyten ab. Sie besitzen einige bis zahlreiche runde bis ovale Kerne, meistens mit einem kleinen Nukleolus. Sie besitzen kräftige, tartratresistente saure Phosphatase. Das Zytoplasma ist rotviolett und fein granuliert. Manchmal enthält es grobe Einschlüsse, die als Reste abgebauter Knochensubstanz angesprochen werden. Man findet im Knochenmark von Kindern und vor allem bei Ostitis fibrosa generalisata besonders große Osteoklasten mit bis zu 100 Kernen *(Polykaryozyten)*. Es handelt sich immer um vielkernige Riesenzellen im Gegensatz zu den normalerweise einkernigen Megakaryozyten mit großen, z.T. polymorphen Kernen.

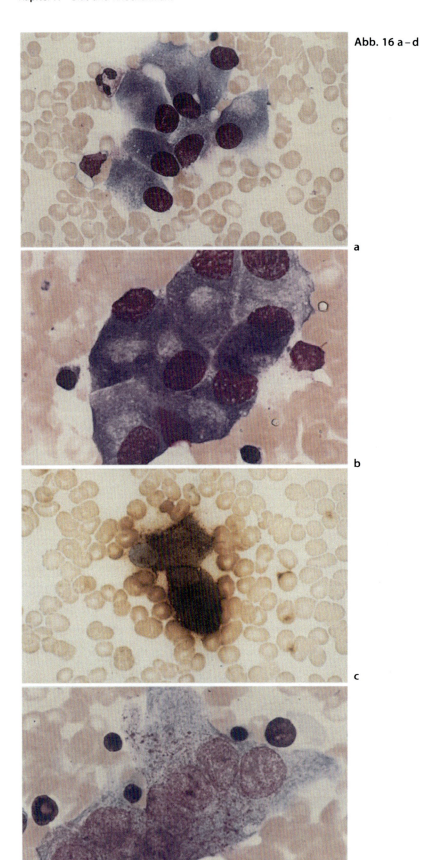

Abb. 16 a – d

a

b

c

d

4 · Einzelzellen

Abb. 16 e–f

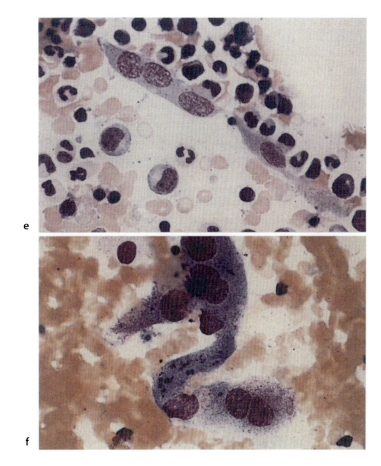

e

f

4.1.8 Lymphozyten und Plasmazellen (Abb. 17 a – g)

a Kleiner Lymphozyt mit schmalem, hell- bis mäßig blauem Zytoplasma.

b Oben kleiner Lymphozyt, unten zum Vergleich ein Monozyt. Beachte die unterschiedliche Kernstruktur.

c Großer granulierter Lymphozyt mit zahlreichen, relativ groben Azurgranula im breiten, hellen Zytoplasma. Es kann sich dabei um T- oder NK-Zellen handeln.

d Plasmazelle mit intensiv basophilem Zytoplasma und perinukleärer Aufhellung im peripheren Blut (sog. Blutplasmazelle).

e Typische reife Plasmazelle im Knochenmark mit exzentrisch gelegenem Kern und perinukleärer Aufhellung.

f Gruppe von reifen Plasmazellen mit Radspeichenstruktur des Kernes, die meistens nur in Schnittpräparaten deutlich ist.

g Zweikernige reife Plasmazelle, die bei reaktiven Zuständen nicht selten vorkommt.

Beim gesunden Menschen werden vorwiegend kleine **Lymphozyten** mit kompaktem Kern gefunden, doch kommen gelegentlich auch größere Zelle vor, die z. T. eine zytoplasmatische *Azurgranulation* aufweisen.

Plasmazellen des Knochenmarks sind charakterisiert durch ein basophiles Zytoplasma und einen exzentrisch gelagerten Kern. Die Zellgröße schwankt zwischen 14 und 20 µm. Das Zytoplasma ist bei den reifen Formen dunkelbasophil (bedingt durch Ergastoplasmareichtum), z. T. geschummert, aber stets ungranuliert. Häufig finden sich auch kleine und mittelgroße Zytoplasmavakuolen. Bei den unreiferen Zellen liegt der Kern noch nicht oder nur wenig exzentrisch und zeigt ein zartes Chromatingerüst und 1 – 3 Nukleolen. Der Kern der reifen Plasmazellen liegt stets exzentrisch und zeigt ein grobes Chromatingerüst, ähnlich den Kernen reifer Lymphozyten. Bei der üblichen Färbung sind in den reifen Formen Kernkörperchen nicht nachweisbar. Doppel- und gelegentlich auch mehrkernige Exemplare sind bei diesen Zellen keine Seltenheit. In den Teilungsfiguren sind die einzelnen Chromosomen verhältnismäßig grob.

4 · Einzelzellen

Abb. 17 a – d

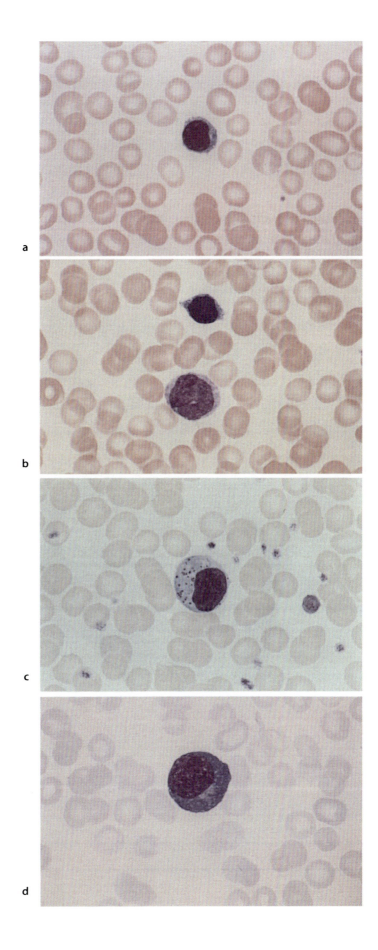

a

b

c

d

Abb. 17 e–g

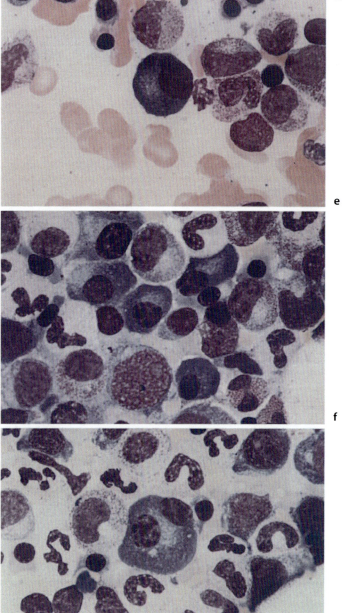

e

f

g

5. Knochenmark

5.1 Zusammensetzung des normalen Knochenmarks

Wie bereits auf S. 24 f ausgeführt, enthält das normale Knochenmark die Vorstufen der Erythrozyten, der Granulozyten, der Thrombozyten, der B-Lymphozyten sowie Stromazellen, wenige Gewebsmastzellen, selten Osteoblasten. Die Beimischung an Stromazellen wechselt nach der Art der Ausstrichtechnik. Im reinen Knochenmarkblut finden wir sehr wenig Retikulumzellen, während im Ausstrich eines Knochenmarkbröckels mehr vorhanden sind. Auch nach Knochenmark- oder schneller nach peripherer Stammzelltransplantation kommt es innerhalb von wenigen Tagen zur Entwicklung ausgereifter Zellen der Hämatopoese (**Abb. 20 a – c**).

Die *Technik der Auszählung* der Knochenmarkpunktate wird verschiedenartig gehandhabt. Früher pflegten wir die verschiedenen Knochenmarkzellen auf 100 Leukozyten und deren Vorstufen zu berechnen. Bei Auszählung von Bröckeln, die möglichst frei von Knochenmarkblut sein sollen, sind in diesen 100 Leukozyten höchstens 10 % Lymphozyten enthalten. Ferner finden wir auf 100 Leukozyten etwa 30, höchstens 40 rote Vorstufen, 2 – 6 Plasmazellen und etwa 10 Retikulumzellen, wobei aber, wie gesagt, die Ausstrichtechnik von Bedeutung ist. Zahlenmäßige Angaben über die Megakaryozyten sind sehr schwer zu machen und bei klinischen Routineuntersuchungen auch nicht nötig. Um aber vergleichbare absolute Zahlen zu erhalten, ist es besser, alle Knochenmarkzellen (ausgenommen Megakaryozyten) fortlaufend zu zählen. Wir zählen dabei insgesamt mindestens 200 Zellen aus. Bei Auszählung von 500 kernhaltigen Zellen in Knochen-

markausstrichen von 50 gesunden Probanden kam **Bain** auf die in der Tabelle 3 S. 78 angegebene Verteilung.

Einen schematischen Überblick über die quantitativen Verschiebungen bei einigen besonders häufigen Krankheitsbildern gibt Tabelle 4 S. 79. In den letzten Jahren haben zusätzliche *zytochemische Verfahren* in der Diagnostik von Blutkrankheiten wesentlich an Bedeutung gewonnen. Die Technik der dabei verwendeten Färbemethoden ist im ersten Teil auf den S. 8 – 17 dargestellt. Einen Überblick über das Verhalten der verschiedenen Blutzellen und ihrer Vorstufen bei den am häufigsten verwendeten Verfahren zeigen die Tabelle 2, S. 17 und die **Abb. 18 u. 19** auf.

Zur exakten Differenzierung von Leukämien und Lymphomen ist die Anwendung morphologischer, zytochemischer und immunologischer Verfahren notwendig.

Abbildungen **21 a – d** zeigen die unterschiedliche Zelldichte von Knochenmarkausstrichen bei verschiedenen Krankheitsbildern. Jeder Beurteilung eines Knochenmarks sollte zu diesem Zweck eine Betrachtung in kleiner Vergrößerung vorausgehen. Abbildungen **22 f** und **g** geben das Bild eines normalen Markausstrichs bei starker Vergrößerung wieder.

Abbildungen **22 a** und **b** sollen einen Eindruck von der Variationsbreite der Zell- und Fettverteilung im normalen Knochenmark (histologische Schnittpräparate) vermitteln, **Abb. 22 c** zeigt am Beispiel der Naphthol-AS-D-Chloracetatesterase-Methode die Lokalisation der frühen neutrophilen Granulozytopoese an den Knochenbälkchen. Auf den **Abb. 22 d, e** sind kleine intakte Gefäße im Knochenmarkausstrich zu sehen, die mittels alkalischer Phosphatase-Methode erfaßt werden können (**Abb. 22 e**). Abgelöste Endothelien erscheinen dann als „Retikulumzellen".

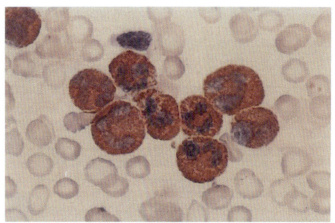

Abb. 18 a – d

a Peroxidasereaktion (POX nach Graham-Knoll). Starke Reaktion in reifen Granulozyten, ein Lymphozyt negativ

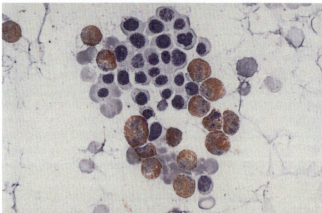

b POX im Knochenmark. Reife Granulozyten positiv, Erythroblasten negativ. Kernfärbung mit Hämalaun

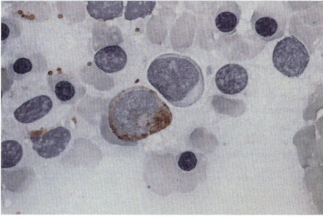

c POX im Knochenmark. In der Mitte ein Blast negativ, daneben eine isomorphe Zelle, die positiv ist (junger Promyelozyt)

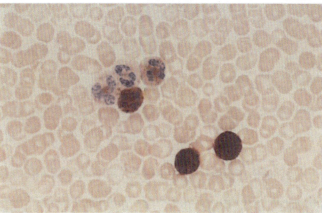

d Alkalische Leukozytenphosphatase (ALP) mit dem Substrat α-Naphthylphosphat und Variamin-Blausalz B. Stärkegrad von 1 bis 4 im peripheren Blut

5 · Knochenmark

Abb. 18 e – h

e ALP (Methode von Sigma). Sehr starke Aktivität (Grad 3 und 4) nach G-CSF-Therapie

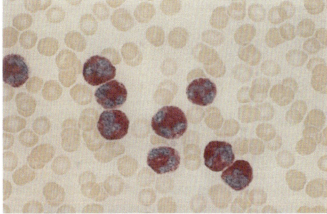

f ALP im Knochenmark. Nur reife Granulozyten sind positiv (rot)

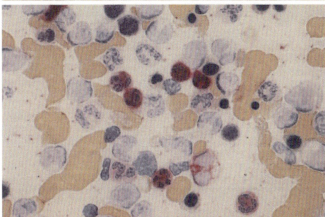

g Unspezifische Esterase-Reaktion (α-Naphthylacetat, Hexazonium-Pararosanilin) im Knochenmark: Die Monozyten sind stark positiv, eine zarte Reaktion sieht man im Zytoplasma von Erythroblasten

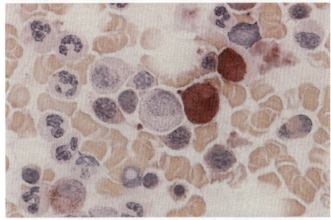

h Sehr starke unspezifische Esterasereaktion in Makrophagen und Monozyten. Zwei Lymphozyten mit punktförmiger Reaktion

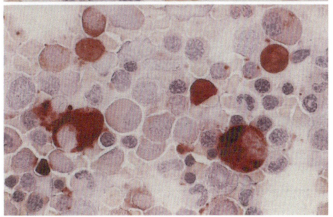

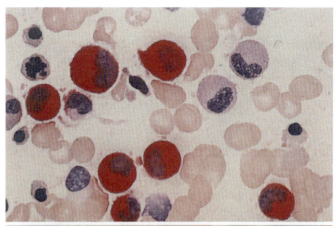

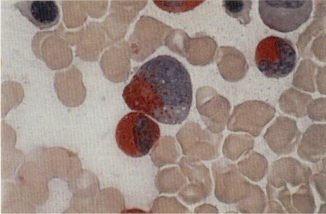

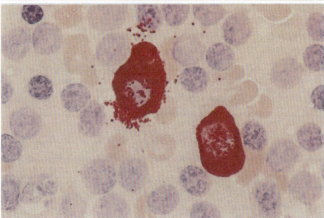

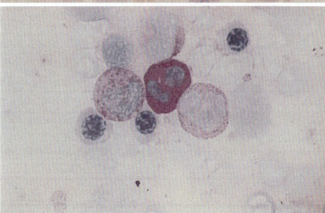

Abb. 19 a – d

a Naphthol-AS-D-Chloracetatesterase (CE) im Knochenmark. Neutrophile Granulozyten stark positiv (rot), 2 Eosinophile negativ

b CE: Ein Promyelozyt mit starker Reaktion in der Kernbucht, darunter ein positiver Myelozyt

c CE im Lymphknotenausstrich. Zwei Gewebsmastzellen mit sehr starker Reaktion der Granula, Lymphozyten negativ

d PAS-Reaktion: Ein stark diffus positiver Neutrophiler, links daneben ein Eosinophiler mit schwacher intergranulärer Anfärbung, rechts ein feingranulär positiver Monozyt. Die Reaktion der Neutrophilen nimmt mit der Reifung zu. Ein Teil der Lymphozyten ist feingranulär positiv

5 · Knochenmark

Abb. 19 e – h

e Saure Phosphatase (Sigma-Technik)
in einem Makrophagen

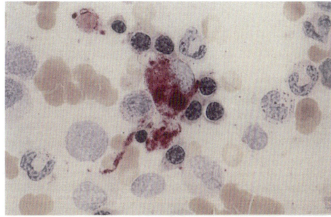

f Berliner Blau-Reaktion zum Eisennachweis. Starke diffuse Reaktion im Zytoplasma einer „Retikulumzelle" im
Zentrum eines Erythroblastennestes

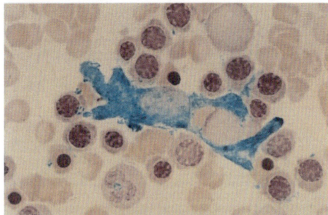

g Eisennachweis. Grobgranuläre Eisenablagerung in einem Makrophagen

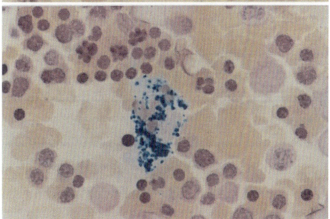

h Eisennachweis. Feingranuläre Reaktion
im Zytoplasma einer Endothelzelle, wie
man es nach intravenöser Eisengabe
sehen kann

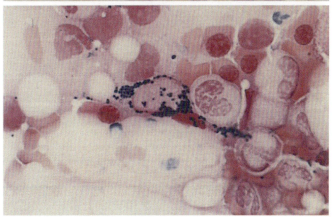

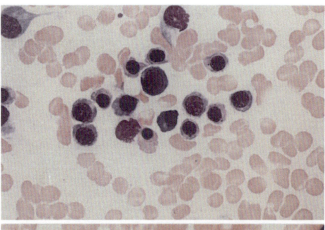

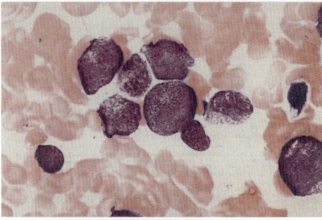

Abb. 20 a–c. Ausgereifte Zellen der Hämatopoese nach peripherer Stammzelltransplantation

a

b

c

5 · Knochenmark

**Abb. 21 a–d. Unterschiedliche Zell-
dichte von Knochenmarkausstrichen**

a Normales Knochenmark

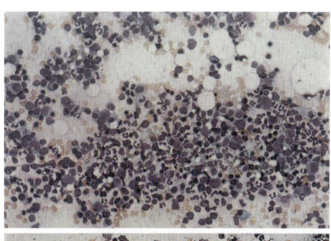

b Zellarmes Knochenmark

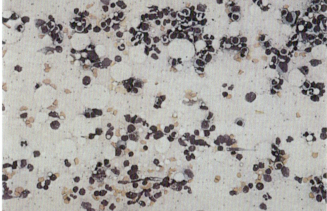

c Zellreiches Knochenmark

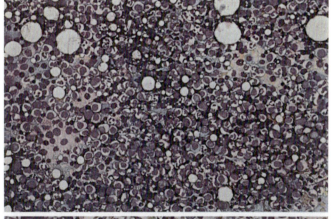

d Zellreiches Knochenmark mit zahlreichen Megakaryozyten

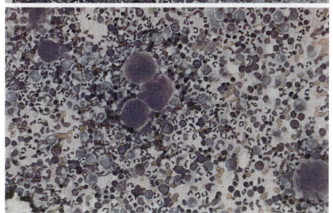

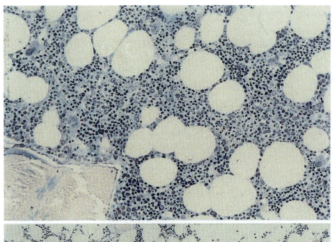

Abb. 22 a – d

a, b Variationsbreite der Zell- und Fettverteilung im normalen Knochenmark

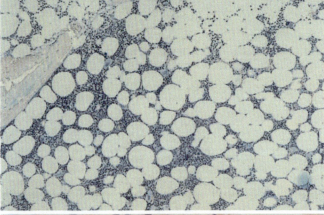

b

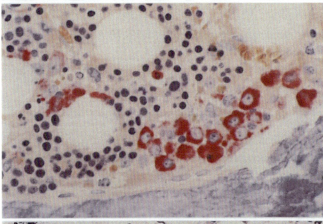

c Lokalisation der frühen neutrophilen Granulozytopoese (Naphthol-AS-D-Chloracetatesterase-Methode)

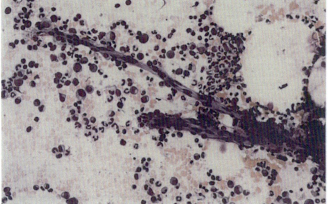

d, e Kleine intakte Gefäße im Knochenmarkausstrich (e Erfassung durch die Alkalische-Phosphatase-Methode)

5 · Knochenmark

Abb. 22 e – g

e

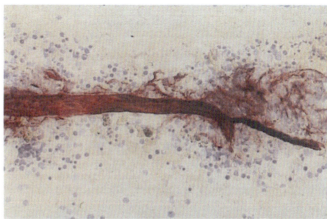

f, g Normaler Markausstrich bei starker Vergrößerung

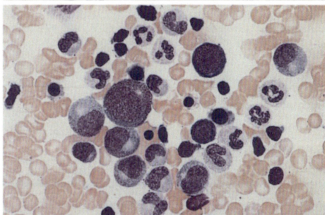

g

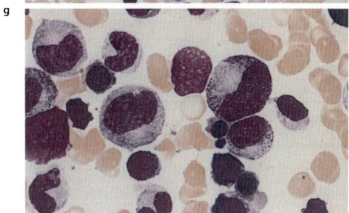

Tabelle 3. Prozentsatz der Knochenmarkzellen von Ausstrichen 50 gesunder Personen. (Nach Bain BJ (1996) Br J Haematol 14: 206–209, gering modifiziert)

	Beobachteter Bereich	95 %-Bereich	(Durchschnitt)
Blasten	0 – 3,2	0 – 3,0	(1,4)
Promyelozyten	3,6 – 13,2	3,2 – 12,4	(7,8)
Myelozyten	4,0 – 21,4	3,7 – 10,0	(7,6)
Metamyelozyten	1,0 – 7,0	2,3 – 5,9	(4,1)
Stab- u. Segmentkernige			
Männer	21,0 – 45,6**	21,9 – 42,3	(32,1)
Frauen	29,6 – 46,6**	28,8 – 45,9	(37,4)
Eosinophile	0,9 – 7,4	0,7 – 6,3	(3,5)
Basophile	0 – 0,8	0 – 0,4	(0,1)
Erythroblasten			
Männer	18,0 – 39,4**	16,2 – 40,1	(28,1)
Frauen	14,0 – 31,8**	13,0 – 32,0	(22,5)
Lymphozyten[a]	4,6 – 22,6	6,0 – 20,0	(13,1)
Plasmazellen	0 – 1,4	0 – 1,2	(0,6)
Monozyten	0 – 3,2	0 – 2,6	(1,3)
Makrophagen	0 – 1,8	0 – 1,3	(0,4)
Verhältnis Myelop./Erythrop.			
Männer	1,1 – 4,0*	1,1 – 4,1	(2,1)
Frauen	1,6 – 5,4*	1,6 – 5,2	(2,8)

Signifikanz des Unterschiedes zwischen Männern und Frauen: * p = 0,01, ** p = 0,001.
[a] Bei Kleinkindern kann der Lymphozytenanteil bis ca. 35 % betragen, man findet einzelne lymphatische Blasten („Hämatogonen"), die CD 19 exprimieren.

5 · Knochenmark

Tabelle 4. Schema der quantitativen Veränderungen der Zellen des Knochenmarks bei verschiedenen Krankheiten

	Normal	Farbstoff-(Eisen)mangelanämien	Hämolytische Anämien	Megaloblastische Anämien	Infekt	Chronische myeloische Leukämie	Chronische lymphatische Leukämie	Agranulozytose
	20 40 60 80	20 40 60 80	20 40 60 80	20 40 60 80	20 40 60 80	20 40 60 80	20 40 60 80	20 40 60 80
Retikulumzellen								
Plasmazellen								
Megaloblasten								
Basophile Proerythroblasten								
Polychromatische Erythroblasten								
Orthochromatische Normoblasten								
Myeloblasten								
Promyelozyten								
Neutrophile Myelozyten								
Neutrophile Metamyelozyten								
Neutrophile Stabkernige								
Neutrophile Segmentkernige								
Unreife Eosinophile								
Reife Eosinophile								
Basophile								
Monozyten								
Lymphoblasten								
Lymphozyten								
Megakaryozyten	+	+ – +	+	(+)	+	++	(+)	+

5.2 Störungen der Erythropoese

5.2.1 Farbstoffmangelanämien (Abb. 23 a–d)

Diese sind morphologisch der Prototyp aller Anämien, die durch eine Störung im Aufbau der Farbstoffkomponente der Erythrozyten entsteht. Bei stärkergradigem Eisenmangel haben die Erythrozyten eine große zentrale Aufhellung (Anulozyten) und sind flach und klein (**Abb. 23 a**). Typisch ist eine *„Linksverschiebung"* der *Erythrozytopoese*, also das Vorherrschen jüngerer basophiler Formen. Auch gibt es *Reifungsdissoziationen*, d. h. es werden stets Zellen gefunden mit relativ reifem Kern, bei denen das Zytoplasma noch stark basophil und manchmal unscharf begrenzt erscheint (**Abb. 23 b** und **c**).

Die Erythrozytopoese kann quantitativ sehr unterschiedlich verändert sein. Beim *Eisenmangel* nach akutem oder chronischem Blutverlust ist die Erythrozytopoese meist erheblich gesteigert, das erythrogranulozytopoetische Verhältnis ist zugunsten der Erythrozytopoese verschoben. Daneben sieht man meist eine Vermehrung der Megakaryozyten.

Bei *infektiös-toxischen Prozessen* und bei *Tumorerkrankungen* („Anämie bei chronischen Erkrankungen") ist dagegen die Erythrozytopoese sogar oft gegenüber der Granulozytopoese absolut vermindert. Feste Regeln gibt es allerdings nicht.

Ähnliche Knochenmarkveränderungen wie beim Eisenmangel finden sich bei den *Eisenverwertungsstörungen* (sideroachrestische Anämie, „Eisenmangel ohne Eisenmangel"). Eine sichere Unterscheidung läßt sich durch die Eisenfärbung treffen (s. S. 10).

Bei den Eisenmangelanämien (**Abb. 23 a–d**) finden sich nur selten Siderozyten und Sideroblasten, und auch in den Makrophagen sind nie Eisenspeicherungen festzustellen (**Abb. 23 d**). Die sideroachrestischen Anämien zeigen dagegen zahlreiche Sideroblasten mit grobkörniger Eisenablagerung in typischer Weise (*Ringsideroblasten*, Feinstruktur, s. **Abb. 61**) und eine enorme Eisenspeicherung in den Makrophagen, s. unter myelodysplastische Syndrome, refraktäre Anämie mit Ringsideroblasten (RARS). Eisenspeichernde Zellen sind – im Gegensatz zur Eisenmangelanämie – auch bei Infekt- und Tumoranämien nachweisbar.

Einen Überblick über die verschiedenen Formen des Eisenmangels und seine Pathogenese vermittelt die **Textabb. 1**.

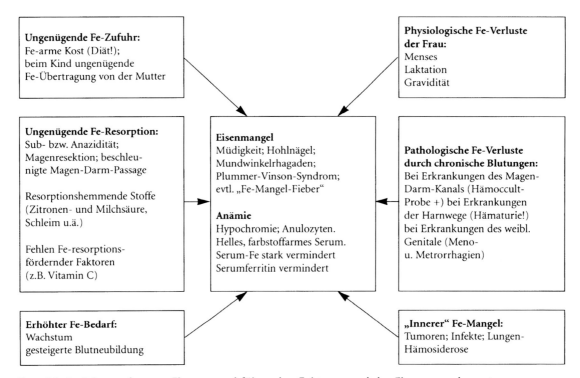

Textabb. 1. Schema der zum Eisenmangel führenden Faktoren und der Eisenmangelsymptome (Entnommen aus: Begemann H (1982) (Praktische Hämatologie, 8. Aufl. Thieme, Stuttgart)

5 · Knochenmark

Abb. 23 a – d

a Erythrozyten bei schwerem Eisenmangel. Typisch ist die große zentrale
Aufhellung (Anulozyten), die Erythrozyten sind flach und klein und erscheinen
blaß

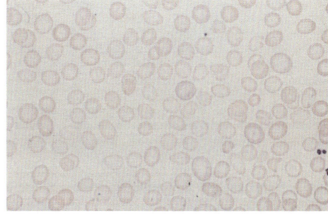

b Gruppe von Erythroblasten im Kno-
chenmark bei Eisenmangel. Basophiles
Zytoplasma bei schon weitgehender
Kernausreifung (Reifungsdissoziation)

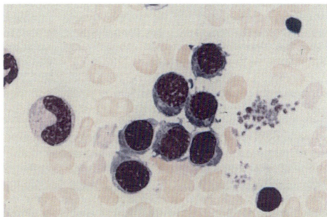

c Bei schwerem Eisenmangel ist auch das
Zytoplasma der reifen Erythroblasten
noch teilweise basophil, auch unscharf
begrenzt)

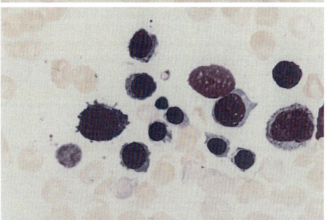

d Eisenfärbung. Knochenmarkbröckel
ohne Speichereisen bei schwerem Eisenmangel

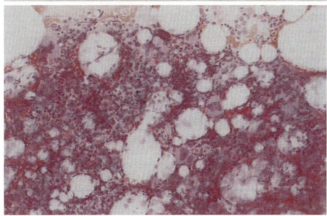

5.2.2 Hämolytische Anämien einschließlich Hämoglobinanomalien

Die hämolytischen Anämien (h. A.) sind durch die Verkürzung der Erythrozytenlebensdauer (normal ca. 120 Tage) charakterisiert. Eine Anämie tritt aber erst dann in Erscheinung, wenn das Knochenmark nicht mehr imstande ist, durch entsprechende Mehrproduktion den Verlust der Erythrozyten auszugleichen. Ist das noch der Fall, spricht man von einer „kompensierten gesteigerten Hämolyse". Eine „dekompensierte gesteigerte Hämolyse" besagt, dass zwischen Abbau und Produktion der Erythrozyten ein Mißverhältnis eingetreten ist. Der Nachweis einer verkürzten Erythrozytenlebensdauer gelingt am besten mit der Chrommarkierung (^{51}Cr) der Erythrozyten, wobei gleichzeitig der bevorzugte Hämolyseort (z. B. Milz) ermittelt werden kann.

Bei einer gesteigerten Hämolyse bietet das Knochenmark – vorausgesetzt, daß dessen Funktion ungestört ist – eine **Hyperplasie der Erythropoese** mit Vorherrschen der reifen kernhaltigen Vorstufen (Normoblasten). Gewöhnlich sind in den erythropoetischen Vorstufen wesentliche qualitative Störungen nicht vorhanden. Bei langdauernder Hämolyse kann es aber infolge vorwiegend eines Folsäuremangels (Nachweis durch verminderten Folsäuregehalt im Serum) zu megaloblastischen Veränderungen kommen („Verbrauchsperniziosa"). Die Granulozytopoese ist qualitativ und quantitativ meist nicht verändert. Häufiger dagegen finden sich in den Makrophagen phagozytierte Erythrozyten (Erythrophagozytose) und Eisenablagerungen (s. Abb. 14 a). Im peripheren Blut lassen sich je nach Ausmaß der Hämolyse und des Regenerationsvermögens des Knochenmarks eine erhöhte Retikulozytenzahl (meist mehrere hundert ‰), basophil punktierte Erythrozyten, gelegentlich Normoblasten (Abb. 24 a) (besonders bei akuten Hämolysen) und eine Leukozytose nachweisen. Diesen unspezifischen Veränderungen stehen solche gegenüber, die bei besonderen Formen (korpuskuläre hämolytische Anämien) als pathognomonisch angesehen werden [Kugelzellen (Abb. 24 b), Elliptozyten (Abb. 24 c), Sichelzellen (Abb. 25 d, e)]. Darüber hinaus finden sich besonders bei einer Reihe enzymopenischer h. A. Heinz-Innenkörper (s. Abb. 24. d), bei toxischen h. A. Methämoglobin.

Die hämolytischen Anämien lassen sich aufgrund pathogenetischer Mechanismen in mehrere Gruppen aufteilen, die aus dem Schema ersichtlich sind (Textabb. 2).

Aufgrund ihres Verlaufes lassen sich 2 Formen unterscheiden: die akut auftretende (akute hämolytische Krise) und die chronisch verlaufende Hämolyse. Letztere wird öfters durch zwischenzeitlich auftretende akute Schübe erheblich verschlechtert.

Die absolute Vermehrung der Erythropoese im Verlauf regenerativer hämolytischer Anämien kommt in den **Abb. 24 e** und **f** deutlich zum Ausdruck.

Die häufigste korpuskuläre h. A. ist in Mitteleuropa die Kugelzellenanämie (Mikrosphärozytose), die durch die typische Form der roten Blutkörperchen (s. auch Price-Jones-Kurven, S. 91), leicht erkennbar ist (s. **Abb. 24 b**).

Das Blutbild der Thalassämie ist durch hypochrome Erythrozyten, Anisozytose, Poikilozytose, Schistozyten und besonders durch Targetzellen charakterisiert (s. **Abb. 24 g**). Das bei der Thalassaemia major stark vermehrte HbF kann auch färberisch dargestellt werden (s. **Abb. 24 h**, Technik S. 9). Bei Thalassämien findet man im Knochenmark zwischen der gesteigerten Erythropoese eisenspeichernde Makrophagen, vereinzelt auch Pseudo-Gaucher-Zellen (**Abb. 25 a** und **b**). Reife Erythroblasten sind z. T. granulär PAS-positiv, auch ein Teil der Makrophagen hat eine leuchtend rote PAS-Reaktion (**Abb. 25 c** links und rechts).

Sichelzellen lassen sich am besten im Nativpräparat unter O_2-Abschluß (s. **Abb. 25 d, e**, Technik S. 6) nachweisen. Auch CO-Hämoglobin ist färberisch darstellbar.

Eine Gruppe von toxisch bedingten h. A. ist durch Erythrozyten charakterisiert, die nach Spezialfärbung tiefblaue, oft exzentrisch gelegene kugelige Gebilde aufweisen, die erstmals von **Heinz** beschrieben wurden. Diese Innenkörper färben sich mit Vitalfarbstoffen (Nilblausulfat, Brillantkresylblau) an (s. S. 9 und **Abb. 24 d**). Sie kommen fast ausschließlich in reifen Erythrozyten vor, während sie in Normoblasten und Retikulozyten kaum gefunden werden. Die Innenkörper entstehen durch eine oxydative Denaturierung des Hämoglobins. Besonders häufig ist die Bildung von Innenkörpern beim Glukose-6-Phosphat-Dehydrogenase-Mangel.

Sie treten aber erst nach Einnehmen bestimmter Substanzen, welche bei Menschen mit normalem Erythrozytenstoffwechsel harmlos sind, in Erscheinung, z. B. Antimalariamittel, Antiepileptika, Analgetika, Sulfonamide, Nitrofuran, Sulfone, einigen Vegetabilien (vor allem Favabohnen, daher Favismus) sowie eine Reihe anderer Medikamente und Chemikalien.

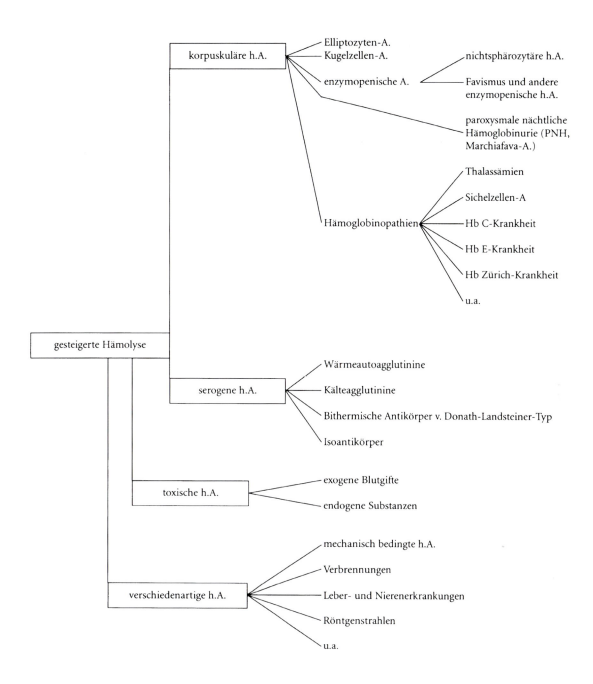

Textabb. 2. Einteilung der hämolytischen Anämien (h. A.)

Darüber hinaus findet man Heinz-Körper unabhängig von einem bestimmten Erythrozytenstoffwechseldefekt nach Vergiftungen z. B. mit Phenolen, Anilin, Phenacetin, Azulfidine u. v. a. Die Innenkörperbildung wird auch hier wahrscheinlich dosisabhängig durch Blockierung verschiedener intraerythrozytärer Enzyme ausgelöst.

In sehr seltenen Fällen kommen Heinz-Innenkörper bei angeborenen hämolytischen Anämien nach Splenektomie vor (hereditäre Heinz-Körper-Anämie). Da bei dieser Krankheit instabiles Hämoglobin nachgewiesen wurde, das eine pathologische Wärmestabilität besitzt, hat man die Krankheit den Hämoglobinopathien zugerechnet.

Die wichtigste Form der serogenen h. A. durch Isoantikörper ist die *fetale Erythroblastose* infolge Rh-Inkompatibilität zwischen Mutter und Foet. Im kindlichen Blutbild wird meist eine große Zahl von Erythroblasten gefunden, die wahrscheinlich aus extramedullären Blutbildungsherden stammen, die beim Kind noch recht ausgedehnt sein können. Das vorliegende Blutbild zeigt eine Reihe von Normoblasten (s. **Abb. 25 f**).

Bei der *autoimmunhämolytischen Anämie* (durch Wärme- und Kälteautoantikörper, bithermische Antikörper) sind Erythrozyten speichernde Makrophagen *(Erythrophagozytose)* besonders häufig. Bei der Kälteagglutininkrankheit sieht man die Agglutination der Erythrozyten auf dem kalten Objektträger (**Abb. 25 i** links), während sie auf angewärmtem Objektträger verhindert werden kann (**Abb. 25 i**, rechts).

Bei der akuten *alkoholtoxisch bedingten h. A.* mit Lipidämie *(Zieve-Syndrom)* finden sich im Knochenmark neben der Steigerung der Erythrozytopoese zahlreiche Fettspeicherzellen.

Bei mechanisch bedingten hämolytischen Anämien findet man charakteristische Erythrozytenfragmente (Fragmentozyten, Schizozyten), bei starker Hämolyse auch Erythroblasten (**Abb. 25 g**).

Schließlich soll auf die bei Supravitalfärbung nachweisbaren H-Ketten (β-Ketten-Tetramere) hingewiesen werden, bei deren Vorhandensein man dicht punktierte Erythrozyten sieht (**Abb. 25 h**, Mitte).

5 · Knochenmark

Abb. 24 a–d

a Blutausstrich bei autoimmunhämolytischer Anämie (AIHA) mit 3 Normoblasten und polychromatischen Erythrozyten (Retikulozyten)

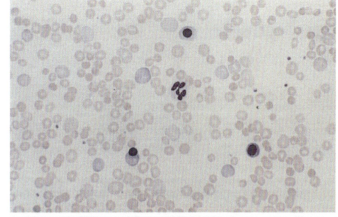

b Blutausstrich bei Kugelzellenanämie mit kleinen, runden, dicht mit Hämoglobin gefüllten Erythrozyten (Mikrosphärozyten). Sie sind charakteristisch, aber nicht spezifisch, da sie auch bei immunohämolytischen Anämien vorkommen können

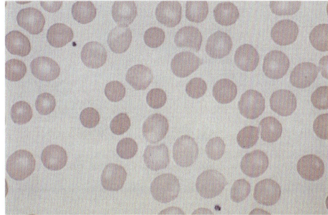

c Elliptozyten, die in schmal elliptischer Form – wie hier – spezifisch für die hereditäre Elliptozytose sind

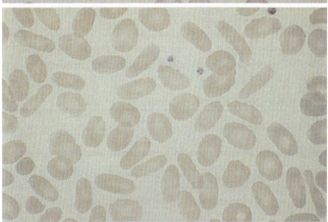

d Heinz-Innenkörper nach Nilblausulfatfärbung. Sie kommen v. a. bei enzymopenischen Anämien oder bei instabilen Hämoglobinen vor

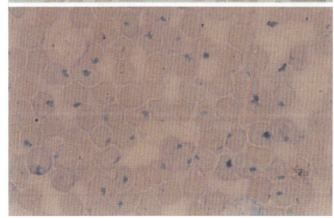

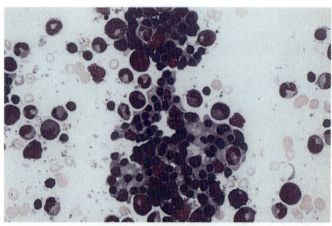

Abb. 24 e – h

e Stark gesteigerte, vorwiegend normo-
blastische Erythropoese bei hämolytischer Anämie

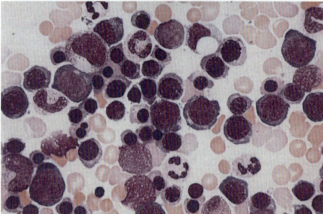

f Vorherrschend reife, morphologisch
unauffällige Erythroblasten bei hämolytischer Anämie

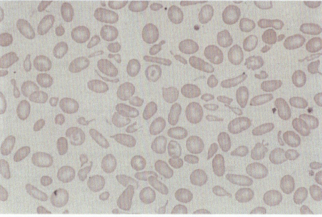

g Blutausstrich bei β-Thalassämie mit
starker Anisozytose, Poikilozytose
und einzelnen typischen Targetzellen

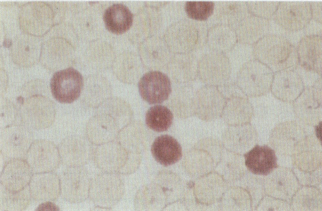

h HbF-Nachweis im peripheren Blut.
HbF-haltige Erythrozyten sind rot gefärbt

5 · Knochenmark

Abb. 25 a – d

a Knochenmarkausstrich bei β-Thalass-
ämie. Zwischen der gesteigerten
Erythropoese liegen hämosiderinhaltige
Makrophagen

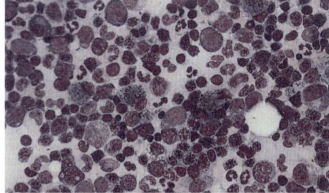

b Speicherzelle im Knochenmark bei
β-Thalassämie

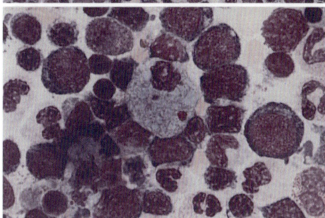

c Links: 2 Normoblasten im Knochenmark mit granulärer PAS-Reaktion bei
Thalassämie. **Rechts:** 1 Makrophage mit
leuchtend rot gefärbtem Material und
dazwischen goldgelb erscheinendem
Hämosiderin. PAS-Reaktion

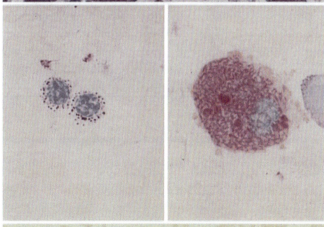

d Sichelzellen im peripheren Blut bei
Sichelzellenanämie

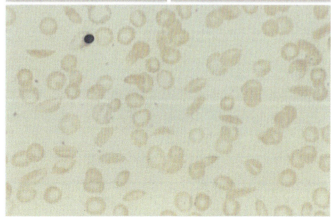

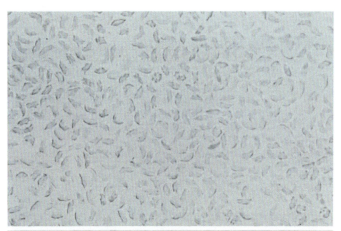

Abb. 25 e–h

e Sicheltest mit Natriummetabisulfit bei Hb-S-Krankheit

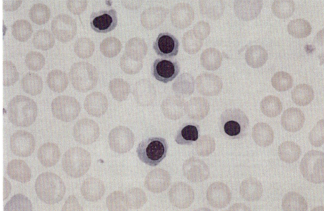

f Normoblasten im Blutausstrich bei fetaler Erythroblastose

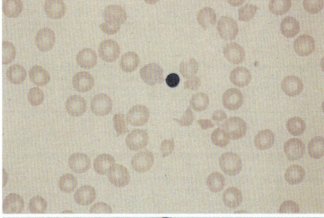

g Fragmentozyten sowie ein gerade ausgestoßener Erythroblastenkern (noch adhärent) bei thrombotisch-thrombozytopenischer Purpura (TTP)

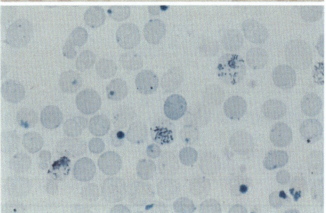

h Neben Retikulozyten und großen Heinz-Innenkörper in der Mitte ein feingepunkteter Erythrozyt mit H-Ketten

5 · Knochenmark

Abb. 25 i Kälteagglutininkrankheit, peripheres Blut. Links: Ausstrich auf kalten, rechts auf warmen Objektträgern

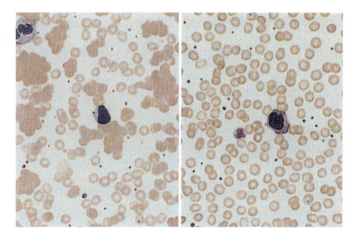

5.2.3 Megaloblastische Anämien

Unter dieser Bezeichnung wird eine Gruppe von Anämien zusammengefaßt, deren Hauptvertreterin in Europa die kryptogenetische *perniziöse Anämie* ist. Morphologisch ist für sie das Auftreten von Megaloblasten im Knochenmark kennzeichnend, also von erythropoetischen Zellen, die sich bezüglich ihrer Größe und vor allem ihrer Kernstruktur von den normalen Erythroblasten unterscheiden. Aber nicht nur die Erythropoese ist von dem Krankheitsgeschehen ergriffen, sondern auch die *Granulozyten und ihre Vorstufen* sowie die *Megakaryozyten* zeigen typische Veränderungen.

Im Blutbild äußern sich diese verschiedenen Störungen der Hämatopoese in der meist hyperchromen Anämie sowie der Leuko- und Thrombozytopenie. Im Blutausstrich sieht man eine ausgeprägte Aniso- und Poikilozytose, sowie große, meist ovale, hämoglobinreiche Erythrozyten, die als *Megalozyten* bezeichnet werden (**Abb. 26** und **27**) und die in der *Price-Jones-Kurve* (s. **Textabb. 4**) eine Rechtsverschiebung des Gipfels mit breiter Basis bewirken. Gelegentlich kommen auch kernhaltige rote Vorstufen im peripheren Blut vor, die bisweilen eine basophile Punktierung aufweisen. Die Leukozytopenie ist durch die Verminderung der Granulozyten bedingt. Diese sind z. T. übersegmentiert.

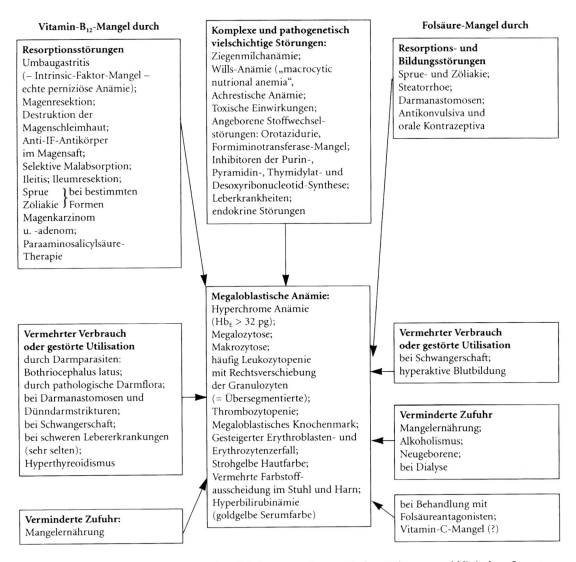

Textabb. 3. Schematische Darstellung der wichtigsten pathogenetischen Faktoren und klinischen Symptome der megaloblastischen Anämien. (Nach Begemann H (1982) Praktische Hämatologie, 8. Aufl. Thieme Stuttgart, gering modifiziert)

Darüber hinaus sind auch andere Organe von dem Krankheitsgeschehen erfaßt. Am bekanntesten sind Veränderungen im Bereich des Magen-Darm-Kanals, die sich an der Zunge als „Hunter-Glossitis" und im Magen als *atrophische Gastritis* äußern. Bei einem großen Prozentsatz der Kranken ist auch eine Beteiligung des *Zentralnervensystems*, meist in Form einer funikulären Spinalerkrankung mit ihren verschiedenen klinischen Symptomen, nachweisbar. Ausprägung und Befall einzelner Organe ebenso wie die verschiedenen Blutsymptome sind von Art, Dauer und dem Grad der verantwortlichen Avitaminose, aber auch von individuellen, möglicherweise genetischen Faktoren abhängig.

Die *Pathogenese der megaloblastischen Anämien* konnte in den letzten 4 Jahrzehnten weitgehend aufgeklärt werden. Der überwiegenden Mehrzahl aller derartigen Erkrankungen liegt ein Mangel entweder an Vitamin B_{12} oder Folsäure zugrunde. Beide Vitamine greifen in den Nukleinsäurestoffwechsel der Zelle ein, sie ergänzen sich gegenseitig, ohne sich ersetzen zu können. Ein Mangel an einem der beiden genannten Vitamine führt, falls auch die entsprechenden Depots erschöpft sind, zu einer Störung in der DNS-Synthese und zu einer megaloblastischen

Anämie, wobei eine Erkrankung anderer Organe der Anämie sogar vorausgehen kann. Die Feststellung einer megaloblastischen Anämie verlangt eine genaue Klärung ihrer Ursache. Innerhalb dieser Anämien können demgemäß 2 große Gruppen unterschieden werden: diejenigen, die durch einen Mangel an Vitamin B_{12}, und diejenigen, die durch ein Folsäuredefizit entstehen (s. **Textabb. 3**). Meist gelingt es auch, die Ursache des auslösenden Vitaminmangels aufzudecken. Bei der in Europa häufigsten megaloblastischen Anämie, fehlt im Magensaft ein Wirkstoff (Intrinsic factor), dessen Vorhandensein erst die Resorption von dem mit der Nahrung aufgenommenen Vitamin B_{12} (Extrinsic factor) im Dünndarm ermöglicht. Die Funktionsschwäche des Magens, die sich in einem Sistieren der Bildung des Intrinsic factors äußert, zeigt sich daneben auch in einer „histaminrefraktären" Anazidität, die ein typisches Symptom der Erkrankung ist. Exakter kann die fehlende oder mangelhafte Resorption von oral zugeführtem Vitamin B_{12} mit Hilfe des Schilling-Tests nachgewiesen werden. Routinemäßig wird heute der Serumvitamin-B_{12}-Spiegel oder der Folsäuregehalt der Erythrozyten bestimmt.

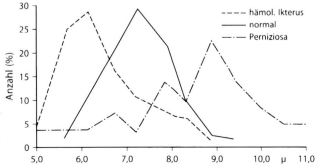

Textabb. 4. Price-Jones-Kurven eines hämolytischen Ikterus (mikrozytäre Anämie), eines Gesunden und einer perniziösen Anämie (megalozytäre Anämie)

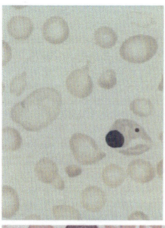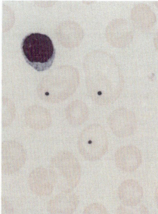

Abb. 26 a – h. Megaloblastische Anämien

a Blutausstriche bei Perniziosa: links hochgradige Anisozytose, Poikilozytose, 1 sehr großer Megalozyt und ein Normoblast mit einem zusätzlichen Jolly-Körperchen; rechts 3 Megalozyten mit Jolly-Körperchen

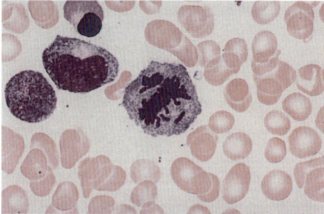

b Megaloblastenmitose mit einzeln liegendem Chromosom, das sich bei weiterer Ausreifung zum Jolly-Körperchen entwickelt

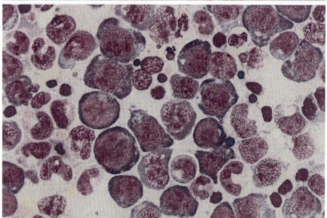

c Sehr zellreiches Knochenmark bei megaloblastischer Anämie. Hier mit vorherrschend unreifen Megaloblasten mit der typischen aufgelockerten, feinen Chromatinstruktur und z.T. beginnender Hämoglobinbildung im Zytoplasma (Basophilie nimmt ab)

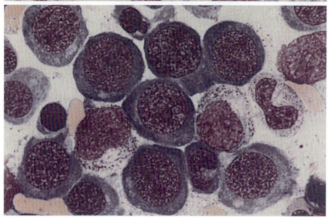

d Gruppe von Promegaloblasten mit typischer Kernstruktur. Man sieht den Zellen die DNA-Synthesestörung an

5 · Knochenmark

Abb. 26 e–h

e Megaloblasten unterschiedlichen Reifegrades sowie Metamyelozyten und Stabkernige mit ebenfalls aufgelockerter Chromatinstruktur

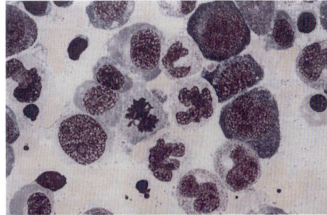

f Schwerste Kernveränderungen der Megaloblasten

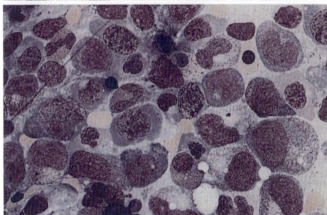

g Megaloblasten mit beginnender Apoptose, **rechts unten** ein Riesenmetamyelozyt

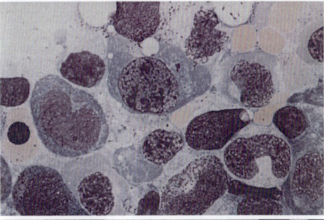

h Sehr großer Megaloblast mit ungewöhnlich breitem, schon partiell hämoglobinisiertem Zytoplasma. Darunter und rechts Riesenformen der ausreifenden Granulozytopoese

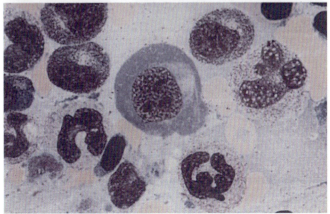

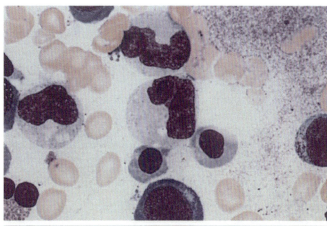

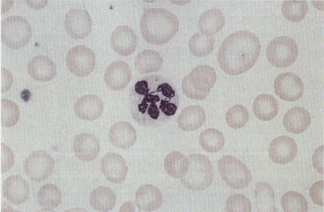

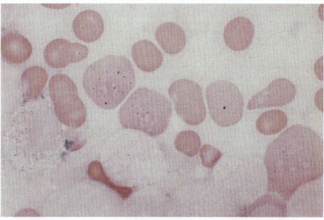

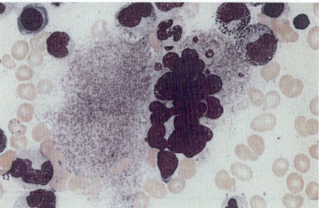

Abb. 27 a – d

a Zwei Riesenmetamyelozyten bei Perniziosa

b Übersegmentierter Neutrophiler im Blutausstrich bei Perniziosa

c Eisenfärbung. Zwei Sideromegaloblasten und ein Sideromegalozyt mit grobem Eisenkörnchen

d Übersegmentierter Megakaryozyt bei megaloblastärer Anämie

5 · Knochenmark

Abb. 27 e – h

e Übersegmentierter Megakaryozyt mit bizarrer Kernform bei megaloblastärer Anämie

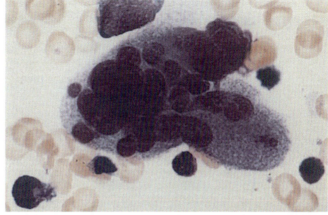

f, g Unspezifische Esterase (α-Naphthyl-acetat, pH 7,2). Starke Esteraseaktivität in Megaloblasten, die besonders perinukleär ausgeprägt ist

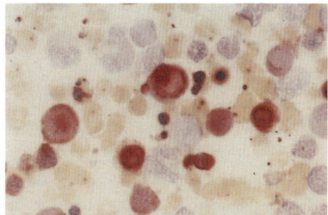

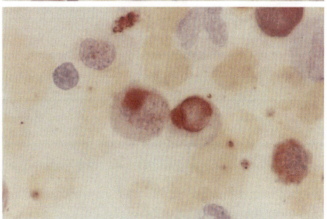

h Diskrete megaloblastäre Veränderung (Übergangsform), wie man sie bei gering ausgeprägter megaloblastärer Anämie oder kurz nach Beginn der Vitamin-B12-Behandlung sehen kann

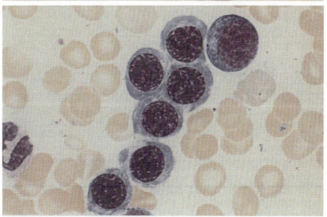

5.2.4 Toxische Schädigungen

Unter langdauerndem Alkoholabusus kann man im Knochenmark eine Vakuolisierung der roten, aber auch der weißen Vorstufen finden (**Abb. 28 c und d**).

Als Beispiel für eine medikamentöse Schädigung der Erythropoese ist auf das früher weitverbreitete Antibiotikum Chloramphenicol hinzuweisen, das zu einer vermehrten Bildung von pathologischen Sideroblasten sowie zur Vakuolisierung im Zytoplasma von Erythroblasten führt (**Abb. 28 a** und **b**). Als fatale Nebenwirkung kam es (selten) zu einer irreversiblen aplastischen Anämie (Panmyelophthise).

5 · Knochenmark

Abb. 28 a – d

a, b Sehr ausgeprägte Vakuolisierung im Zytoplasma von frühen Proerythroblasten nach Chloramphenicolbehandlung

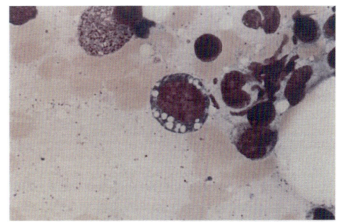

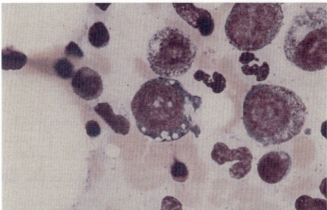

c Vakuolisierung im Zytoplasma von Proerythroblasten nach Alkoholabusus

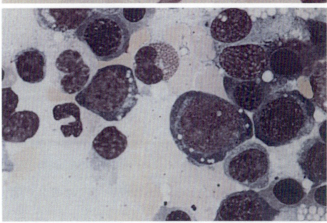

d Eisenfärbung. Positiver Eisennachweis im Zytoplasma einer Plasmazelle, links oben vakuolisierter Proerythroblast bei Alkoholabusus

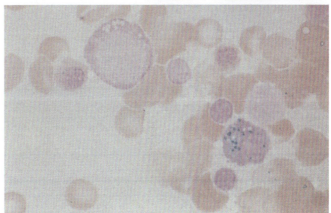

5.2.5 Akute Erythroblastopenie

Diese vor allem bei Kindern, aber auch im Verlaufe von hämolytischen Anämien (aplastische Krisen) auftretende hochgradige Reduktion der Erythropoese im Knochenmark mit konsekutivem Fehlen der Retikulozyten beruht auf einer Parvo-Virus-B19-Infektion. Im Knochenmark fehlt die ausreifende Erythropoese, diagnostisch entscheidend ist das Auftreten von Riesenproerythroblasten, welche die Größe von Megakaryozyten erreichen (**Abb. 29 a–h**). In der Regel erfolgt eine kurzfristige spontane Rückbildung innerhalb von 1–2 Wochen.

Transitorische Erythroblastopenien bei Kindern können auch ohne Parvo-Virus-B19-Infektion auftreten, man findet allerdings keine Riesenerythroblasten im Knochenmark.

IV

5 · Knochenmark

Abb. 29 a–d

a Knochenmarkausstrich bei akuter Erythroblastopenie. In der Mitte Riesenproerythroblast mit intensiv basophilem Zytoplasma, lockerer Chromatinstruktur des Kernes und sehr großen Nucleoli. Diese Zelle ist mehrfach größer als ein normaler Erythroblast und erreicht Megakaryozytengröße

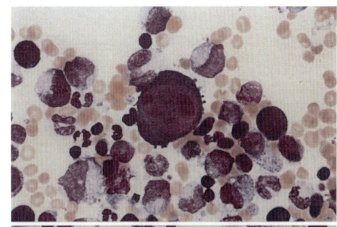

b Anderer Riesenproerythroblast

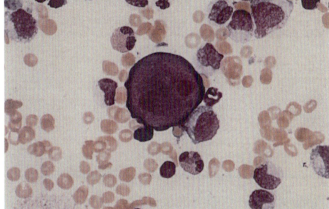

c Riesenproerythroblast neben einem reifen Megakaryozyten

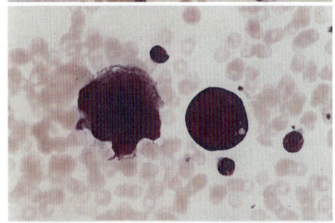

d Übersicht mit Gruppe von Riesenproerythroblasten

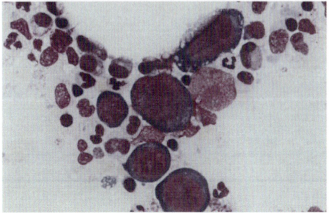

IV

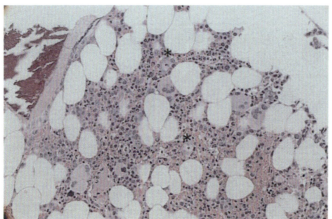

Abb. 29 e–h

e Histologischer Schnitt des Knochenmarks bei akuter Erythroblastopenie. Oberhalb der Mitte und rechts unterhalb der Mitte je ein Riesenproerythroblast mit hellem Kern und sehr großem Nucleolus. Hämatoxylin-Eosin

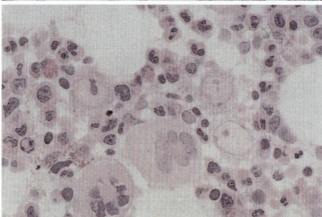

f Knochenmarkschnittpräparat. Im Ausschnitt sieht man links von der Mitte 1 und rechts von der Mitte 2 Riesenproerythroblasten mit großen Nucleoli und sehr hellem Chromatin. Darunter 2 reife Megakaryozyten sowie Zellen der Granulozytopoese. Hämatoxylin-Eosin

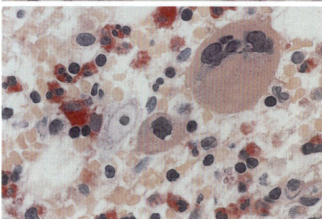

g Knochenmarkschnittpräparat. In der Mitte links ein Riesenproerythroblast mit riesigem Nucleolus und hellem Kern, rechts daneben ein rundkerniger Megakaryozyt, darüber ein reifer segmentkerniger Megakaryozyt. CE-Färbung

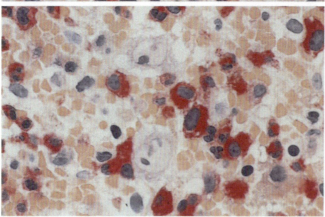

h Knochenmarkschnittpräparat. Oberhalb und unterhalb der Mitte je ein Riesenproerythroblast. Granulozytopoese mit roter Zytoplasmafärbung. CE-Reaktion

5.2.6 Chronische Erythroblastopenie („pure red cell anaemia")

Bei dieser *„aplastischen Anämie im engeren Sinne"* liegt eine schwere Störung innerhalb der Erythropoese vor. Im Knochenmark ist sie durch das völlige Fehlen bzw. eine *hochgradige Verminderung der roten Vorstufen* gekennzeichnet. Die Granulo- und Thrombozytopoese sind weitgehend ungestört. Im peripheren Blut fehlen die Retikulozyten völlig oder sind nur vereinzelt nachweisbar. Es besteht dementsprechend eine hochgradige Anämie, die das gesamte klinische Bild beherrscht. Riesenproerythroblasten fehlen.

5.2.7 Kongenitale dyserythropoetische Anämien

Es handelt sich um seltene Krankheitsbilder, deren Charakteristikum in einer *schweren Störung der Erythropoese* besteht, die ihrerseits zu erheblichen morphologischen Veränderungen führt. Der *Typ I* zeigt die eigenartig verwaschene Kernstruktur und zarte Chromatinbrücken, welche die Kerne voneinander getrennter Erythroblasten miteinander verbinden (**Abb. 30 a**, Feinstruktur **Abb. 30 b**). Für den *Typ II* (**Abb. 30 c – e**) ist die Vielkernigkeit der Erythroblasten charakteristisch. In etwa 15 – 20 % aller roten Vorstufen finden sich 2 – 4 Kerne, vorwiegend bei den reiferen Zellformen, sowie bizarre Kernteilungsstörungen (Karyorrhexis). Im Blutausstrich sieht man eine Aniso- und Poikilozytose, basophil punktierte Erythrozyten und Cabot-Ringe. Beim *Typ III* finden sich in Knochenmark eine Hyperplasie der Erythropoese mit Vielkernigkeit der Erythroblasten, die alle Reifestufen betrifft (**Abb. 30 f – h**). Es kommen Riesenzellen mit 10 – 12 Kernen vor.

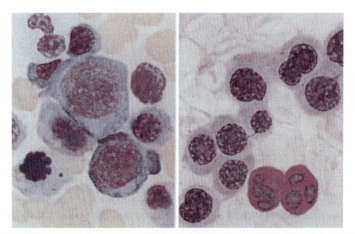

Abb. 30 a

Abb. 30 b

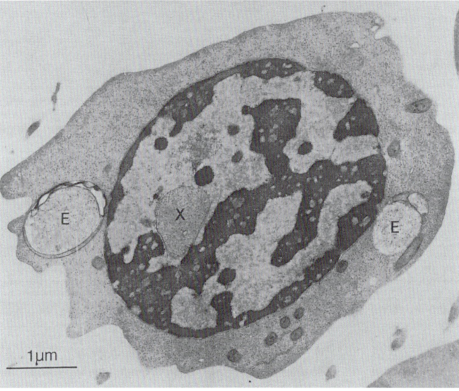

Abb. 30 a–b. Dyserythropoetische Anämie

a Knochenmark Typ I. Erythroblasten mit eigenartig unscharfer Chromatinstruktur, **rechts** Kernbrücken zwischen Erythroblastenkernen; **unten** 2 Segmentkernige mit positiver PAS-Reaktion

b Normoblast bei dyserythropoetischer Anämie Typ I. Die für diese seltene Erkrankung typischen morphologischen Befunde werden demonstriert; strangförmige Verdichtungen des Chromatins mit zahlreichen kleinen rundlichen Aufhellungen; Einstülpungen von Zytoplasma in den Kern hinein (X) und Unterbrechungen der Kernmembran; diskrete Eiseneinlagerungen in den Mitochondrien; Zytoplasmaeinschlüsse (E), bei denen es sich wahrscheinlich um Phagolysosomen handelt

5 · Knochenmark

Abb. 30 c – f

c Dyserythropoetische Anämie Typ II.
Reife Erythroblasten mit sehr kleinen,
häufig 2 Kernen oder Karyorrhexis (bizarre Kernformen)

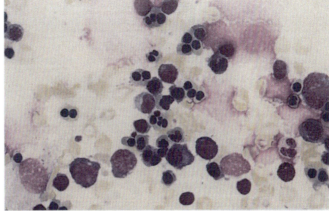

d Zweikerniger Erythroblast und
„Gänseblümchenformen"

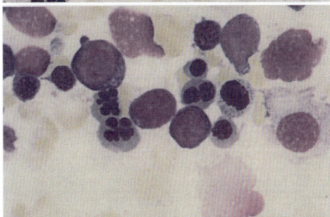

e Erythroblasten mit sehr kleinen oder
2 Kernen

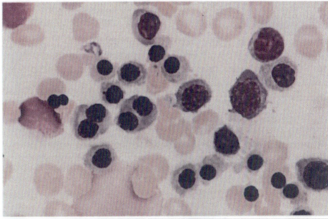

f Dyserythropoetische Anämie Typ III.
Proerythroblast mit 6 Kernen

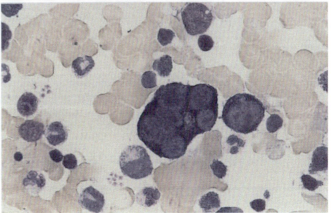

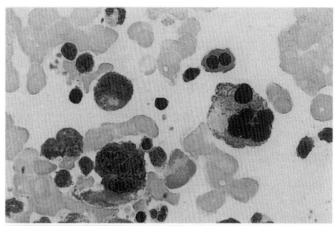

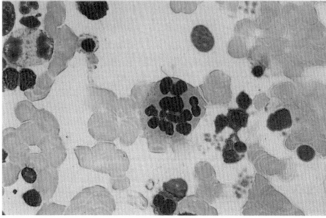

Abb. 30 g–h

g Dyserythropoetische Anämie Typ III.
Je ein 2-, 3- und 6kerniger Erythroblast

h Zytoplasmatisch reifer vielkerniger
Erythroblast mit bizarrer Kernform

5.2.8 Synartesis

In **Abb. 31 a – d** ist das Phänomen der Synartesis bei einem Fall mit deutlichen dyserythropoetischen Veränderungen der Erythropoese abgebildet. Es handelt sich dabei um eine synzytiumartige Zusammenlagerung von Erythroblasten, die an der Verbindungsstelle zwischen den einzelnen Zellen helle Zytoplasmabrücken bilden. Elektronenmikroskopisch bestehen enge septumartige, interdigitierende Membranverbindungen, die durch ein monoklonales Serum-Immunglobulin, das gegen Erythroblasten-Membran-Antigen gerichtet ist, verursacht werden. Klinisch besteht eine isolierte, schwere Anämie mit Retikulozytopenie, die sich unter Glukokortikoid-Therapie zurückbildet.

E.M. Cramer, I. Garcia, J.-M. Massé, J.-M. Zini, P. Lambin, E. Oksenhendler, F. Souni, M. Smith, G. Flandrin, J. Breton-Gorius, G. Tobelem and N. Casadevall: Erythroblastic Synartesis: An Auto-immune Dyserythropoiesis. Blood 94, 3683–3693 (1999).

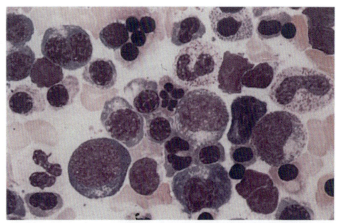

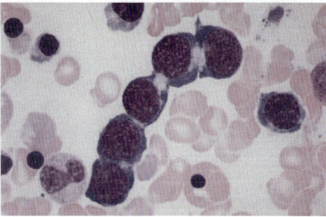

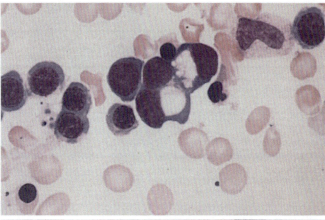

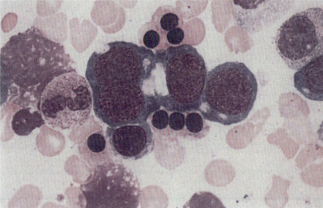

Abb. 31 a–d. Dyserythropoetische Veränderungen bei Synartesis

a Links oben zweikerniger Erythroblast, in der Mitte Karyorrhexisfigur, darunter ebenfalls zweikerniger Erythroblast mit verformten Kernen

b 5 Erythroblasten in enger Verbindung mit Aufhellungen an den Kontaktstellen

c In der Mitte 3 anscheinend im Verband liegende Erythroblasten mit sehr großer perinukleärer Aufhellung

d Zentral liegender Verband von 4 Proerythroblasten, die offensichtlich in enger Verbindung liegen und sehr große helle perinukleäre Zonen besitzen

5.3 Reaktive Blut- und Knochenmark- veränderungen

Das Knochenmark beim *Infekt* zeigt in der Regel eine Steigerung der Granulozytopoese, so dass die Erythropoese relativ vermindert ist (**Abb. 32 a**). Liegt gleichzeitig noch eine Eisenver- teilungsstörung vor, wie das beim Infekt häufig der Fall ist, so zeigt die rote Blutbildung darüber hinaus auch noch eine gewisse Vermehrung. In der Granulozytopoese sind die unreifen Vorstu- fen ebenfalls meist deutlich vermehrt, so dass die Promyelozyten das ganze Bild beherrschen können (s. **Abb. 32 a**). Oft besteht auch eine Eosi- nophilie. Qualitative Veränderungen in der Ery- thro- und Granulozytopoese äußern sich im Auf- treten von Reifungsdissoziationen, persistieren- der zytoplasmatischer Basophilie, toxischer Gra- nulation und Kernabnormitäten. Aber auch die Plasmazellen sind vermehrt, in manchen Fällen sogar so stark, dass ein Plasmozytom vorge- täuscht werden kann (**Abb. 32 b**; s. **Tabelle 6**, S. 108). Das trifft besonders zu bei chronisch-ent- zündlichen Prozessen im Bereich der Leber (chro- nische Hepatitis, Leberzirrhose) und Gallenwege (Cholangitis, Cholezystitis u. a.). Ob im Einzelfall die Linksverschiebung der Granulozytopoese oder die Plasmazellvermehrung das Bild be- herrscht, hängt von der Virulenz und Toxizität der dem jeweiligen Infekt zugrunde liegenden Er- reger ab. Nach HIV-Infektion können schwerste „toxische" Knochenmarkveränderungen manch- mal mit erheblicher Plasmozytose beobachtet werden, auch dysplastische Veränderungen wie bei MDS (**Abb. 32 c, 67 d** und **e**).

Im Verlauf von *Tumorerkrankungen* zeigt das Knochenmark ähnliche Veränderungen wie beim Infekt, desgleichen bei Störungen der Markfunk- tion durch toxische Einflüsse verschiedener Art. Eine Zusammenstellung der häufigsten morpho- logischen Befunde in Blut und Knochenmark bei Infekten und Tumorerkrankungen gibt **Ta- belle 5**. Die bei diesen Zuständen auftretende Anämie wird heute als „Anämie bei chronischen Erkrankungen" bezeichnet. Bei niedrigem Se- rumeisenspiegel, aber normalem oder erhöhtem Ferritin und vorhandenen Knochenmarkspei- chern liegt kein Eisenmangel, sondern eine Eisen- verteilungsstörung vor. Veränderungen der Plas- mazellen (Russell-Körper), Monozytosen und kleine Granulome aus Monozyten oder Epithe- loidzellen gehören ebenso zu den reaktiven Ver- änderungen wie umschriebene Lymphozytenher- de (immunologisch polyklonal) bei chronisch- entzündlichen bzw. immunologischen Erkran- kungen (**Abb. 33 a – d**).

Gelegentlich kann die *Reaktion der eosinophi- len Granulozyten* so ausgeprägt sein, dass das ganze Blutbild von diesen Zellen beherrscht wird. Solche Blutbilder sind ätiologisch oft schwer zu deuten. Man findet sie vorwiegend bei allergi- schen Reaktionen, bestimmten Infektionskrank- heiten, Insektenstichen, Hautkrankheiten, Parasi- tenbefall (Würmer!), Kollagenkrankheiten (hy- pereosinophiles Syndrom), Blutkrankheiten und bei hormonellen Dysregulationen. Bei Karzino- men, besonders wenn schon Metastasen be- stehen, sind Eosinophilien häufiger. Auch unter einer Hämodialyse werden Eosinophilien gese- hen. Ist die Vermehrung der Eosinophilen so

Tabelle 5. Reaktive Knochenmarkveränderungen (Blut- und Knochenmarkbefunde)

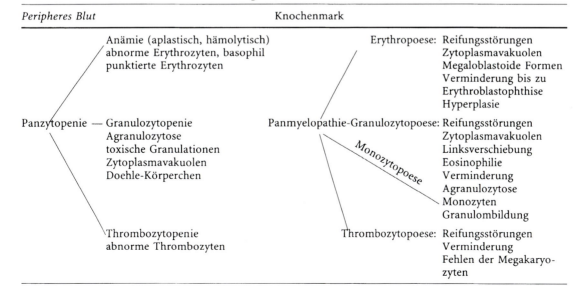

Peripheres Blut	Knochenmark
Anämie (aplastisch, hämolytisch) abnorme Erythrozyten, basophil punktierte Erythrozyten	Erythropoese: Reifungsstörungen Zytoplasmavakuolen Megaloblastoide Formen Verminderung bis zu Erythroblastophthise Hyperplasie
Panzytopenie — Granulozytopenie Agranulozytose toxische Granulationen Zytoplasmavakuolen Doehle-Körperchen	Panmyelopathie-Granulozytopoese: Reifungsstörungen Zytoplasmavakuolen Linksverschiebung Eosinophilie Verminderung Agranulozytose Monozyten Granulombildung *Monozytopoese*
Thrombozytopenie abnorme Thrombozyten	Thrombozytopoese: Reifungsstörungen Verminderung Fehlen der Megakaryo- zyten

stark, dass zu ihren Gunsten eine mehr oder weniger starke Leukozytose entsteht, so spricht man von einer *Hypereosinophilie (Abb. 34 a – h)*.

Differentialdiagnostisch ist die *Eosinophilie mit Splenomegalie* und *Eosinophilia persistans* zu beachten, die neben dem großen Milztumor meist auch diffuse Lymphknotenschwellungen aufweist. Es handelt sich dabei offenbar um hochgradige allergische Zustände verschiedener Genese. Schwierig kann die Abgrenzung derartiger *Hypereosinophilien* (**Abb. 34 a – h**) von den sehr seltenen eosinophilen Leukämien mit Ausschwemmung reifer Eosinophiler in das periphere Blut sein (s. **Abb. 112**). Hier hilft oft nur die Beobachtung des Krankheitsverlaufs. Eosinophile Leukämien können durch den Nachweis von Chromosomenaberrationen verifiziert werden.

Von den eosinophilen Leukämien und anderen Hypereosinophilien oft schwer abgrenzbar ist das Hypereosinophiliesyndrom (HES), bei dem vor kurzem Veränderungen im PDGF-Rezeptor-Gen gefunden wurden. Als Kriterien gelten eine persistierende Eosinophilie über mindestens 6 Monate, wobei Leukozytenzahlen von 10 000 bis 30 000 / μl bei einem Anteil der Eosinophilen von 30 bis 70 % bestehen. Meistens bestehen Zeichen und Symptome einer Organbeteiligung wie Hepatosplenomegalie, kongestive Kardiomyopathie, Lungenfibrose u. a. Morphologisch sind die Eosinophilen häufig abnorm (größere Zellen mit verminderter und schwächer angefärbten Granula, Vakuolenbildung, mehrsegmentig). Unreife Formen sind im peripheren Blut häufig vorhanden. Im Knochenmark dominieren die Eosinophilen (25 – 75 %) mit einer Linksverschiebung und qualitativen Veränderungen.

Die sogenannte *tropische Eosinophilie* geht mit Lymphknotenschwellungen, Milzvergrößerung, Lungeninfiltraten und schweren asthmatischen Zuständen einher. Bei den meisten dieser Fälle wurden in den vergrößerten Lymphknoten Mikrofilarien von B. malayi oder W. bancrofti (s. **Abb. 194, 195 d**, S. 417) festgestellt, während sie im Blut nicht nachweisbar waren. Im Serum dieser Fälle aber war ein hoher Titer gegen Filarien in der Komplementbindungsreaktion vorhanden. Die Bezeichnung „tropische Eosinophilie" als eigenes Krankheitsbild hat heute *keine* Berechtigung mehr. Hinter der hohen Eosinophilie bei Tropenrückkehrern steckt in den meisten Fällen eine Wurminfektion.

Nach Gabe der hämatopoetischen Wachstumsfaktoren G- und GM-CSF kommt es zu einer Stimulation der Proliferation und Differenzierung von Progenitoren. Während GM-CSF auch zu einer Stimulation von Monozyten und Eosinophilen führt, tritt im Blut nach G-CSF-Gabe nur eine Vermehrung der Neutrophilen auf. Dabei kommt es auch zu einer Linksverschiebung und vereinzelt zu leichten Atypien, welche die Funktion nicht beeinträchtigen. Die alkalische Neutrophilenphosphatase wird maximal aktiviert. Im Knochenmark kommt es nach Chemotherapie zu einer schnelleren Regeneration der neutrophilen Granulozytopoese (**Abb. 35 a – d**). In der Praxis der Knochenmark- und insbesondere der peripheren Stammzelltransplantation hat sich die schnellere und verstärkte Rekrutierung von Stammzellen sehr bewährt.

Tabelle 6. Differentialdiagnose der Plasmazellvermehrung im Knochenmark

	Zahl	Morphologie	Besonderheiten
Normales Knochenmark	< 5 %	fast ausschließlich kleine reife Plasmazellen	
Reaktiv verändertes Knochenmark (infekt.-tox. bzw. Tumorprozeß)	5 – 10 %	überwiegend kleine reife Plasmazellen	besonders starke Vermehrung nach HIV-Infektion, bei chron. entzündlichen Prozessen der Leber, Gallenwege etc., oft Knochenmarkeosinophilie
Plasmozytom	> 10 %	erhebliche Polymorphie der Plasmazellen („unreife Formen", atypische Nukleolen)	starke Aktivität der sauren Phosphatase in den Plasmozytomzellen
Lymphoplasmozytoides Immunozytom (M. Waldenström, Makroglobulinämie Waldenström)	> 10 %	erhebliche Polymorphie	deutliche lymphatische Infiltration, Gewebsbasophile
Monoklonale Gammopathie unklarer Signifikanz (MGUS)	> 10 %	geringe Polymorphie	Übergang in Plasmozytom möglich
Begleitparaproteinämie	> 10 %	geringe Polymorphie	bes. bei lymphatischen Systemerkrankungen, Karzinomen

5 · Knochenmark

Abb. 32 a – d. Reaktive Blut- und Knochenmarkveränderungen

a Hochgradig gesteigerte und linksverschobene Granulozytopose und deutlich reduzierte Erythropoese bei akutem Infekt

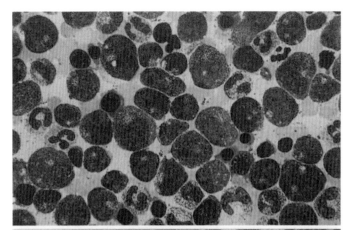

b Deutliche Vermehrung reifer Plasmazellen, Eosinophile, einzelne Basophile, leicht vermehrt Lymphozyten

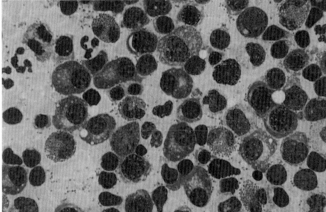

c Knochenmark bei HIV-Infektion. Erhebliche „toxische" Veränderungen

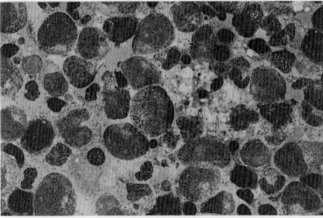

d Deutliche Plasmozytose im Knochenmark bei HIV-Infektion

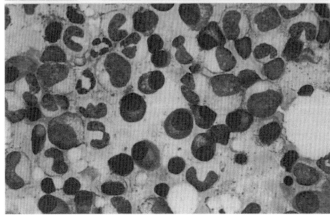

IV

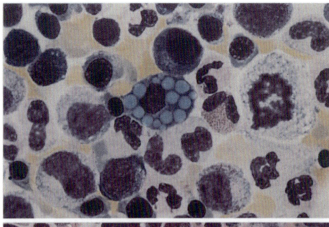

**Abb. 33 a – d Reaktive Knochenmark-
veränderungen**

a Plasmazelle mit vielen Russell-Körper-
chen bei reaktiven Veränderungen

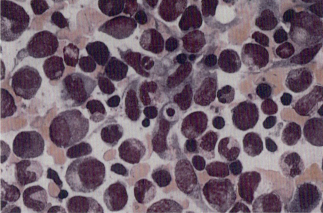

b In der Mitte granulomartige An-
sammlung von Monozyten, unten eine
Zelle mit phagozytiertem Material bei
chronischer Polyarthritis

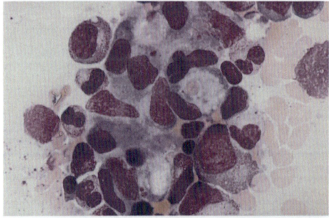

c Monozytengranulom stärker vergrößert. In einer Zelle phagozytierter Erythrozyt

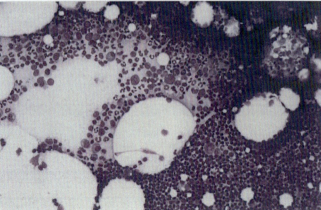

d Lymphozytenherd im Knochenmark,
der von der übrigen Hämatopoese relativ
scharf abgegrenzt ist (rechts unten und
seitlich)

5 · Knochenmark

Abb. 34 a – h. Reaktive Eosinophile und hypereosinophiles Syndrom

a, b Hochgradige Eosinophilie im peripheren Blut mit typischen Eosinophilen, die in der Regel 2, seltener 3 Kernsegmente besitzen

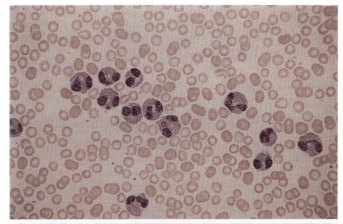

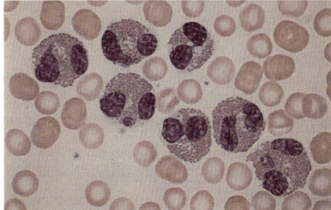

c Hochgradige Eosinophilie im Knochenmark mit unreifen Vorstufen, die einzelne violette Granula besitzen

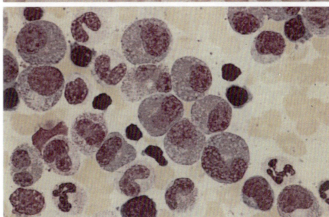

d In der Mitte eosinophiler Promyelozyt mit unreifen violetten Granula neben einzelnen reifen Granula. Zytoplasma basophil

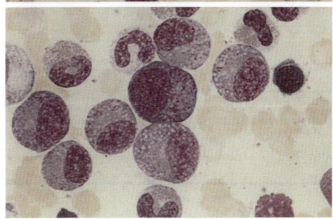

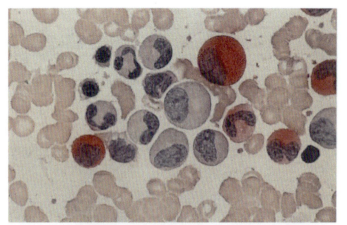

Abb. 34 e – h

e Naphthol-AS-D-Chloracetatesterase im Knochenmark bei reaktiver Eosinophilie. Nur die neutrophilen Granulozyten sind positiv, die eosinophilen negativ

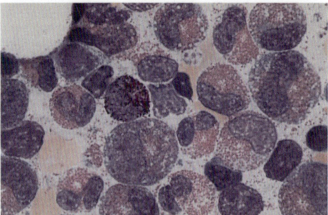

f Reaktive Eosinophilie mit verschiedenen Reifungsstufen. Links von der Mitte ein basophiler Granulozyt

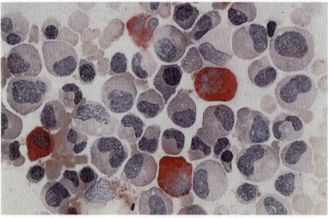

g Hypereosinophiles Syndrom mit extrem starker Eosinophilie im Knochenmark. Bei der Naphthol-AS-D-Chloracetatesterase-Reaktion sind die Eosinophilen negativ, 4 Neutrophile im Blickfeld positiv

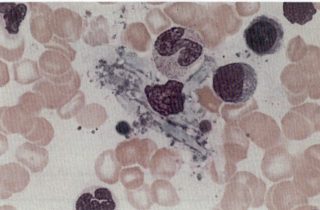

h Charcot-Leyden-Kristalle in einem Makrophagen bei Eosinophilie. Die Kristalle entstehen aus den eosinophilen Granula

5 · Knochenmark

Abb. 35 a – d. Der Einfluß von hämato-poetischen Wachstumsfaktoren

a Peripherer Blutausstrich nach Gabe von G-CSF

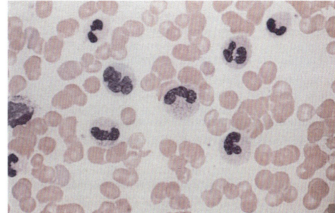

b Linksverschiebung nach G-CSF

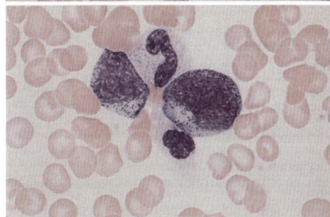

c Stärkste Aktivität der alkalischen Leukozytenphosphatase nach G-CSF-Gabe

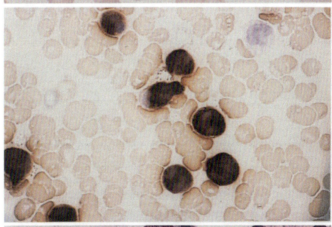

d Knochenmark eines Patienten nach Chemotherapie und G-CSF-Gabe: Promyelozyten und Myelozyten, z. T. mit leichten Atypien

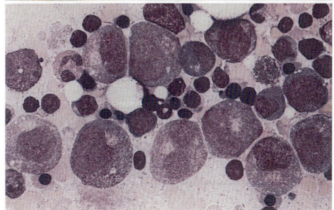

5.3.1 Agranulozytose

Als Agranulozytose werden Krankheitsbilder zusammengefaßt, die mit einer erheblichen Verminderung der Granulozyten bis zu deren völligem Fehlen im peripheren Blut einhergehen. Genauer und weniger mißverständlich ist es, von Granulozytopenien zu sprechen – ein Begriff, der sich inzwischen auch für die meisten hierhin gehörigen Krankheitsbilder durchgesetzt hat. Unter Agranulozytose im engeren Sinne wird heute – abgesehen von der sog. „zyklischen Agranulozytose", deren Pathomechanismus noch weitgehend ungeklärt ist – ein Krankheitsbild verstanden, das sich auf der Basis einer *individuellen, spezifischen Überempfindlichkeit* gegenüber exogenen oder – viel seltener – endogenen Substanzen entwickelt und meistens akut beginnt. Als exogene Auslöser kommen fast alle Chemikalien in Betracht, in erster Linie Medikamente und unter diesen Pyrazolone. Durch das auslösende Agens wird ein immunologischer Vorgang ausgelöst, in dessen Verlauf Antigen-Antikörper-Komplexe gebildet werden, die ihrerseits zu einer Zerstörung der Granulozyten führen. Von diesem zellzerstörenden Vorgang werden außer den Granulozyten des peripheren Blutes zusätzlich auch Vorstufen im

Knochenmark betroffen, manchmal einschließlich der Promyelozyten. Der der Agranulozytose zugrunde liegende Pathomechanismus hat nichts mit der Bildung von Autoantikörpern gegen die körpereigenen Granulozyten zu tun. Die allergische Agranulozytose ist daher strikt von den eigentlichen Autoimmungranulozytopenien zu unterscheiden.

Das morphologische Substrat der antikörpervermittelten Agranulozytose hängt vom Zeitpunkt der Untersuchung ab: bei früher Markentnahme kann die Granulozytopoese fast vollständig fehlen, später findet man das charakteristische Promyelozytenmark (**Abb. 36 e**), in der Remissionsphase besteht lediglich eine gesteigerte Granulozytopoese. Die Erythropoese ist bei den unkomplizierten Agranulozytosen nicht gestört, sondern infolge der Verminderung der gesamten Granulozytopoese oft relativ vermehrt. Bei septischen Komplikationen können auch Erythropoese und Megakaryozyten verändert sein. Bei völligem Fehlen der ausreifenden Granulozytopoese können Knochenmarkbefunde entstehen, die mit aplastischen Anämien oder akuten Leukämien zu verwechseln sind; insbesondere hypoplastische akute Leukämien sind manchmal nur durch Verlaufskontrolle abzugrenzen.

Abb. 36 a–h. Knochenmark bei Agranulozytose

a Verminderter Zellgehalt, einzelne frühe Promyelozyten, relativ viele Lymphozyten

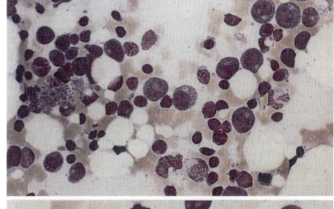

b Knochenmark bei Agranulozytose in sehr frühem Stadium der Regeneration. Man sieht einzelne frühe Übergangsformen zwischen Blasten und Promyelozyten, dazwischen Lymphozyten. In diesem Stadium muß man auch eine hypoplastische akute Leukämie diskutieren. Die Sicherung der Diagnose gelingt durch Verlaufsbeobachtung

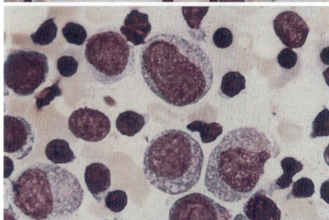

c Knochenmark bei Agranulozytose. In dieser frühen Phase der Regeneration findet man mit der Peroxidasereaktion bereits einzelne Neutrophile. **Rechts oberhalb der Mitte** eine neutrophile Mitoseform

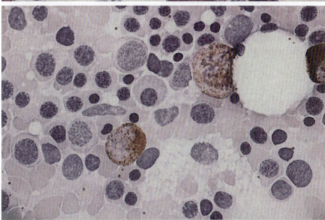

d Frühe Phase der Regeneration mit sog. Promyelozytenmark, das an seinen Granula hier bereits eindeutig erkennbar ist

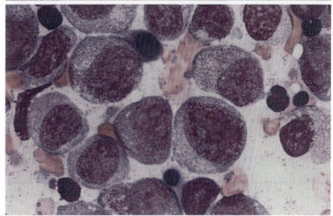

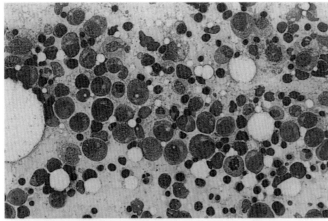

Abb. 36 e–h

e Übersicht des Regenerationsstadiums mit überwiegend Promyelozyten, aber bereits einzelnen ausgereifteren Formen

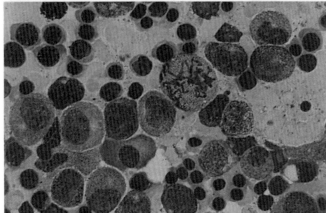

f Promyelozytenmark bei Agranulozytose. In der Mitte eine Mitose. Im Unterschied zu einer Promyelozytenleukämie sind die Zellen recht regelmäßig und haben gleichmäßig verteilte Granula, es fehlen Auer-Stäbchen

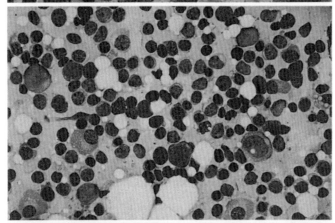

g Lymphozytenherd im Knochenmark bei Agranulozytose. Diese Lymphozytenherde sind meistens gut von der Umgebung abgegrenzt

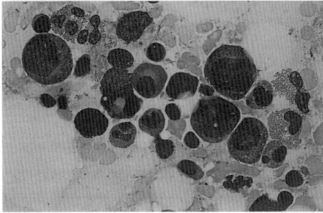

h Schwere Granulozytopenie nach Chemotherapie. Es besteht kein entscheidender Unterschied zur Agranulozytose. In diesem Präparat relativ viele eosinophile Granulozyten

5.3.2 Kostmann-Syndrom

Das Kostmann-Syndrom (schwere kongenitale Neutropenie) wird autosomal-rezessiv vererbt. Die Kinder werden mit extrem erniedrigten oder fehlenden Granulozyten geboren. Im Knochenmark reift die Granulozytopoese bis zum Promyelozytenstadium, selten bis zum Myelozytenstadium aus, reifere Formen fehlen.

Das Shwachman-Syndrom wird ebenfalls autosomal-rezessiv vererbt. Neben einer Neutropenie bestehen verschiedene Mißbildungen. Im Knochenmark ist die Granulozytopoese vermindert.

5.3.3 Thrombozytopenien und -pathien

Die hämorrhagischen Diathesen bieten morphologisch nur in wenigen Fällen diagnostische Anhaltspunkte, und zwar nur dann, wenn sie mit quantitativen und qualitativen Veränderungen der Thrombozyten einhergehen. Unter diesen Erkrankungen können wir 2 große Gruppen unterscheiden: Einmal können die Thrombozyten vermindert sein, oder sie sind in normaler Anzahl vorhanden, aber in ihrer Funktion gestört. Bei der 1. Gruppe handelt es sich um die *Thrombozytopenien*, bei der 2. Gruppe um die *Thrombozytopathien*. Gerinnungspathologisch haben beide Gruppen einiges gemeinsam, so daß auch eine Reihe von Symptomen bei beiden Erkrankungsgruppen ähnlich ist.

Unter den mit einer Verminderung der Thrombozyten einhergehenden Erkrankungen ist die *idiopathische thrombozytopenische Purpura (Werlhof-Krankheit* oder *Werlhof-Syndrom)* die wichtigste. Diese Erkrankung geht mit einer thrombozytopenischen hämorrhagischen Diathese einher. Pathogenetisch handelt es sich um eine *autoimmunologisch bedingte gesteigerte Plättchendestruktion*. Im Knochenmark (s. **Abb. 37 a**) finden sich keine charakteristischen Veränderungen. Die Megakaryozyten sind häufig normal, meist aber deutlich vermehrt; in größerer Zahl sieht man junge, basophile Formen mit einem runden oder nur wenig gelappten Kern. Eosinophile können im Knochenmark vermehrt vorkommen. Gleichzeitig ist meist die Erythrozytopoese infolge der vorangegangenen Blutverluste kompensatorisch gesteigert. Die bei dieser Krankheit nachweisbaren morphologischen Anomalien der Thrombozyten sind als Ausdruck der starken Proliferationssteigerung aufzufassen. Man findet vermehrt Riesenplättchen mit verdichtetem Granulomer, die im Thrombozytenausbreitungsbild nahezu die Größe von Leukozyten erreichen können. Außerdem findet man oft eine deutliche Plättchenanisozytose.

Eine verminderte Produktion von Blutplättchen als Ursache einer Thrombozytopenie findet sich bei den Erkrankungen, bei denen das Knochenmark im Verlauf von Lymphomen, Plasmozytomen, Leukämien oder durch knochenmarkfremde Elemente (z. B. Knochenmarkmetastasen solider Tumoren) in der Funktion stark geschädigt ist. Doch treten auch gelegentlich essentielle Thrombozytopenien auf, als deren Ursache ein völliger oder weitgehender Schwund der Megakaryozyten im Knochenmark festgestellt wird (amegakaryozytäre Thrombozytopenie).

Die Unterscheidung, ob eine Thrombozytopenie durch Produktionshemmung oder Umsatzsteigerung der Thrombozyten vorliegt, ist mit Hilfe *radioaktiv markierter Thrombozyten* möglich. Bei *thrombozytären hämorrhagischen Diathesen infolge einer Thrombozytenfunktionsstörung* ergibt sich nur in seltenen Fällen ein charakteristisches morphologisches Korrelat, das in der panoptischen Färbung erkennbar ist. Diese Erkrankungen werden meist schon im Kindesalter entdeckt, bieten aber nicht immer eine manifeste Blutungssymptomatik. Die wichtigsten unter ihnen sind die autosomal-dominant vererbbare May-Hegglin-Anomalie, die kongenitale thrombozytäre Dystrophie (Bernard-Soulier-Syndrom) (**Abb. 37 b**) und die Glanzmann-Naegeli-Thrombasthenie.

Bei der Glanzmann-Naegeli-Thrombasthenie sind Thrombozytenzahl und -morphologie nicht auffällig. Im Gegensatz dazu findet man beim Bernard-Soulier-Syndrom (**Abb. 37 b**) und beim May-Hegglin-Syndrom charakteristische Riesenthrombozyten. Beim Bernard-Soulier-Syndrom besteht gleichzeitig eine Thrombozytenfunktionsstörung (autosomal-rezessiv vererbt). Die May-Hegglin-Anomalie hat neben den Riesenthrombozyten und der Thrombozytopenie spezifische hell-schmutzig blaue Einschlüsse in den Leukozyten, die am deutlichsten in den neutrophilen Granulozyten, nur schwer in den Eosinophilen und den Monozyten erkennbar sind. Sie sind elektronmikroskopisch von den sogenannten Doehle-Körpern bei infektiösen Zuständen abgrenzbar (**Abb. 12 a–d**).

5.3.4 Pseudothrombopenie

Erniedrigte Thrombozyten bei der Zählung in EDTA-Blut (Pseudothrombopenie) können durch Aggregation oder Auslagerung an Leukozyten auftreten. Dieses Laborphänomen kann durch mikroskopische Ausstrichuntersuchung entlarvt werden (**Abb. 37 c**).

IV

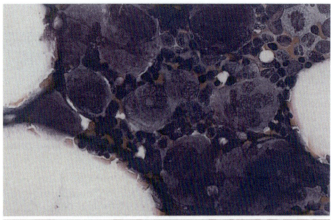

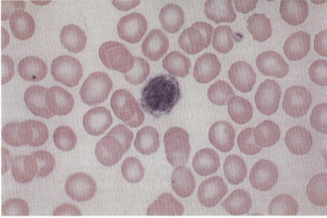

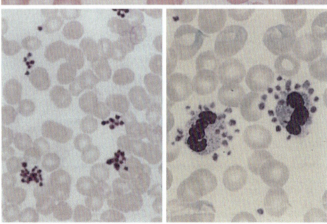

Abb. 37 a – c. Thrombozytopenien und -pathien

a Knochenmark mit einer Megakaryozytenansammlung bei idiopathischer Thrombozytopenie. Die Vermehrung ist nicht immer sehr ausgeprägt, manchmal findet man einen hohen Anteil unreifer Megakaryozyten

b Riesenthrombozyt bei Bernard-Soulier-Syndrom

c EDTA-induzierte Pseudothrombozytopenie kann durch Autoagglutination der Plättchen (Thrombozytenaggregate) links, oder durch Haften der Plättchen an Neutrophilen rechts, oder Monozyten (Satellitismus) entstehen. Es handelt sich dabei um ein Laborphänomen, das bei Verwendung anderer Antikoagulantien (Zitrat, Heparin) nicht auftritt, weil ein kalziumarmes Milieu Voraussetzung ist

5.4 Knochenmarkaplasien (Panmyelopathien)

Unter diesem Begriff werden Zustände mit leerem oder hochgradig hypoplastischem Knochenmark und konsekutiver peripherer Zytopenie zusammengefaßt. Ein hyperplastisches Mark mit peripherer Zytopenie weckt den Verdacht auf eine Myelodysplasie und schließt eine Knochenmarkaplasie aus. Der alte Begriff „Pamyelopathie" verbirgt sehr verschiedene Zustände einer Knochenmarkschädigung und sollte deshalb besser vermieden werden. Da eine heterogene Gruppe von Störungen der Blutbildung Ursache einer Knochenmarkaplasie sein kann, sollten folgende Krankheitsgruppen unterschieden werden (s. auch **Tabelle 7**):

1) Aplastische Anämie, primär oder sekundär;
2) Knochemarkaplasie nach Zytostatikatherapie oder Bestrahlung;
3) „Verdrängung" des normalen blutbildenden Gewebes durch hämatologische oder nicht-hämatologische Tumorzellen oder Myelofibrose/-sklerose.

Zu 1): Die aplastische Anämie, die in voller Ausprägung histologisch einer Panmyelophthise entspricht, kann angeboren (sehr selten bei Kindern) oder erworben sein. Bei Kindern ist die kongenitale Fanconi-Anämie und das Diamond-Blackfan-Syndrom bekannt neben wenigen extrem seltenen Zuständen mit weiteren angeborenen Mißbildungen oder Stoffwechselerkrankungen. Die aplastische Anämie kann nach dem Blutbild in 3 Schweregrade eingeteilt werden:

	Granulo-zyten	Thrombo-zyten	Retikulo-zyten
1. Aplastische Anämie (AA)	$< 1 \cdot 10^9/l$	$< 50 \cdot 10^9/l$	$< 40 \cdot 10^9/l$
2. Schwere aplastische Anämie (SAA)	$< 0{,}5 \cdot 10^9/l$	$< 20 \cdot 10^9/l$	$< 20 \cdot 10^9/l$
3. Sehr schwere aplastische Anämie (SSAA)	$< 0{,}2 \cdot 10^9/l$	$< 20 \cdot 10^9/l$	$< 20 \cdot 10^9/l$

Für die Diagnose werden jeweils mindestens 2 der aufgeführten Kriterien des peripheren Blutes sowie ein hypoplastisch-aplastisches Knochenmark gefordert. Die oben unter 2) und 3) angeführten Krankheitsgruppen müssen vor der Diagnose einer aplastischen Anämie ausgeschlossen werden. Grundsätzlich muß bei jeder Knochenmarkaspiration, bei der nicht genügend Material für eine sichere Diagnose gewonnen wird oder bei einer Punctio sicca eine Biopsie und histologische Untersuchung verlangt werden.

Neben der idiopathischen Form der aplastischen Anämie sind die erworbenen, sekundären Formen am häufigsten durch Medikamente, insbesondere Analgetika und Antirheumatika, verursacht, selten sind Virushepatitiden (weniger als 1 % der Patienten) oder die Exposition gegenüber chemischen Substanzen anzuschuldigen. Schließlich muß erwähnt werden, daß bei der paroxysmalen nächtlichen Hämoglobinurie (PNH) im Verlauf oder auch am Beginn aplastische Phasen auftreten können. Die Diagnose wird heute durch flowzytometrischen Nachweis fehlender oder verminderter Glycophosphatidylinositol (GPI)-gebundenen Antigene gesichert. Auch eine akute Leukämie (vor allem ALL) kann sich über ein aplastisches Vorstadium entwickeln.

Tabelle 7. Einteilung der Panmyelopathien. (Nach Begemann, Rastetter (Hrsg) (1986) Klinische Hämatologie, 3. Aufl. Thieme, Stuttgart)

I. Idiopathische oder primäre Formen
II. Symptomatische oder sekundäre Formen
   a) Physikalische oder chemische Noxen genügend hoher Dosierung mit konstanter Hypo- oder Aplasie des Knochenmarks
      1. Ionisierende Strahlen (Röntgen, Radium, Radiophosphor, Radiogold u. a.)
      2. Zytostatika
      3. Benzol
      4. Andere toxische Substanzen (z. B. Arsenverbindungen, anorganische Goldpräparate)
   b) Noxen, die gelegentlich eine Hypo- oder Aplasie des Knochenmarks hervorrufen
      1. Chemische Substanzen (z. B. Chloramphenikol, Antikonvulsiva, Thyreostatika, Analgetika, Insektizide, Sulfonamide u. a.)
      2. Infektiöse Noxen (Hepatitis u. a.)
   c) Infiltrative neoplastische Prozesse in den Knochenmarkräumen (Knochenmarkkarzinosen und -sarkomen einschließlich Hämoblastosen und maligner Lymphome

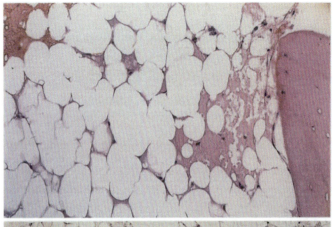

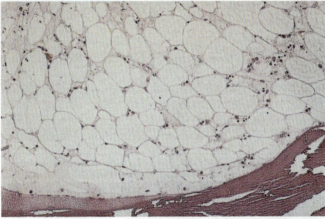

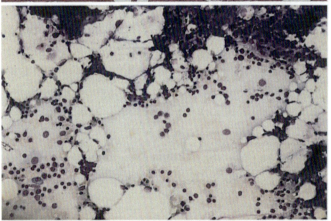

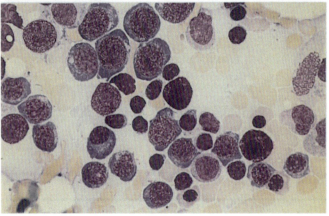

Abb. 38 a – h. Knochenmarkaplasie

a Aplastische Anämie (A. A.). Vollständiger Schwund der Blutbildung: Man findet nur Fettzellen und am Rande rechts eiweißhaltige Flüssigkeit zwischen den Fettzellen

b Anderer Fall von A. A. Ebenfalls mit Panmyelophthise. Zwischen den Fettzellen findet man noch einzelne Plasmazellen und Lymphozyten

c – f Ausstriche und histologische Schnittpräparate eines Patienten mit aplastischer Anämie. Alle Abbildungen stammen vom Zeitpunkt der Diagnosestellung

c Knochenmarkausstrich. Überwiegend Fettzellen, links unten ein Erythropoesenest

d Stärkere Vergrößerung eines Erythropoesenestes mit eingestreuten Lymphozyten und 2 Gewebsmastzellen (**Mitte** und **unten rechts**). Bei zufälliger Aspiration eines solchen Knochenmarkherdes kann der Befund fehlinterpretiert werden

5 · Knochenmark

Abb. 38 e–h

e Histologischer Schnitt mit dem Bild der Panmyelophthise

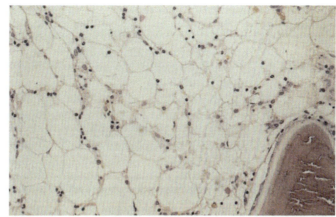

f Histologischer Schnitt. Oberhalb der Mitte Nest mit Proerythroblasten

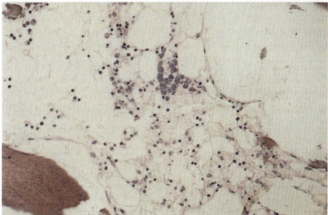

g und h Knochenmark im Verlaufe bei paroxysmaler nächtlicher Hämoglobinurie (PNH)

g Initialbefund mit dem Bilde der A. A. Praktisch nur Lymphozyten, Plasmazellen, 2 Gewebsmastzellen und vermehrt Fettzellen

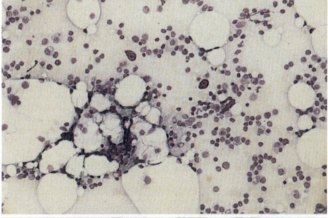

h Knochenmarkausstrich 3 Jahre später: Sehr zellreiches Mark mit gesteigerter Erythropoese, im Blickfeld ein Megakaryozyt. Bei diesem Befund besteht Verdacht auf eine hämolytische Anämie

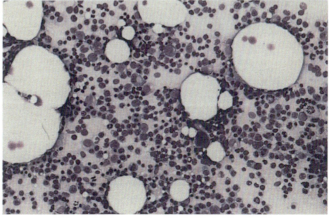

5.5 Speicherkrankheiten

5.5.1 Morbus Gaucher

Bei dieser Erkrankung handelt es sich um eine *Zerebrosid-Speicherkrankheit*. Ursache ist ein Defekt der β-Glukozerebrosidase. Sie tritt familiär meist in der Jugend jenseits des 1. Lebensjahres auf (juvenile Form), daneben gibt es die infantile und die adulte Form. Klinisch ist sie gekennzeichnet durch einen großen Milztumor, die Leber kann ebenfalls vergrößert sein. Beim Erwachsenen ist daneben die gelblichbräunliche Hautverfärbung typisch. Im *Blutbild* findet sich oft eine Leukozytopenie, in späteren Stadien auch eine mäßige normochrome Anämie. Die Diagnose kann heute durch Nachweis des Enzymdefektes aus dem Blut gesichert werden; wenn die familiäre Erkrankung nicht bekannt ist, wird die Verdachtsdiagnose meistens durch das Knochenmarkpunktat gestellt. Auch in Milz- oder Leberpunktaten oder Biopsien sind die typischen Gaucher-Zellen nachweisbar. Dabei handelt es sich um sehr große Speicherzellen (⌀ bis zu 60 μm) mit einem kleinen zentral oder etwas exzentrisch gelegenen, wenig strukturierten, runden, unregelmäßig konturierten Kern und großem, bei der panoptischen Färbung hellem, graublauen Zytoplasma, das eine typische feine, wolkige bis streifige Strukturierung (wie zerknittertes Seidenpapier) zeigt. Selten sind diese Zellen auch zwei- oder mehrkernig. Die Gaucher-Zellen haben extrem starke Aktivität von tartratresistenter saurer Phosphatate, die PAS-Färbung ist diffus positiv, ein Teil zeigt eine diffuse Eisenreaktion.

Pseudo-Gaucher-Zellen werden vereinzelt im Knochenmark bei der chronischen myeloischen Leukämie gesehen, ohne daß ihnen eine spezielle diagnostische oder klinische Bedeutung zukommt. Sie lassen sich durch Doppelbrechung in polarisiertem Licht von den echten Gaucher-Zellen unterscheiden. Auch bei Thalassämien treten (stark PAS-positive) Pseudo-Gaucher-Zellen auf.

Abbildungen 39 a–h zeigen Gaucher-Zellen im Knochenmark.

5 · Knochenmark

Abb. 39 a – h. Morbus Gaucher

a Knochenmarkausstrich bei M. Gaucher.
Zahlreiche typische Speicherzellen mit
eigenartig streifig-krümeligem, zart graublauem Zytoplasma. Die Kerne sind aufgelockert, manchmal wie angefressen

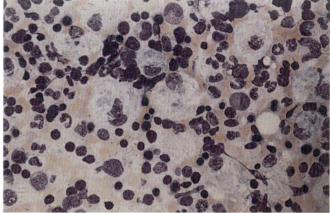

b Starke Vergrößerung der Gaucher-
Zellen

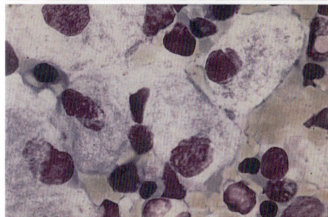

c Gaucher-Zellen oberhalb und unterhalb der Mitte, die noch Erythrozytenre-
ste enthalten

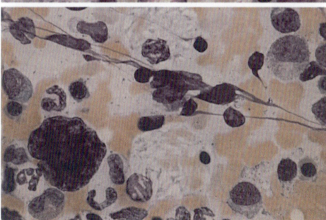

d Gaucher-Zelle mit gut erkennbarer
fibrillärer Zytoplasmastruktur

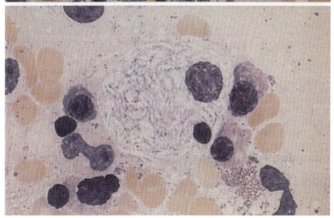

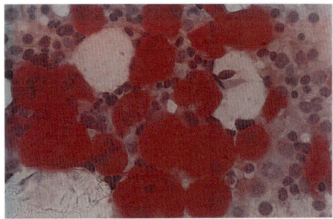

Abb. 39 e – h

e Extrem starke saure Phosphatase in Gaucher-Zellen

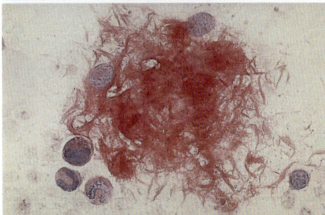

f Saure Phosphatase. Bei leicht zer-drückten Zellen sind die tubulär-fibrillä-ren Zytoplasmastrukturen besonders gut zu erkennen und klar abgegrenzt

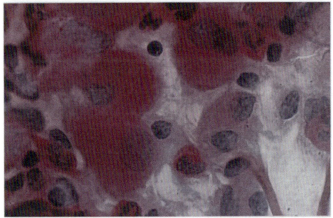

g Starke diffuse PAS-Reaktion

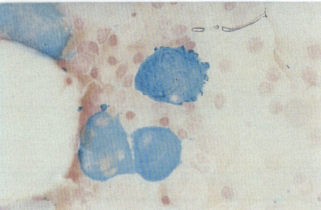

h Deutlich diffuse Anfärbung des Zyto-plasmas beim Eisennachweis

5.5.2 Morbus Niemann-Pick

Dieser Sphingomyelinspeicherkrankheit (Sphin-
golipoidose) liegt ein Sphingomyelinasedefekt
zugrunde. Sie wird autosomal-rezessiv vererbt
und manifestiert sich im Kindesalter. Es sind 5
biochemisch unterscheidbare Subtypen bekannt.
Die charakteristischen Schaumzellen sind im
Knochenmark, in Leber, Milz und Lymphknoten
zu finden.

Dazu gehört auch der Typ C (NPC 1-Protein-
Defekt), bei dem eine Cholesterin-Transportstö-
rung vorliegt. Hier sieht man Speicherzellen
mit häufig unterschiedlich großen Vacuolen. Gelegentlich sind blaue Körnchen im Zytoplasma
erkennbar. Man unterscheidet einen infantilen
und einen juvenilen bis adulten Verlauf.

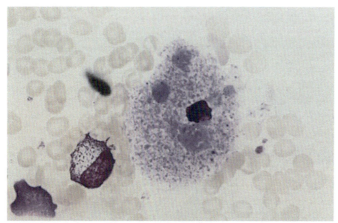

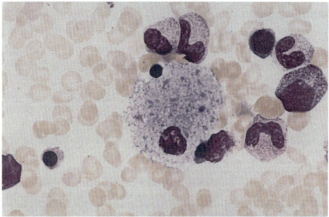

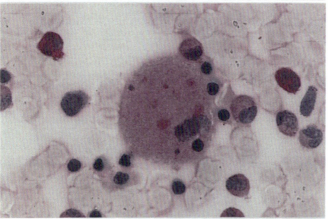

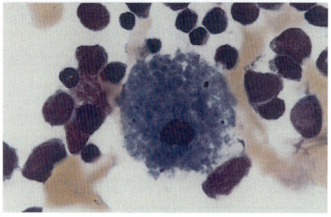

Abb. 40 a – d. Morbus Niemann-Pick

a, b Speicherzellen mit sehr kleinem Kern und dicht beieinanderliegenden feinen, z. T. zusammenfließenden blaß grau-blauen Einschlüssen, die sich z. T. bei der Färbung herauslösen und dann als Vakuolen erscheinen (schaumiges Zytoplasma)

c Bei der PAS-Reaktion relativ schwache Anfärbung

d Die Einschlüsse können stärker basophil gefärbt sein und entsprechen dann den Speicherzellen der „sea-blue histiocyte disease", die als Variante des Morbus Niemann-Pick anzusehen ist. Solche „sea-blue histiocytes" können aber auch als Speicherzellen bei gesteigertem Zellabbau – wie in diesem Fall – auftreten

5.5.3 Glykogenose Typ II
(Saure-Maltase-Mangel, Morbus Pompe)

Bei einem Erwachsenen mit schwerer Muskeldystrophie fanden wir in den Plasmazellen des Knochenmarks eine hochgradige Vakuolisierung (**Abb. 41 a – d**). Die PAS-Reaktion zeigte grobe positive Einschlüsse. Elektronenmikroskopisch, in Semidünnschnitten und zytochemisch wurde in den „Vakuolen" ein polysacharid- und proteinhaltiges Material gefunden (Pralle H, Schröder R, Löffler H (1975) Acta haematol 53: 109 – 117).

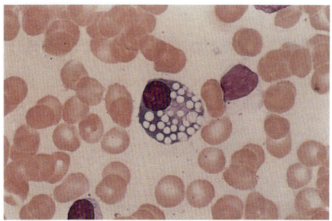
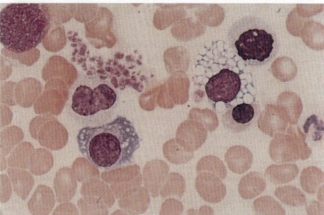
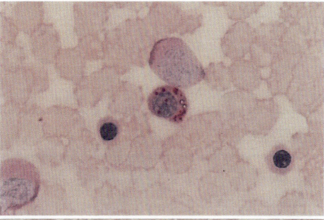
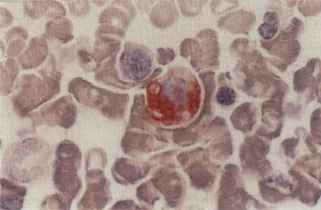

Abb. 41 a–d. Glykogenose II (Saurer-Maltase-Defekt Morbus Pompe)

a, b Unterschiedlich große, dicht bei-einanderliegende Vakuolen in Plasma-zellen, die zytochemisch und elektro-nenmikroskopisch Glykopeptid enthalten

b

c PAS-Reaktion. Grobe Einschlüsse in Plasmazellen

d Saure Phosphatase. Starke Reaktion im Bereich der „Vakuolen"

5.6 Hämophagozytische Syndrome

Eine Phagozytose von Blutzellen durch Makrophagen kann bei reaktiven Zuständen im Rahmen von Entzündungen, Immunreaktionen oder bei malignen Erkrankungen auftreten. Eine familiäre Verlaufsform, die familiäre hämophagozytische Lymphohistiozytose, tritt überwiegend bei Säuglingen und in 80 % der Fälle vor dem 2. Lebensjahr auf. Ausgeprägte Phagozytoseerscheinungen mit stark vermehrten Makrophagen wurden früher häufig als maligne Histiozytosen oder histiozytäre medulläre Retikulosen bezeichnet. Viele dieser Zustände können durch Viren (z. B. Zytomegalievirus), aber auch durch andere Erreger verursacht sein. Sie treten v. a. bei immunsupprimierten Patienten, aber auch im Verlaufe maligner Erkrankungen auf. Bei den „malignen Histiozytosen" handelt es sich wohl überwiegend um besondere Differenzierungsformen der Monozytenleukämie und z. T. um verkannte großzellige maligne Lymphome. Echte Neoplasien mit dem Phänotyp von Makrophagen sind wohl extrem selten.

IV

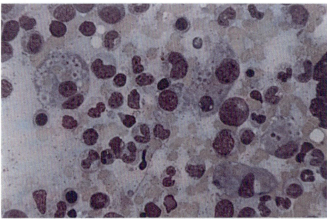

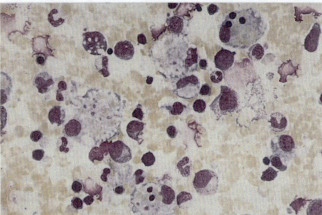

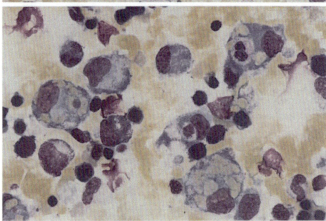

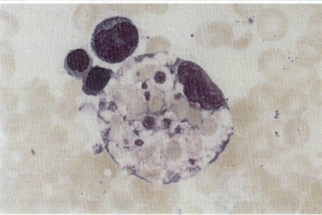

Abb. 42 a – h. Hämophagozytisches Syndrom

a Knochenmarkübersicht mit mehreren Makrophagen, die Erythrozyten und Thrombozyten phagozytiert haben. Die Ursache ist in diesem Fall unbekannt

b Makrophagen mit Erythrozyten, Thrombozyten und oben rechts kleinen Zellkernen im Zytoplasma

c Knochenmark von demselben Patienten. Oben rechts phagozytierter Neutrophiler

d Zellkern des Makrophagen durch die aufgenommenen Erythrozyten und Thrombozyten an den Rand gedrängt

5 · Knochenmark

Abb. 42 e – h

e Makrophagen mit phagozytierten
Normoblasten

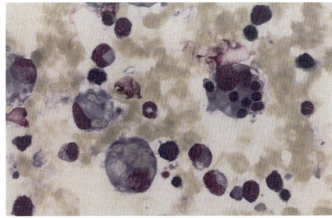

f Phagozytose von 2 stabkernigen Neutrophilen und einem Kernrest. Kern des
Makrophagen rechts unten

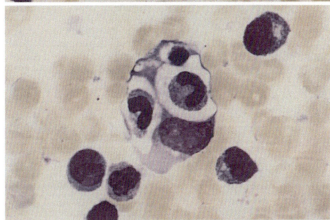

g Starke Saure-Phosphatase-Aktivität in
Makrophagen, die noch nach 15 Monaten in luftgetrockneten Ausstrichen erhalten war

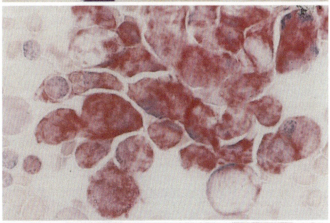

h Präparat desselben Patienten mit
starker Esteraseaktivität der Makrophagen (frischer Ausstrich)

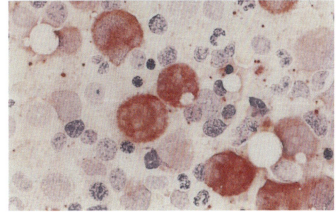

5.7 Histiocytosis X

Bei Histiocytosis X (Langerhanszell-Histiozytose; **Abb.** 43) findet man große Zellen mit weitem, graublauem Zytoplasma und runden bis ovalen Kernen, die als Marker CD11c, CD1 und S-100-Protein besitzen. Elektronenmikroskopisch sind die für Langerhans-Zellen spezifischen Birbeck-Granula nachweisbar. Charakteristisch sind vielkernige Riesenzellen.

5 · Knochenmark

Abb. 43 a – d

a, b. Knochenmarkbefall bei Histiocytosis X (Langerhanszell-Histiozytose). Man
sieht große Zellen mit breitem, graublauem Zytoplasma und runden bis
ovalen Kernen

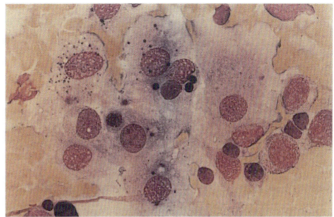

b

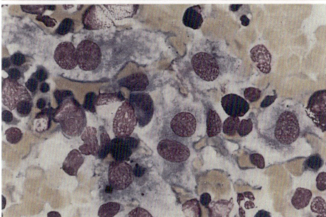

c Zytochemischer Nachweis von unspezifischer Esterase (ANAE): feingranuläre
Reaktion im Zytoplasma

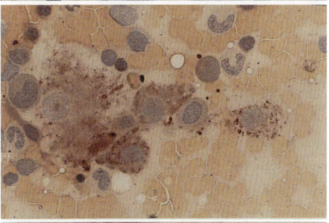

d Nachweis von saurer Phosphatase
im Zytoplasma der malignen Zellen.
Die Reaktion ist im Vergleich zu Makrophagen deutlich schwächer

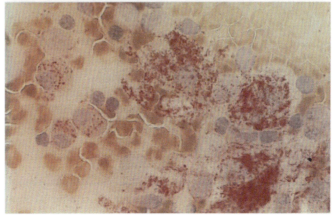

5.8 Chronische myeloproliferative Erkrankungen (CMPE)

Essentielle Thrombozythämie, Polycythaemia vera, Osteomyelosklerose und chronische myeloische Leukämie wurden von Dameshek als „**myeloproliferatives Syndrom**" zusammengefaßt. Seit dem Nachweis des Philadelphia-Chromosoms (Ph) durch Nowell und Hungerford im Jahre 1960 und später der zugrundeliegenden BCR/ABL-Translokation durch Bartram et al. muß die chronische myeloische (granulozytäre) Leukämie scharf von den anderen chronischen myeloproliferativen Erkrankungen abgegrenzt werden. Die Konzeption der CMPE ist mit manchen Ähnlichkeiten des Verlaufs begründet, einige scheinbare Übergänge zwischen den verschiedenen Formen können heute mit molekulargenetischer Technik geklärt und als verschiedene Erscheinungsformen der chronischen myeloischen Leukämie eingestuft werden. Allerdings sind keinesfalls alle Fragen geklärt, und eine genaue Beschreibung des Einzelfalles ist notwendig.

Die Diagnose der *essentiellen Thrombozythämie* stützt sich auf die konstant erhöhte Thrombozytenzahl über $6 \cdot 10^9/l$, Ausschluß einer anderen Ursache (auch chronische entzündliche Erkrankungen) sowie die Vermehrung von Megakaryozyten im Knochenmark, die häufig nur geringe Anomalien zeigen (Übersegmentierung der Kerne) und in Nestern (Cluster) zusammenliegen. Im peripheren Blut können neben der Thrombozytose eine geringe Leukozytose mit geringer Basophilie und Eosinophilie bestehen. Eine chronische myeloische Leukämie muß dann durch Chromosomen- und/oder molekulargenetische Untersuchung ausgeschlossen werden. Eine *Polycythaemia vera* kann nur diagnostiziert werden, wenn die Kriterien der Polycythemia-Vera-Study-Group erfüllt sind. Im Knochenmark ist die Zelldichte deutlich erhöht, im Vollbild der Erkrankung fehlen Fettzellen vollständig. Am auffälligsten ist die erhebliche Vermehrung von Megakaryozyten mit extremer Größenvarianz, die Erythropoese und in der Regel auch die Granulozytopoese sind deutlich gesteigert, Speichereisen fehlt. Eine geringe Vermehrung der Basophilen wird in Blut und Knochenmark beobachtet; zur genauen quantitativen Ermittlung der Knochenmarkstrukturen ist eine histologische Untersuchung notwendig. Die Aktivität der alkalischen Leukozytenphosphatase ist im Blutausstrich erhöht. Die *Osteomyelosklerose/Myelofibrose* ist durch Vermehrung der Gitterfasern und/oder der Spongiosa bis zur völligen Verödung des Knochenmarks und durch extramedulläre Blutbildung charakterisiert. Das Differentialblutbild kann der chronischen myeloischen Leukämie sehr ähnlich sein, es bestehen aber erhebliche Erythrozytenanomalien, besonders Tränentropfenzellen, Erythroblasten im Blutausstrich etc. Die ALP ist überwiegend erhöht oder normal. Von L. Pahl u. Mitarb. (Blood 100, 2441, 2002) wurde ein Membranrezeptor PRV-1 beschrieben, der bei Polycythaemia vera, z.T. auch bei Essentieller Thrombozythämie und Myelofibrose überexprimiert wird.

5 · Knochenmark

**Abb. 44 a – d. Essentielle Thrombo-
zythämie (E. T.)**

a Stark vermehrte Thrombozyten mit
Anisozytose im Blutausstrich

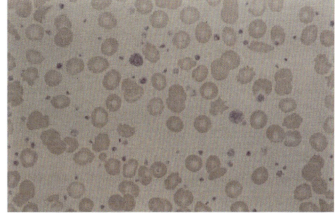

b Knochenmarkausstrich bei E. T. mit
großen Thrombozytenhaufen und einzelnen Megakaryozyten

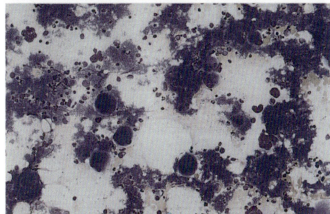

c Drei reife Megakaryozyten und große
Thrombozytenaggregate

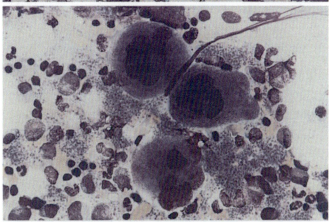

d Histologischer Befund bei E. T. Man
sieht eine erhebliche Vermehrung mäßig
polymorpher Megakaryozyten, die z. T.
in Gruppen zusammenliegen. Normaler
Fettzellanteil. Giemsa-Färbung

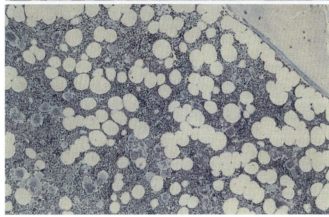

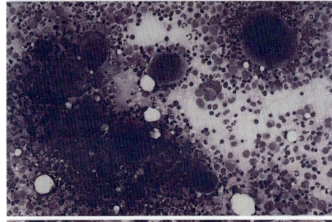
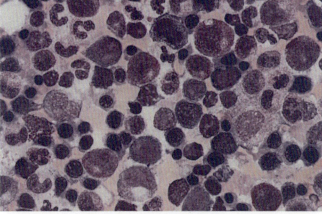
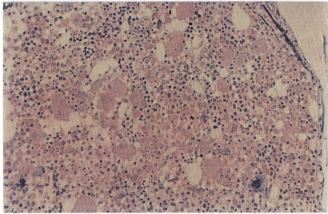

Abb. 45 a–d. Polycythaemia vera

a Knochenmarkausstrich mit stark vermehrtem Zellgehalt und deutlicher Vermehrung von Megakaryozyten unterschiedlichen Reifegrades mit erheblicher Größendifferenz

b Stärkere Vergrößerung, deutlich erkennbare Größendifferenz der Megakaryozyten

c Knochenmarkareal mit gesteigerter Erythropoese und Granulozytopoese, links ein Basophiler

d Histologischer Befund mit noch restlichen Fettzellen. Typische Vermehrung größendifferenter Megakaryozyten und der Erythropoese. Giemsa-Färbung

5 · Knochenmark

Abb. 45 e–h

e Stark erhöhte Aktivität der alkalischen Leukozytenphosphatase (rot) im Blutausstrich

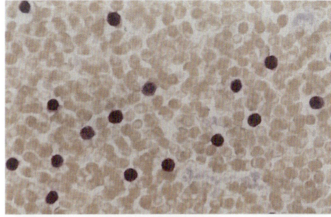

f Knochenmark bei Myelofibrose. Herdförmige Anordnung (Clustering) von polymorphen Megakaryozyten (Hämatoxylin-Eosin-Färbung HE-Färbung)

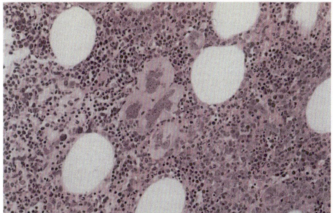

g Knochenmarkschnitt bei Myelofibrose. Versilberung. Starke Faservermehrung, **links unterhalb der Mitte** Megakaryozytencluster

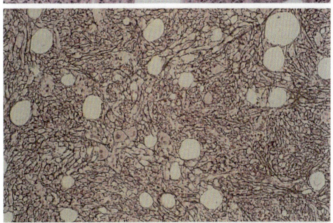

h Knochenmark bei Osteomyelosklerose (OMS). Nahezu vollständige Verödung des Markraumes durch Kollagen, Vermehrung der Spongiosabälkchen. HE-Färbung

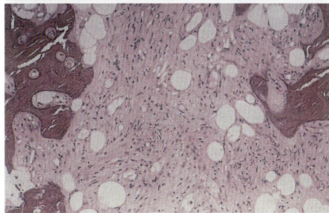

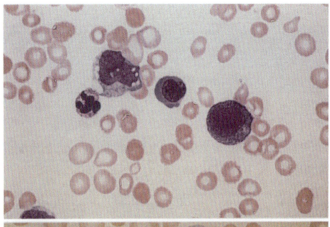

Abb. 46 a–d

a Blutausstrich bei Osteomyelosklerose (OMS). **Links** ein Monozyt und ein Segmentkerniger, **in der Mitte** ein Erythroblast, **rechts** ein Promyelozyt

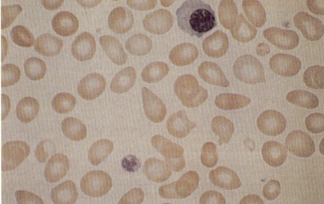

b Blutausstrich bei OMS. Erhebliche Poikilozytose mit Tränentropfenerythrozyten, **oben** ein Normoblast

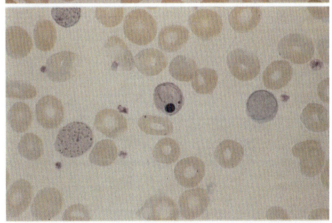

c Blutausstrich bei OMS. Starke basophile Tüpfelung, 2 Erythrozyten mit Cabot-Ringen, in der Mitte ein Erythrozyt mit Jolly-Körper und Kernrest

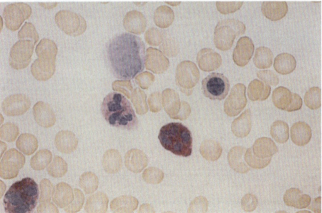

d Gesteigerte alkalische Leukozytenphosphatase (ALP) bei OMS. Je ein Neutrophiler mit Stärkegrad 1 und 4, ein Normoblast, **oben links** ein negativer Blast

5 · Knochenmark

Abb. 46 e – h

e Blutausstrich bei chronischer myelo-
proliferativer Erkrankung (CMPE). Fünf
Erythroblasten, in der Mitte basophile
Tüpfelung. Solche Fälle wurden früher
wohl als „chronische Erythrämie" bezeichnet. Ausschwemmung von Erythroblasten kann bei verschiedenen Formen
der CMPE auftreten

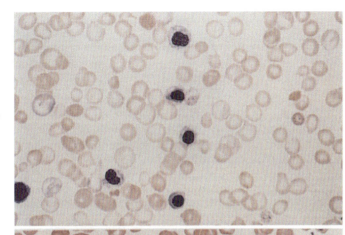

f Blutausstrich bei chronischer myeloischer Leukämie (CML) in akzelerierter
Phase nach Splenektomie. In der Mitte
ein Megakaryozytenkern, **rechts** 2 Megakaryoblasten, links ein Myeloblast

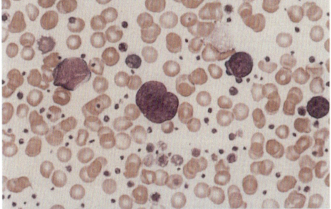

g Histologisches Schnittpräparat einer
Beckenkammstanzbiopsie eines Patienten mit „reiner" megakaryozytärer Mye-
lose. Man sieht praktisch 100 % Megakaryozyten unterschiedlichen Reifegrades. Giemsa-Färbung

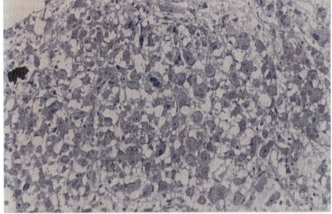

h Präparat desselben Patienten nach
Versilberung. Die häufig schwarzen Kerne
der Megakaryozyten und die Faservermehrung sind deutlich zu erkennen

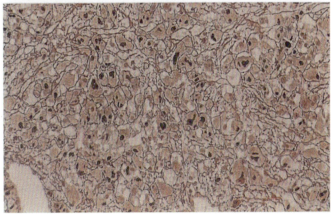

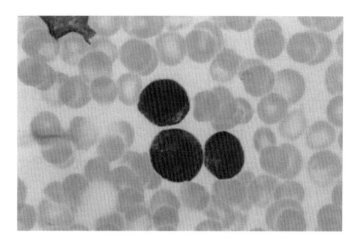

Abb. 46 i. Drei Blasten im peripheren Blut bei transienter Myeloproliferation (TAM): Alle drei Zellen besitzen ein sehr schmales, intensiv basophiles Zytoplasma, das bei den beiden unteren kaum erkennbar ist. Morphologisch besteht kein Unterschied zur Myeloischen Leukämie bei Down-Syndrom

5.8.1 Myeloische Leukämie und transiente Myeloproliferation (TAM) bei Down-Syndrom

Die akute myeloische Leukämie bei Down-Syndrom entspricht immunologisch meistens einer Megakaryoblasten-Leukämie. Die Blasten besitzen ein stark basophiles Zytoplasma, so dass man an Proerythroblasten erinnert wird. Sie spricht gut auf die übliche Behandlung an. Biologische Differenzen zwischen MDS und AML sind bei diesen Kindern nicht erkennbar. AML bei älteren Kindern mit Down-Syndrom (3 Jahre und älter) verhält sich eher wie AML bei Kindern ohne Down-Syndrom und hat eine schlechtere Prognose.

Die *transiente abnorme Myelopoese* oder *transiente Myeloproliferation* (TAM) ist klinisch und morphologisch von der AML nicht zu unterscheiden.

Spontanremissionen treten bei den meisten Patienten innerhalb von 3 Monaten auf. Bei ca. $^1/_4$ der Kinder entwickelt sich 1–3 Jahre später eine AML (**Abb. 46 i**).

5.8.2 Besondere Varianten der Megakaryozytenproliferation

Eine isolierte Megakaryozytenproliferation (**Abb. 46 g** und **h**) gibt es ebenso selten wie tumorartige Megakaryoblastome (s. **Abb. 104 d, e**).

Ein Fall mit ungewöhnlich starker Vermehrung von Megakaryoblasten und Promegakaryozyten sowie einem sehr hohen Anteil von Mitosen kann als Promegakaryozyten-Megakaryoblasten-Leukämie („megakaryocyte precursor cell leukaemia") eingestuft werden. Die sichere Zuordnung der Zellen und des Mitosen gelang durch immunzytochemischen Nachweis der Megakaryozytenmarker CD41 und CD61. Dieser Fall gehört eher zu den CMPE als zu den akuten Leukämien (**Abb. 47 a – h**; gemeinsame Beobachtung mit D. Müller, Hof).

Das Beispiel einer familiären Polyglobulie mit alkalischer Erythrozytenphosphatase zeigt **Abb. 48 a – c**.

Bei 4 Migliedern einer Familie (3 Generationen) fanden wir sowohl in einem Teil der Erythrozyten als auch in 100 % der Erythroblasten zytochemisch und biochemisch alkalische Phosphatase, die sich von der Neutrophilenphosphatase unterscheidet. Wahrscheinlich spielt bei der Genese der Erythrozytose der gesteigerte 2'3-Diphosphoglyceratabbau eine Rolle (gemeinsame Beobachtung mit H. Pralle, Klin Wochenschr 48 (1970): 763; Clin Chim Acta 46 (1973): 363).

5 · Knochenmark

Abb. 47 a – h. Promegakaryozyten-
Megakaryoblasten-Leukämie (nach
H. Löffler und D. Müller, unveröffent-
licht)

a Sechs megakaryozytäre Mitosen und
zahlreiche kleine Megakaryoblasten

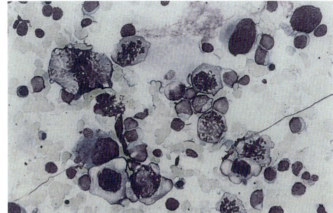

b Stärkere Vergrößerung. Megakaryoblasten und 4 Mitosen

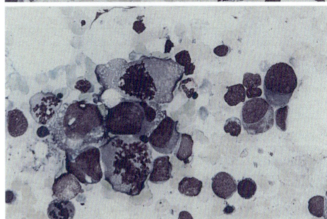

c Vier Mitosen, Blasten und ein Promegakaryozyt in der **unteren Bildhälfte**

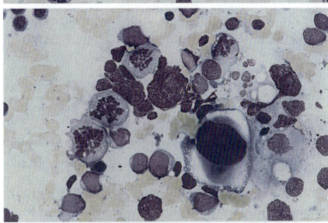

d Megakaryoblasten, eine Mitose, ein
Promegakaryozyt

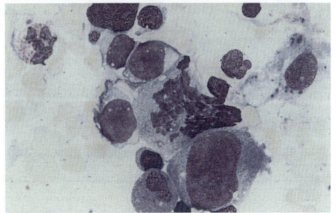

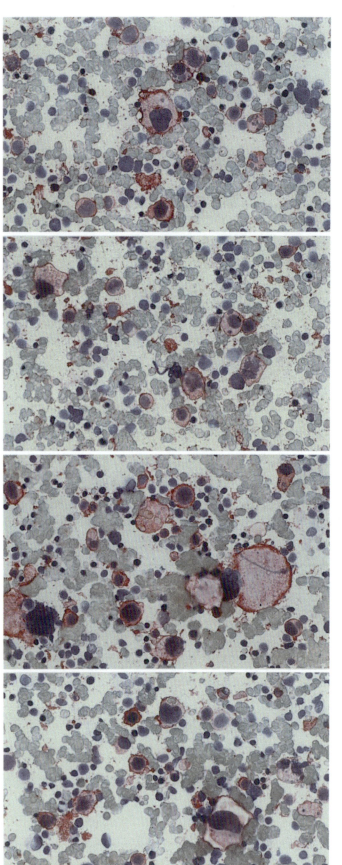

Abb. 47 e – h

e Immunzytochemischer Nachweis von CD41. Ein Großteil der Megakaryoblasten und Promegakaryozyten ist positiv

f CD41. Drei positive Mitosen, **links oberhalb** und **rechts unterhalb der Mitte**. Sonst wie e

g CD41. Neben Blasten und Promegakaryozyten **rechts** ein reifer Megakaryozyt positiv

h CD61. Dasselbe Ergebnis wie nach CD41

5.8.3 Familiäre Erythrozytose (Abb. 48 a – c) Zytochemischer Nachweis von alkalischer Phosphatase

a Blutausstrich. Erythrozyten schwach diffus und fein granulär positiv

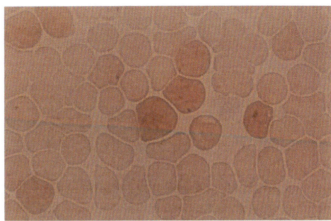

b Erythroblastengruppe im Knochenmarkausstrich mit deutlicher Reaktion im Zytoplasma (Substrat α-Naphthylphosphat)

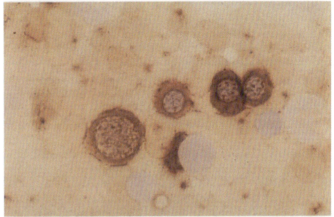

c Erythroblasten mit deutlicher Reaktion (rot) mit dem Substrat Naphthol-AS-Bi-Phosphat

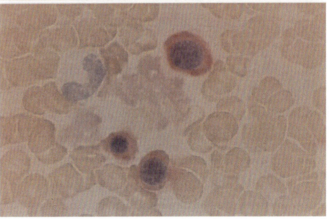

5.8.4 Chronische myeloische (granulozytäre) Leukämie (CML, CGL)

Für die Diagnose der chronischen myeloischen Leukämie ist das Blutbild oft entscheidender als das Knochenmark. Neben der Leukozytose und der pathologischen Linksverschiebung mit Auftreten unreifer granulozytopoetischer Formen bis hin zu Promyelozyten und Myeloblasten ist im *peripheren Blut* besonders eine Vermehrung von basophilen und eosinophilen Granulozyten auf die CML hinweisend. Daneben finden sich im Verlauf auch qualitative Änderungen einzelner Granulozyten wie Größenpolymorphie, Reifungsdissoziationen und mangelhafte Segmentierung („Pseudopelger"). In der frühen chronischen Phase fehlen sie meistens. Dieselben Veränderungen können auch bei hochgradigen reaktiv bedingten Leukozytosen gefunden werden. Das *Knochenmark* ist sehr zellreich. Die Erythropoese ist weitgehend in den Hintergrund gedrängt zugunsten der Granulozytopoese, die das ganze Zellbild beherrscht. Innerhalb der Granulozytopoese besteht eine starke Linksverschiebung. Wie im peripheren Blut sieht man eine Vermehrung der basophilen und eosinophilen Granulozyten sowie qualitative Zellveränderungen. Die Abgrenzung von Knochenmarkveränderungen bei hochgradigen reaktiven Leukozytosen ist manchmal schwer. Vor Entdeckung des Philadelphia-Chromosoms und der BCR-ABL-Translokation war die Bestimmung der erniedrigten oder fehlenden alkalischen Leukozyten-Phosphatase (ALP) diagnostisch wichtig, heute ist der Nachweis des Philadelphia-Chromosoms (Ph) entscheidend. Dabei handelt es sich um eine reziproke Translokation zwischen den langen Armen der Chromosomen 9 und 22 (t(9;22)). Dabei kommt es molekulargenetisch zu einer Translokation der Gene BCR und ABL. Es entsteht ein neues Fusionsgen, das BCR-ABL-Gen. Die korrespondierenden Proteine mit dem Molekulargewicht 210 (p210) und 190 (p190) sowie sehr selten 230 (p230) können mittels PCR in sehr geringer Konzentration nachgewiesen werden. Damit stehen für die Diagnostik und insbesondere für die Verlaufskontrolle nach intensiver Therapie sehr empfindliche Nachweismethoden neben Morphologie und Zytogenetik in Form der Molekularbiologie und durch Kombination von Molekularbiologie und Zytogenetik mit der FISH-Technik zur Verfügung.

Die Abgrenzung der CML von der chronischen myelomonozytären Leukämie (CMML), kann rein morphologisch schwierig sein, da es „Zwischenformen" gibt, die von der FAB als atypische CML bezeichnet wurden. Die sicherste Methode zur Unterscheidung ist der zytogenetische Nachweis der t(9;22) oder molekulargenetisch der BCR-ABL-Translokation; fehlen die Veränderungen, liegt keine CML (CGL) vor.

Fast alle chronischen myeloischen Leukämien gehen im Verlauf der Erkrankung in eine akute Phase über *(akuter Blastenschub, Blastenkrise)*. Diese kann aus der chronischen Phase oder nach Durchlaufen einer akzelerierten Phase entstehen. Die akzelerierte Phase ist neben klinischen Symptomen (Fieber, Knochenschmerzen, Milzvergrößerung) durch eine zunehmende Linksverschiebung der Granulozytopoese zu diagnostizieren. Oftmals wird eine zusätzliche Vermehrung der bei dieser Erkrankung ohnehin zahlreich vorkommenden basophilen Granulozyten gesehen. Gelegentlich kann es zu einem Aktivitätsanstieg der ALP im Blastenschub kommen. Manchmal beginnt der akute Schub in einzelnen Organen (zum Beispiel Milz oder Lymphknoten).

Mehrheitlich handelt es sich um zytochemisch und immunologisch identifizierbare Myeloblasten, seltener (20–30 %) um Lymphoblasten, die PAS-positiv sein können sowie immunologisch den Phänotyp einer c-ALL zeigen. Seltener treten Megakaryoblasten- oder Erythroblastenschübe, etwas häufiger gemischte Blastenschübe auf. Neben der t(9;22) kommen in der Akzeleration oder im Blastenschub häufig zusätzliche zytogenetische Veränderungen hinzu, die am häufigsten in einem zusätzlichen Philadelphia-Chromosom, in einem Isochromosom 17, einer Trisomie 8 oder Kombination bestehen.

Da die BCR-ABL-Translokation in frühen Stammzellen auftritt, sind außer einem Teil der T-Lymphozyten alle hämatopoetischen Zellen bei der CML betroffen, allerdings nicht zu 100 %. Es verwundert deshalb nicht, wenn Varianten der CML mit hohem Eosinophilen- oder Basophilenanteil beschrieben wurden. Sofern die typische zytogenetische oder molekulargenetische Störung vorliegt, besteht keine Notwendigkeit von Eosinophilen- oder Basophilenleukämie zu sprechen. Es existieren jedoch echte Eosinophilen- und Basophilenleukämien, die eher als akute Leukämien einzustufen sind und daher in diesem Kapitel beschrieben werden.

Tabelle 8. Stadien der CML

a) Chronische Phase	
Blutausstrich	*Knochenmark*
GP: Pathologische Linksverschiebung Eosinophile vermehrt Basophile vermehrt	GP: Stark hyperplastisch Linksverschiebung Eosinophile vermehrt Basophile vermehrt
EP: Normoblasten vereinzelt Anisozytose, Polychromasie	EP: Vermindert (absolut oder relativ)
ThP: Thrombozyten meist vermehrt Anisozytose, Riesenplättchen Megakaryozytenkerne vereinzelt	ThP: Megakaryozyten meist vermehrt, z. T. abnorme Formen (Mikrokaryozyten)

b) Akzelerierte Phase	
Blutausstrich	*Knochenmark*
GP: Pathologische Linksverschiebung, Pseudo-Pelger stärkeres Auftreten von Blasten < 20 % Basophile gelegentlich deutliche Zunahme < 30 %	GP: Pathologische Linksverschiebung stärkeres Auftreten von Blasten < 20 % Basophile gelegentlich deutlich vermehrt
EP: Normoblasten vereinzelt, Anisozytose, Polychromasie	EP: Vermindert
ThP: Thrombozyten normal bis vermindert Anisozytose, Megakaryozytenkerne vereinzelt	ThP: Normal bis vermindert

c) Akute Phase (Blastenschub)	
Blutausstrich	*Knochenmark*
GP: Fast ausschließlich Blasten	GP: Fast ausschließlich Blasten, > 30 %
EP: Erhebliche Anisozytose Polychromasie, Normoblasten	EP: Erheblich vermindert
ThP: Thrombozyten erheblich vermindert bis fehlend Anisozytose, Megakaryozytenkerne	ThP: Erheblich vermindert

GP   Granulozytopoese
EP   Erythrozytopoese
ThP Thrombozytopoese, Megakaryozytopoese

IV

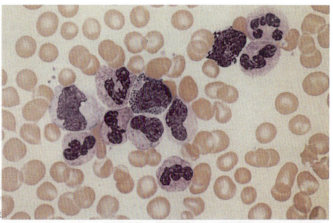

Abb. 49 a–h. Chronische myeloische Leukämie (CML)

a Blutausstrich mit vorwiegend reifen neutrophilen Granulozyten. In der Mitte ein Myelozyt, **rechts oben** ein Basophiler

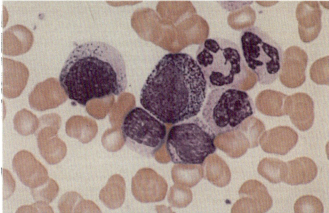

b Blutausstrich. **In der Mitte** ein Promyelozyt

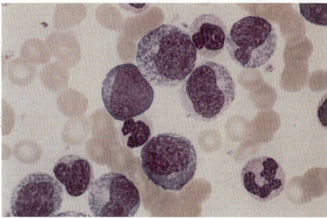

c Blutausstrich mit stärkerer Linksverschiebung: **In der Mitte** ein Myeloblast

d Blutausstrich mit 2 Basophilen

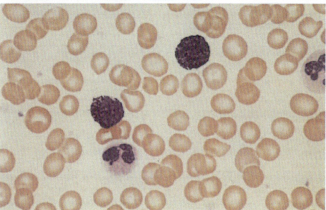

5 · Knochenmark

Abb. 49 e – h

e Blutausstrich mit 2 Blasten. In der chronischen Phase ist dies ein ungewöhnlicher Befund

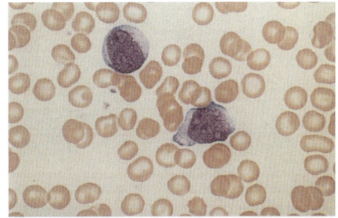

f Knochenmarkausstrich mit gesteigerter Granulozytopoese. Man sieht neben neutrophilen Granulozyten 2 Basophile und 4 Eosinophile

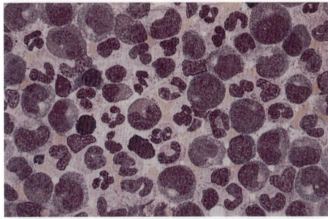

g Knochenmarkausstrich bei CML mit stark vermehrten Megakaryozyten, darunter viele rundkernige Formen mit reifem Zytoplasma

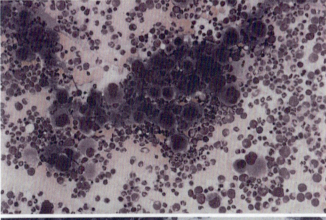

h Knochenmarkausstrich. Areal mit großem Megakaryozytenverband. Trotzdem typische CML mit BCR/ABL – Translokation

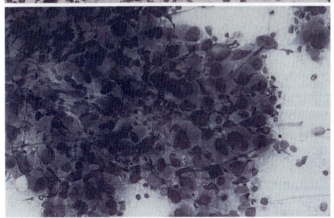

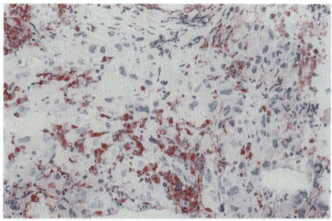

Abb. 50 a–d. Chronische myeloische Leukämie (CML)

a Sehr starke Megakaryozytenvermehrung, dazwischen (rot) neutrophile Granulozytopoese. Histologischer Schnitt, Naphthol-AS-D-Chloracetatesterase-Reaktion

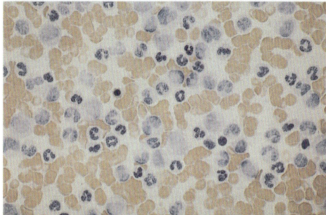

b Unbehandelte CML, Blutausstrich. Nachweis der alkalischen Leukozytenphosphatase: Keine positiven Zellen, Index 0

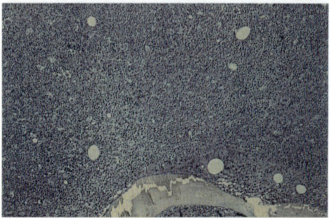

c Histologischer Schnitt einer Beckenkammstanzbiopsie. Giemsa-Färbung. Hier soll die extrem hohe Zelldichte bei stark verminderten Fettzellen demonstriert werden

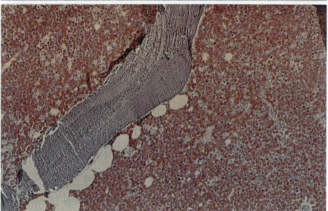

d Histologischer Schnitt einer CML in der chronischen Phase, Naphthol-AS-D-Chloracetatesterase-Reaktion. Dies demonstriert die extrem starke Vermehrung der neutrophilen Granulozytopoese

5 · Knochenmark

Abb. 51 a – f. Chronische myeloische Leukämie (CML)

a Knochenmarkausstrich. Man sieht 2 weitplasmatische Speicherzellen (Pseudo-Gaucher-Zellen) zwischen der gesteigerten Granulozytopoese

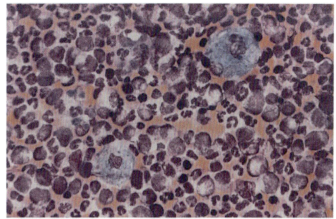

b Eine Pseudo-Gaucher-Zelle, die zytologisch von einer echten Gaucher-Zelle kaum zu unterscheiden ist

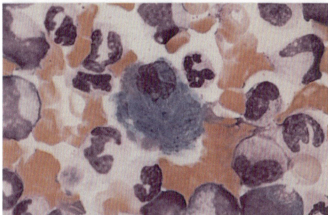

c Mehrere Pseudo-Gaucher-Zellen mit etwas stärker blauem Zytoplasma. Im polarisierten Licht ist die Unterscheidung von echten Gaucher-Zellen durch Doppelbrechung im Zytoplasma der Pseudo-Gaucher-Zellen möglich

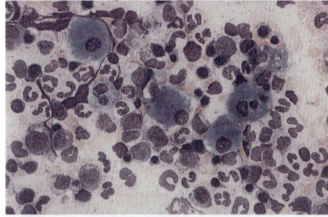

d Blasten, Promyelozyten und atypisch ausreifende Formen mit Kernatypien und mehrere kleine Basophile. Akzelerationsstadium einer CML

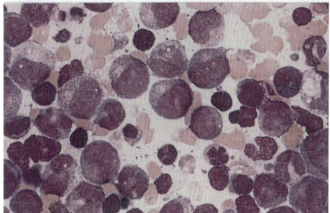

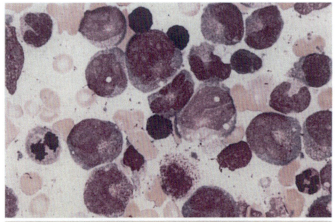

Abb. 51 e–f

e Stärkere Vergrößerung bei Akzeleration einer CML mit atypischen Formen und Basophilen

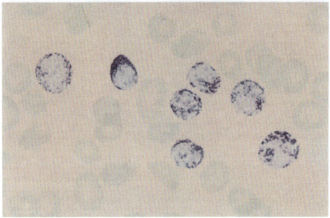

f Blutausstrich mit stark vermehrten basophilen Granulozyten bei akzelerierter CML. Toluidinblaufärbung

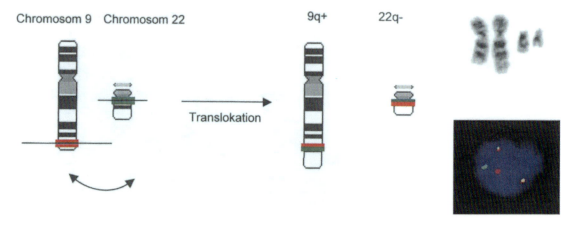

Abb. 52. Schematische Darstellung und partieller Karyotyp einer Philadelphia-Translokation t(9;22(q34;q11) und Interphase-FISH mit einer BCR/ABL Sonde. Durch die reziproke Translokation kommt es zu einer Splittung der Signale beider Sonden (rotes und grünes Fluoreszenz Signal), so dass folgende Signalkonstellation in einer Philadelphia-positiven Zelle entsteht: je ein rotes und ein grünes Signal auf dem jeweils unveränderten Chromosom 9 und 22 sowie je ein rot-grünes „Kolokalisationssignal" auf den derivativen Chromosomen 9 und 22

5 · Knochenmark

Abb. 53. Fluoreszenz-in-situ-Hybridisierung (FISH) kombiniert mit Fluores-
zenz-Immunphänotypisierung (FICTI-
ON). Nachweis der BCR/ABL (Philadel-
phia)-Translokation in einem Megakaryozyten. Die 2 Philadelphia-Trans-
lokationen in der Zelle sind an der
Kolokalisation eines grünen (BCR) und
eines roten (ABL) Signals zu erkennen.
Die blaue Zytoplasmafärbung zeigt die
CD-41-Positivität (Abbildung aus ge-
meinsamer Arbeit mit T. Haferlach et
al.)

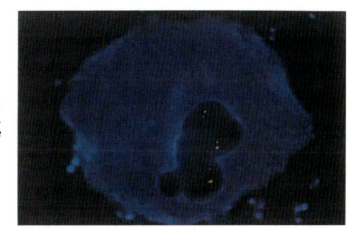

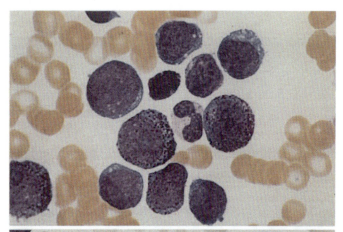

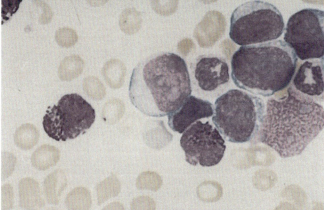

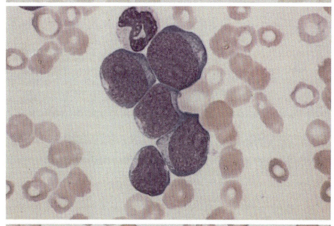

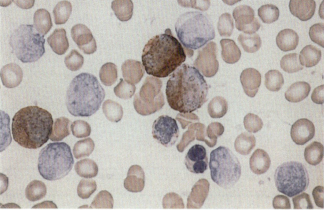

Abb. 54 a–g. Blastenschübe bei CML

a Blutausstrich bei myeloischem Blastenschub mit Myeloblasten und Promyelozyten, **in der Mitte** ein Stabkerniger und ein Basophiler

b Myeloischer Blastenschub. Blasten und Basophile

c Myeloischer Blastenschub. Blasten ohne Differenzierungszeichen

d Blutausstrich desselben Patienten. Peroxidasereaktion. **Oberhalb der Mitte** 2 positive Vorstufen

5 · Knochenmark

e Dieselbe Ausstrichserie wie in **c** und **d**. Immunperoxidasereaktion. Alle Blasten sind positiv. Bei unsicherem Befund kann man zusätzlich andere myeloische Marker wie CD13 und CD33 verwenden

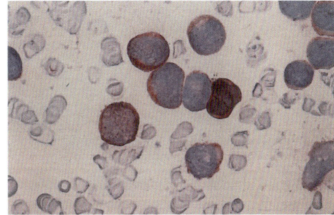

f Histologischer Schnitt bei Blastenschub. In der Mitte Blastennest (hellere Kerne). HE-Färbung

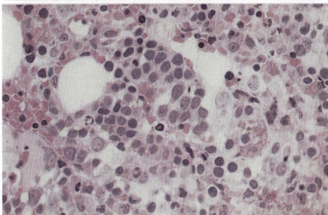

g Knochenmarkausstrich bei Myeloblastenschub mit hohem Anteil basophiler und einzelnen eosinophilen Granulozyten

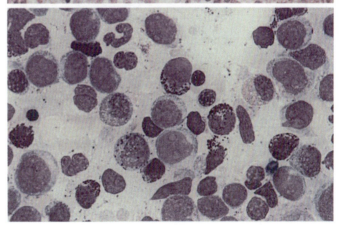

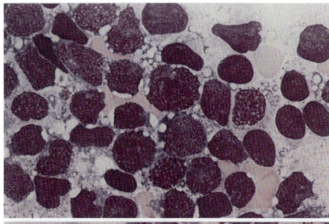

Abb. 55 a – d. Lymphoblastenschub bei CML. Immunphänotyp einer c-ALL

a Blasten mit zahlreichen großen Vakuolen im Zytoplasma

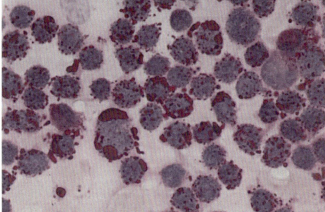

b Grobschollige und grobgranuläre PAS-Reaktion in den Vakuolen

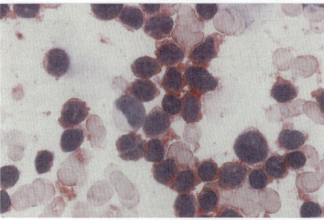

c Immunzytochemischer Nachweis von CD19. Alle Blasten sind positiv

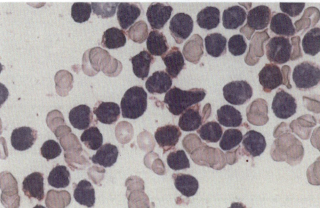

d Immunzytochemischer Nachweis von CD10. Alle Blasten sind positiv (rot)

5 · Knochenmark

Abb. 56 a – h. Megakaryozytäre/mega-karyoblastische und erythroblastische Schübe bei CML

a Megakaryoblastische/megakaryo-zytische Transformation

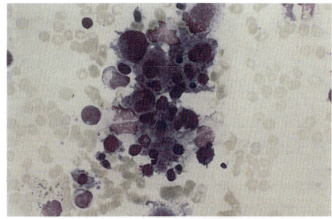

b Knochenmark desselben Patienten bei Esterasereaktion. Starke Aktivität der vorwiegend reiferen Megakaryozyten

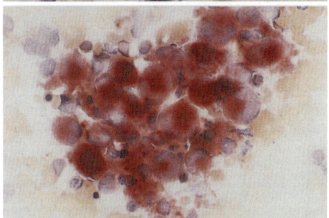

c Megakaryoblastäre Transformation eines anderen Patienten

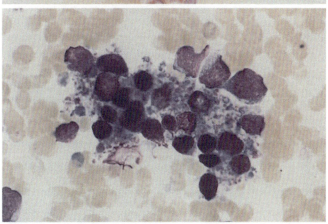

d Blutausstrich bei Megakaryoblasten-schub mit 3 Blasten

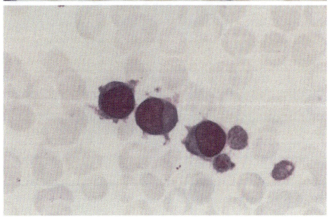

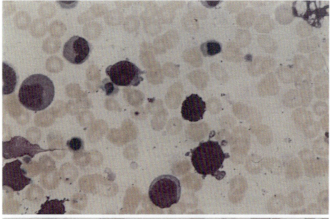

Abb. 56 e – h

e Megakaryoblastenschub mit 3 Blasten

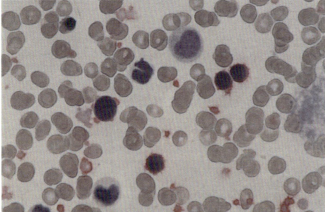

f Knochenmarkausstrich desselben Patienten wie in **e**. Immunzytochemischer Nachweis von CD61. Die Blasten sind positiv. Beachte die positiven Thrombozyten

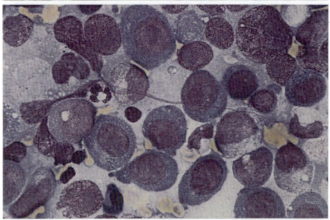

g Knochenmark eines Patienten mit Erythroblastenschub bei CML. Sehr unreife, z. T. megaloblastoide Erythroblasten

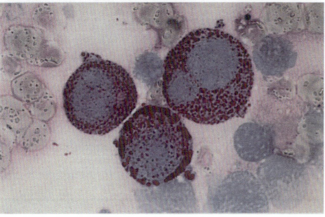

h Ausstrich desselben Patienten wie in **g**. Sehr starke grobgranuläre und schollige PAS-Reaktion

5.8.5 Chronische Neutrophilenleukämie (CNL)

Die Krankheit ist extrem selten. Man findet eine anhaltende Blut-Neutrophilie, das Knochenmark ist hyperzellulär bedingt durch hochgradig vermehrte neutrophile Granulozytopoese. Das Philadelphia-Chromosom oder das BCR/ABL-Fusiongen fehlen. Im Blutausstrich sieht man fast ausschließlich Segmentkernige und Stabkernige, meistens weniger als 5 % myeloische Vorstufen, praktisch nie Blasten. Die reifen Neutrophilen können toxisch granuliert oder normal erscheinen, Dysplasiezeichen fehlen, Erythrozyten und Thrombozyten sind unauffällig, die alkalische Neutrophilenphosphatase ist erhöht. 90 % der Fälle haben einen normalen Karyotyp, man findet keine spezifischen Veränderungen. Diese schlecht definierte Leukämie kommt wohl nur bei Erwachsenen und Adolszenten vor, die Diagnose darf nur gestellt werden, wenn alle Ursachen einer reaktiven Neutrophilie oder andere myeloproliferative Erkrankungen ausgeschlossen sind.

5.8.6 Chronische Eosinophilenleukämie (CEL) und Hypereosinophiles Syndrom (HES)

Die beiden Krankheitsbilder sind schwierig zu unterscheiden, weil die klinischen Befunde und die hämatologischen und andere Laborbefunde keine scharfe Abgrenzung ermöglichen; man findet in beiden Fällen eine persistierende Eosinophilie von 1,5 × 10/L, der Blastenanteil sollte im peripheren Blut und Knochenmark < 20 % betragen. Bei der CEL sollte die Klonalität der Eosinophilen oder eine Vermehrung von Blasten im Blut oder Knochenmark (< 20 %) nachgewiesen werden. Wenn diese Kriterien fehlen und keine auslösende Ursache für die Eosinophilie gefunden wird, handelt es sich um ein idiopathisches Hypereosinophiles Syndrom, bei dem kürzlich Veränderungen am PDGF-Rezeptor entdeckt wurden (s. auch S. 111, Abb. 34 und S. 259–261, Abb. 112).

5.9 Myelodysplastische Syndrome (MDS)

Im Jahre 1982 wurden von der FAB-Gruppe die diagnostischen Kriterien und eine Klassifizierung der MDS vorgestellt. Es handelt sich dabei um eine Gruppe von subakut bis chronisch verlaufenden Erkrankungen, die mit quantitativem und qualitativem Blutbild- und Knochenmarkveränderungen einhergehen.[1] Das Krankheitsbild wird überwiegend bei älteren Patienten beobachtet. Ein Teil der Fälle transformiert in akute Leukämien. Ein wesentliches Kriterium ist die Zahl der im Knochenmark und / oder im peripheren Blut nachweisbaren Blasten. Immer besteht eine Zytopenie (Anämie, Granulozytopenie oder Thrombozytopenie), trotz normo- oder hyperzellulärem Knochenmark (ineffektive Hämatopoese). Die Störungen der Erythropoese (Dyserythropoese) zeigen sich in quantitativen und qualitativen Abnormitäten der kernhaltigen Vorstufen im Knochenmark und der Erythrozyten im peripheren Blut (**Tabelle 9**). Der Anteil der Erythropoese im Knochenmark kann vermehrt ($> 50\%$) oder vermindert ($< 5\%$) sein. Die Störungen der Granulozytopoese (Dysgranulozytopoese) zeigen sich im Knochenmark durch Anomalien der Granula oder der Kerne (Pseudo-Pelger, Ringformen etc.). Die Zytoplasmabasophilie ist gelegentlich ungleichmäßig verteilt mit einem dichten basophilen Rand in der Zellperipherie. Im peripheren Blut sind die Neutrophilen oft agranulär bzw. hypogranulär, und es besteht manchmal noch eine Zytoplasmabasophilie der reifen Formen. Die Störung der Megakaryozyten (Dysmegakaryozytopoese) zeigt sich im Auftreten abnormer Zellen (Mikromegakaryozyten, große mononukleäre Formen, Übersegmentierte, viele Einzelkerne). Im peripheren Blut finden sich abnorme Thrombozyten (Riesenformen, erhebliche Anisozytose) (**Tabelle 9**).

Zwei Typen von Blasten werden bei den MDS beobachtet (s. **Abb. 68 S. 183**):

Typ I: Die Zellen variieren zwischen von Myeloblasten nicht unterscheidbaren bis hin zu Zellen unterschiedlicher Größe, die als unklassiffizierbar einzustufen sind. Zytoplasmagranula fehlen immer, der Kern zeigt gut abgrenzbare Nukleolen und ein aufgelockertes Chromatingerüst.

---

[1] Bennett et al. (1982) Brit. J Haematol 51:189.

Tabelle 9. Dysplasiezeichen

Erythropoese
Vielkernigkeit, megaloblastäre Kernveränderungen, abnorme Mitosen, Karyorrhexis, Ringsideroblasten, grobe Eisengranula, Zytoplasmavakuolen.

Granulozytopoese
Pseudo-Pelger-Formen, Übersegmentierung, Riesenformen, Ringkerne, Hypogranulierung, abnorme Basophilie, Peroxidasedefekt, atypische positive Esterase in Neutrophilen und Eosinophilen.

Megakaryopoese
Mikro(mega)karyozyten (kleiner, runder Kern, reifes Zytoplasma), große einkernige Formen, viele kleine Kerne, übersegmentierte Kerne, ungleiche Ausreifung des Zytoplasmas, Anisozytose der Thrombozyten, Riesenthrombozyten.

Typ II: Die Zellen haben wenige Primär-(azurophile) Granula, das Kernzytoplasma-Verhältnis ist geringer und der Kern ist zentral gelegen.

Die FAB-Gruppe unterschied fünf Formen der MDS (**Tabelle 10a**). Von der WHO werden 7 Subtypen mit 2 Varianten der RAEB abgegrenzt (**Tab. 10b**), die CMML wird einer besonderen Kategorie zugeordnet (s. unten). Von pädiatrischer Seite wird die Beibehaltung von RAEB-t empfohlen (Leukemia 17, 277 (2003)).

1. Refraktäre Anämie (RA). Hauptsymptom ist die Anämie. Im peripheren Blut besteht eine Verminderung der Retikulozyten, Blasten fehlen oder betragen nicht mehr als 1%: im Knochenmark, das normo- oder hyperplastisch ist, überwiegt meistens die mehr oder weniger dysplastische Erythropoese. Dysplasiezeichen der Granulo- und Megakaryozytopoese können vorhanden sein, Blasten sind weniger als 5% nachweisbar.

2. Refraktäre Anämie mit Ringsideroblasten (RARS). Im Unterschied zur RA finden sich mehr als 15% Ringsideroblasten. Wenn Granulozytopoese und Megakaryozyten nicht betroffen sind, besteht die beste Prognose dieser Verlaufsform („reine" sideroblastische Anämie). Für die Variante mit Beteiligung der anderen Reihen wurde die Bezeichnung RCMD-RS eingeführt (s. **Tab. 10b**).

3. Refraktäre Anämie mit Blastenexzeß (RAEB). Es besteht meist eine Zytopenie, alle drei Zelllinien im peripheren Blut zeigen Abnormitäten. Wenige Blasten ($< 5\%$) können im peripheren Blut vorkommen. Das Knochenmark ist hyperzellulär mit unterschiedlicher Hyperplasie der Erythro- oder Granulozytopoese. Immer besteht eine Dyserythropoese, Dysgranulozytopoese und / oder Dysmegakaryozytopoese. Ringsideroblasten können vorhanden sein. Der Anteil von Blasten (Typ I und II)

Tabelle 10a. Kriterien der FAB-Gruppe für die Subtypen der MDS. Diagnostisch entscheidende Befunde sind hervorgehoben

		Knochenmark		Blut	
Diagnose	Abkürzung	Blasten[a]	Ringsideroblasten[b]	Blasten	Monozyten $\times 10^9/l$
Refraktäre Anämie	RA	< 5 %	< 15 %	1 %	< 1
Refraktäre Anämie mit Ringsideroblasten	RARS	< 5 %	**15 %**	1 %	< 1
Refraktäre Anämie mit Blastenvermehrung	RAEB	**5 – 20 %**	unterschiedl.	< 5 %	< 1
RAEB in Transformation	RAEB-t	**> 20[c] < 30**	unterschiedl.	5 %	< 1
Chronische myelo-monozytäre Leukämie	CMML	< 20 %	unterschiedl.	< 5 %	**1**

[a] % aller kernhaltigen Zellen.
[b] % der Erythroblasten.
[c] 20 % genügen, wenn peripher > 5 % Blasten oder Auer-Stäbchen vorhanden sind.

Tabelle 10b. WHO-Einteilung der myelodysplastischen Syndrome

Entität*	Dysplasie**	Blasten im Blut	Blasten im Knochenmark	Ringsideroblasten im Knochenmark	Zytogenetik
5q-Syndrom	meist nur E	< 5 %	< 5 %	< 15 %	nur 5q-
RA	meist nur DysE	< 1 %	< 5 %	< 15 %	verschieden
RARS	meist nur DysE	keine	< 5 %	15 %	verschieden
RCMD	2 – 3 Linien	selten	< 5 %	< 15 %	verschieden
RCMD-RS	2 – 3 Linien	selten	< 5 %	15 %	verschieden
RAEB-1	1 – 3 Linien	< 5 %	5 – 9 %	< 15 %	verschieden
RAEB-2	1 – 3 Linien	5 – 19 %	10 – 19 %	< 15 %	verschieden
MDS-U	1 Linie	keine	< 5 %	< 15 %	verschieden

* RA = refraktäre Anämie; RARS = refraktäre Anämie mit Ringsideroblasten; RCMD = refraktäre Zytopenie mit Multilinien-Dysplasie; RCMD-RS = refraktäre Zytopenie mit Multilinien-Dysplasie und Ringsideroblasten; RAEB = refraktäre Anämie mit Erhöhung von Blasten; MDS-U = MDS unklassifizierbar
** Dysplasie in Granulozytopoese = Dys G, in Erythropoese = DysE, in Megakaryozytopoese = DysM, Multilineage Dysplasie = zwei bis drei Linien sind betroffen, Trilineage-Dysplasie = TLD = alle drei Zellreihen weisen Dysplasien auf

beträgt im Knochenmark 5 – 20 %. Variante RAEB-1 hat im Blut < 5 % und im Knochenmark 5–9 % Blasten, Variante RAEB-2 hat im Blut 5–19 % und im Knochenmark 10–19 % Blasten.

4. Die chronische myelomonozytäre Leukämie (CMML) ist zusammen mit der atypischen chronischen myeloischen Leukämie, der Juvenilen myelomonozytären Leukämie und der Myelodysplastischen/myeloproliferativen Erkrankung, unklassifizierbar in einer neuen Kategorie vereinigt. Vorherrschend ist die Monozytose, die im peripheren Blut absolut mehr als $1 \times 10^9/l$ betragen muß, oft zusammen mit einer Vermehrung reifer Granulozyten mit oder ohne Dysgranulozytopoese (wie hypogranulär und/oder Pelgerformen). Monozyten sind am besten mit der Esterasetechnik nachweisbar. Die Atypische chronische myeloische Leukämie ist Philadelphia- und BCR/ABL-negativ. Die diagnostischen Kriterien der CMML haben sich prinzipiell gegenüber der FAB-Einteilung nicht geändert. Je nach Blastenanteil wird ein Subtyp 1 mit 5 % Blasten im Blut und < 10 % Blasten im Knochenmark von einem Subtyp 2 mit 5–19 % Blasten im Blut und 10–19 % Blasten im Knochenmark unterschieden. Wenn Auer-Stäbchen vorkommen, handelt es sich um den Subtyp 2, vorausgesetzt, der Blastenanteil in Blut und Knochenmark liegt unter 20 %. Beträgt er 20 % oder mehr, liegt eine AML vor. Als weitere Variante kann die CMML mit Eo-

sinophilie abgegrenzt werden, wenn die Kriterien der CMML bestehen und zusätzlich $1,5 \times 10^9$ /L Eosinophile im Blut vorhanden sind. Bei dieser Variante, die z.T. auch als besonder Entität aufgefaßt wird, ist die Translokation t(5;12)(q 31; p 12) mit dem abnormen Fusionsgen TEL/PDGF gefunden worden. Obwohl es sich um einen seltenen Befund handelt (weniger als 1–2 % der Patienten mit CMML), ist der günstige Therapieeffekt von Imatinib bedeutsam.

Bei der juvenilen myelomonozytären Leukämie (JMML) findet man:

1. Eine Monozytose im Blut von 1×10^9 /L
2. Blasten < 20 % der Leukozyten im Blut und < 20 % aller kernhaltiger Zellen im Knochenmark
3. Kein Philadelphia-Chromosom oder BCR/ABL-Fusiongen
4. 2 oder mehr der folgenden Kriterien:
   HbF erhöht (entsprechend dem Alter)
   Unreife Granulozyten im Blut
   Leukozyten 10×10^9 /L
   Klonale chromosomale Anomalien (z.B. Monosomie 7)
   Hypersensitivität der myeloischen Vorstufen gegenüber GM-CSF in vitro
5. RAEB in Transformation. Das hämatologische Bild ist ähnlich der RAEB, hat aber mehr als 5 % Blasten im peripheren Blut, mehr als 20 % bis zu 30 % Blasten (Typ 1 und II) im Knochenmark und manchmal eindeutige Auer-Stäbchen in den granulozytopoetischen Vorstufen. Patienten mit RAEB in Transformation haben

meistens einen kurzen Verlauf durch den relativ schnellen Übergang in eine AML.

Als spezielle biologische Entität ist das 5q-Minus-Syndrom abzugrenzen, das früher in die Subgruppen RA oder RARS eingeordnet wurde. Es tritt vorwiegend bei älteren Frauen auf, hämatologisch wird eine makrozytäre Anämie gefunden, die Thrombozyten sind normal oder erhöht. Im Knochenmark findet man reichlich Megakaryozyten mit verminderter Kernsegmentierung, überwiegend mit runden Kernen und granuliertem Zytoplasma. Beweisend ist die zytogenetisch nachweisbare Deletion am langen Arm des Chromosoms 5 (5q-).

Eine weitere Entität, die sich zytogenetisch durch Deletion des kurzen Armes des Chromosoms 17 – del (17p) – und morphologisch durch ausgeprägte Dysgranulozytopoese mit teilweise fast vollständiger („homozygote") Pseudo-Pelger-Transformation der Granulozyten auszeichnet, ist meistens mit weiteren Chromosomenaberrationen verknüpft. Häufig sieht man eine sehr prominente Verklumpung des Chromatins. Veränderungen des p 53 werden als Ursache diskutiert.

Ein Teil der MDS-Fälle kann in die oben genannten Subtypen nicht eingeordnet werden. Es handelt sich dabei um Fälle mit hypoplastischen oder fibrosiertem Knochenmark, die meistens nur histologisch zu diagnostizieren sind, oder mit Vermehrung von Gewebs- oder Blutbasophilen einhergehen. Sie können als sekundäre MDS häufig nach zytostatischer Therapie auftreten.

5 · Knochenmark

Abb. 57 a – f. Myelodysplastische Syndrome (MDS)

a Erythroblasten mit megaloblastischen Veränderungen, **Mitte oben** zweikernige Form. Refraktäre Anämie (RA)

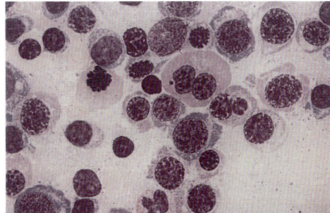

b Abnorme Erythroblastenmitosen mit fragmentierten und verklumpten Chromosomen

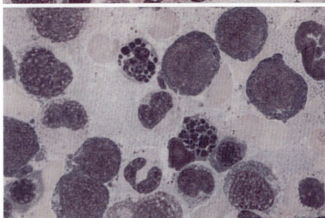

c Chromatinbrücken zwischen Erythroblastenkernen bei RA. Nicht von den Veränderungen bei CDA I zu unterscheiden

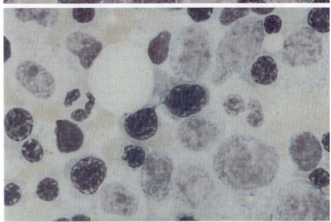

d **Oben** dreikerniger Proerythroblast, rechts unten atypische Mitose, **in der Mitte** ungranulierte und unten stark granulierte Pseudo-Pelger-Form, **links unten** Myeloblast. RAEB-t

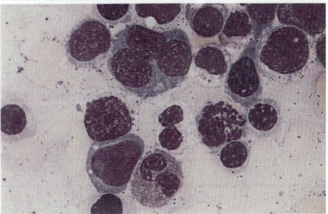

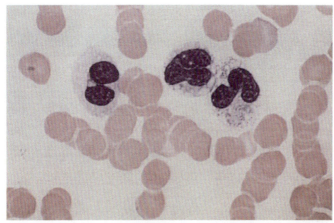

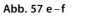

Abb. 57 e – f

e Links Pseudo-Pelger-Form ohne Granula, **Mitte** vakuolisiertes Zytoplasma, **rechts** Vakuolisierung und ungleich verteilte Granula. Solche Veränderungen findet man bei Anomalien am kurzen Arm des Chromosoms 17 (17p)

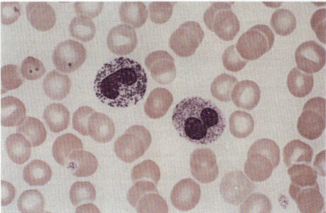

f Zwei Pseudo-Pelger-Formen, **links** mit „toxischen" Granula

5 · Knochenmark

Abb. 58 a – d. Dysgranulozytopoese

a Knochenmarkausstrich bei RAEB-t. Hypogranulierte Zellen der Granulozytopoese, in der Mitte und am Rande rechts je ein Myeloblast

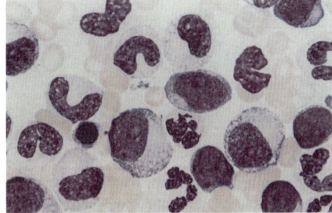

b In der Mitte polyploider Riesensegmentkerniger, **darunter** normal erscheinender neutrophiler Segmentkerniger

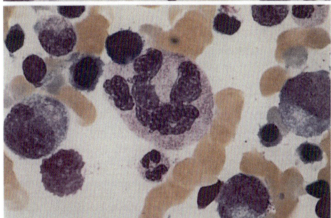

c Peroxidasereaktion. Partieller Peroxidasedefekt: Eine Zelle **oben** positiv, 3 Neutrophile **darunter** negativ

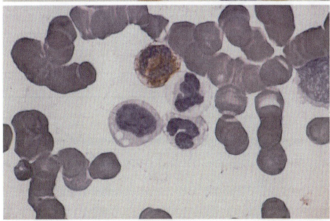

d Abnorme unspezifische Esterasereaktion (α-Naphthylacetat): Die meisten Neutrophilen in diesem Blickfeld haben schwache bis mäßige Esteraseaktivität, sie sind normalerweise negativ

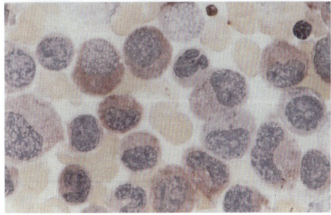

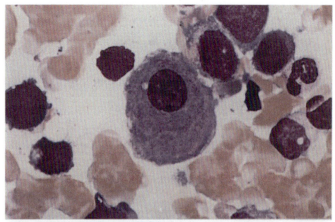

Abb. 59 a–d. Dysplasiezeichen der Megakaryopoese bei MDS

a Mikro(mega)karyozyt mit typischem kleinem rundem Kern und weitgehend ausgereiftem Zytoplasma. RAEB

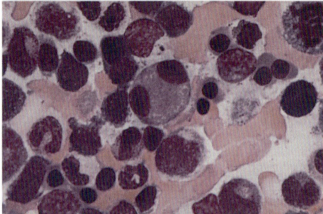

b In der Mitte zweikerniger Mikrokaryozyt. RAEB

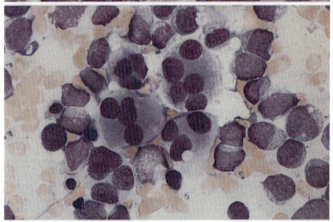

c Fünf abnorme Megakaryozyten mit jeweils mehreren Einzelkernen und abnormer Zytoplasmafärbung. **Rechts** Gruppe von Myeloblasten. Übergang von RAEB-t zu AML

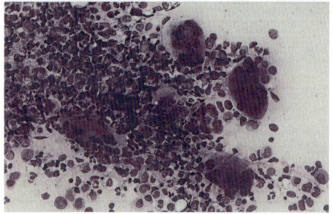

d Gruppe von mehrkernigen Megakaryozyten bei CMML

5 · Knochenmark

Abb. 60–67. Subtypen der MDS
Abb. 60 a – h. RARS
(Subtyp RA s. Abb. 57a–c)

a Knochenmarkausstrich bei RARS. Pappenheim-Färbung. Bei unauffälliger Kernform ist das Zytoplasma überwiegend noch basophil, z. T. unscharf begrenzt. Ähnlicher Befund wie bei ausgeprägtem Eisenmangel

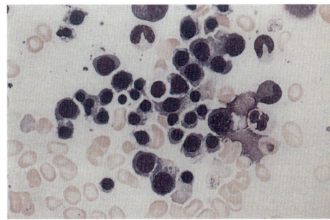

b Knochenmarkausstrich desselben Patienten bei Eisenfärbung. Die meisten Erythroblasten haben ringförmig um den Kern lokalisierte vergröberte Eisengranula (blau). **Links** ein „normaler" Erythroblast mit einem sicher erkennbaren Eisengranulum. Die anderen Erythroblasten sind typische Ringsideroblasten

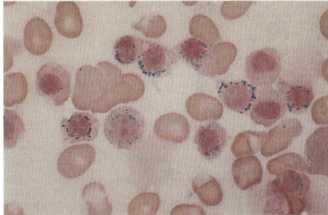

c Fünf reifere Ringsideroblasten und ein Proerythroblast, ebenfalls mit ringförmig angeordneten Eisengranula. Dies ist ein ungewöhnlicher Befund, da im Stadium des Proerythroblasten sonst keine Eisengranula nachweisbar sind

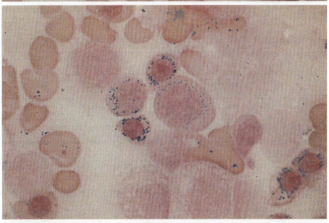

d Ringsideroblasten mit ungewöhnlich groben Eisengranula

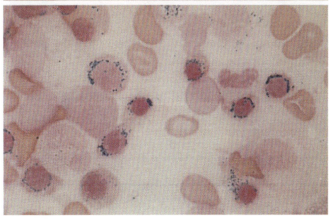

IV

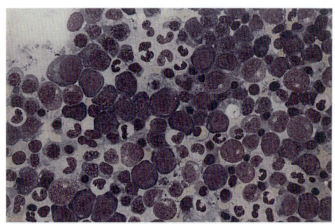

Abb. 60 e – h

e Ein anderer Fall von RARS mit z.T. megaloblastisch veränderter, überwiegend sehr unreifer Erythropoese

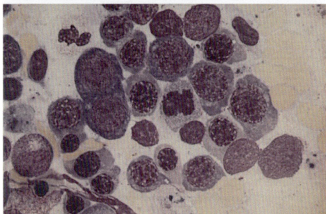

f Stärkere Vergrößerung, welche die megaloblastoiden Veränderungen deutlicher zeigt

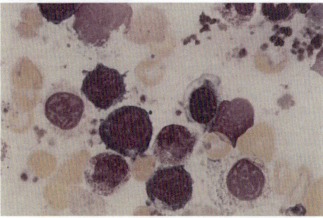

g Erythroblasten mit vakuolisiertem Zytoplasma bei RARS

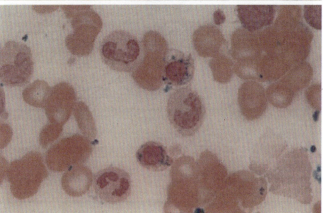

h Eisenfärbung desselben Knochenmarks wie in **g**. **Oben** Ringsideroblast mit vakuolisiertem Zytoplasma

Abb. 61 a, b

a Elektronenmikroskopischer Nachweis der Eisenablagerung in den Mitochondrien, die ringförmig den
Kern umlagern (Ringsideroblasten). (die Abb. verdanken wir Prof. Dr. H. E. Schäfer, Freiburg)

b Stärkere Vergrößerung der eisenbeladenen Mitochondrien

IV

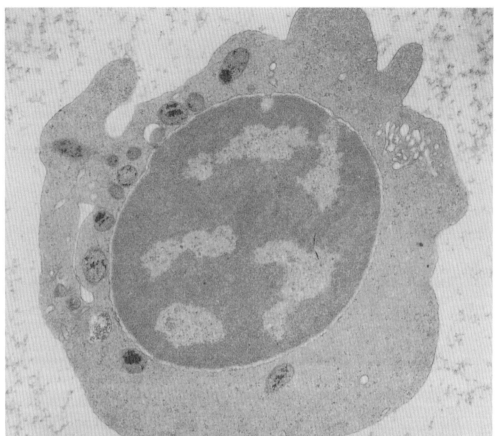

Abb. 61 a

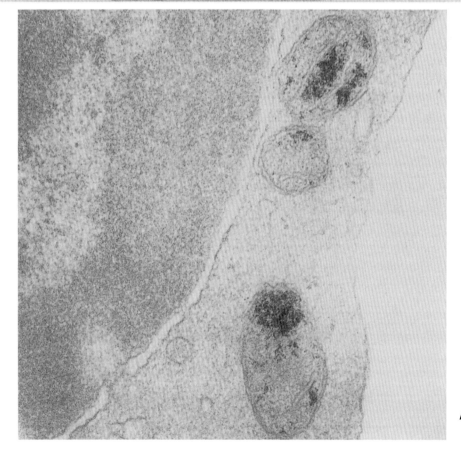

Abb. 61 b

5 · Knochenmark

Abb. 62. a – d

a Extrem gesteigerte, z. T. grobschollige Eisenablagerung in einem Knochenmarkbröckelchen bei MDS (z. T. transfusionsbedingt)

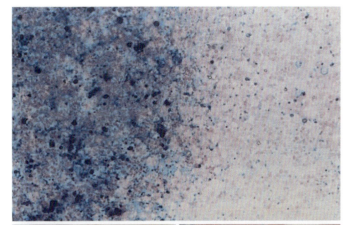

b Bei Pappenheim-Färbung erkennbare Hämosiderinablagerung in einer Plasmazelle (**links**). Rechts Knochenmark desselben Patienten bei Eisenfärbung. Man sieht die grobgranuläre Eisenablagerung im Zytoplasma einer Plasmazelle bei RARS. Der Kern liegt **rechts unten**

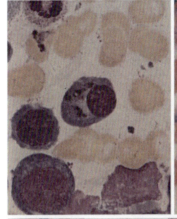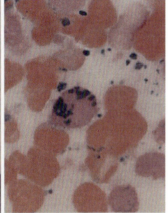

c – f 5q-minus-Syndrom

c Zwei Megakaryozyten mit rundlichen Kernen und unterschiedlich ausgereiftem Zytoplasma. Dies ist ein typischer Befund für dieses Syndrom

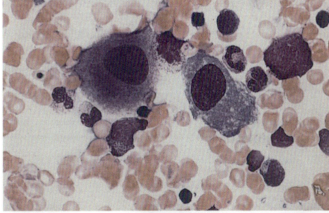

d Drei typische rundkernige Megakaryozyten, hier mit weitgehend ausgereiftem Zytoplasma

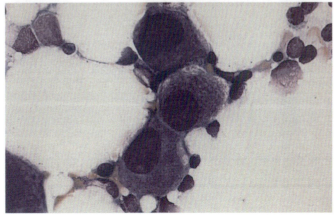

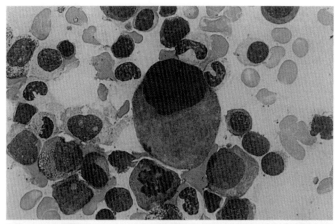

Abb. 62 e – f

e Großer Megakaryozyt mit unsegmentiertem Kern und z. T. noch basophilem Zytoplasma. Darunter eine Erythroblastenmitose und ein Myeloblast

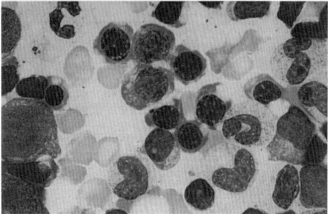

f Diskret megaloblastäre Erythropoese bei 5q-minus-Syndrom

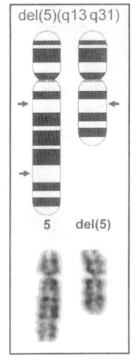

Abb. 63. Schematische Darstellung und partieller Karyotyp einer Deletion im langen Arm eines Chromosoms 5 del(5)(q13q31), sogenanntes 5q-; wird beim sog. 5q-minus-Syndrom und im Rahmen komplex aberranter Karyotypen bei der AML beobachtet. Die Pfeile markieren die Bruchpunkte

5 · Knochenmark

Abb. 64 a–h. RAEB und RAEB-t^a

a Knochenmarkausstrich bei RAEB. Links ein Myeloblast, darunter ein Lymphozyt. Die meisten Granulozyten im Myelozytenstadium sind ohne erkennbare Granula. Keine Monozyten im Blickfeld!

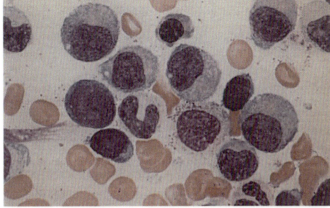

b Knochenmark von demselben Patienten, unspezifische Esterasereaktion. Abnorm starke Enzymaktivität in Zellen der Granulozytopoese als zusätzliches Dysplasiezeichen. Keine Monozyten!

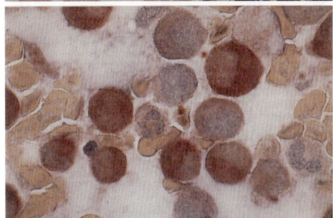

c Gruppe von Myeloblasten neben einigen ausreifenden Zellen der Granulozytopoese bei RAEB-t^a

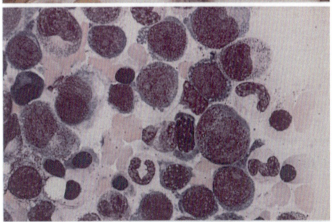

d Übergang von RAEB-t^a zur AML. Blastenanteil knapp unter 30 %. Gruppe von Myeloblasten, ein unauffälliger eosinophiler Myelozyt

^a Der Subtyp RAEB-t wurde nicht entfernt, da er im jüngsten pädiatrischen Klassifizierungsvorschlag für MDS bei Kindern beibehalten wurde

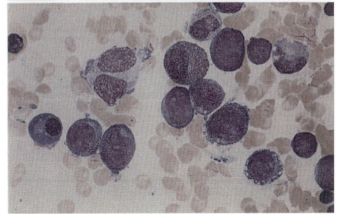

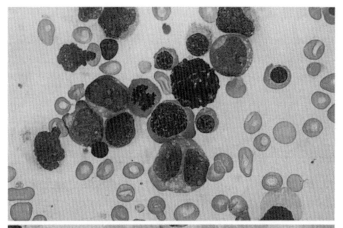

Abb. 64 e – h

e Myeloblasten und atypische Erythroblasten bei RAEB-t

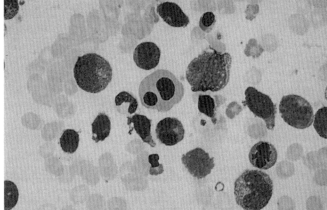

f Blasten und atypischer zweikerniger Erythroblast im Knochenmark bei RAEB-t

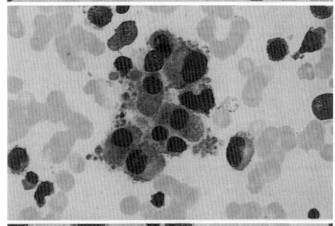

g Knochenmark desselben Patienten mit Gruppe von Mikro(mega)karyozyten

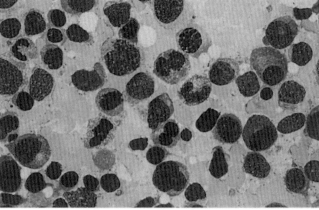

h Dysplastische Erythropoese und Blastenvermehrung bei RAEB-t

5 · Knochenmark

**Abb. 65 a – h. Chronische myelomono-
zytäre Leukämie (CMML)**

a Blutausstrich mit erheblicher Vermehrung von Monozyten, rechts von der
Mitte ein unreifer Myelozyt

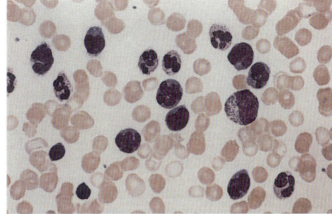

b Ausstrich desselben Patienten. Unspezifische Esterase. Monozyten überwiegend stark positiv (braune Anfärbung)

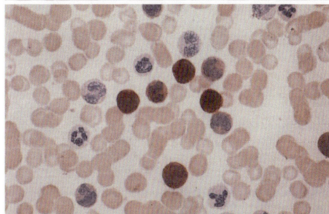

c Blutausstrich. Links ein großer Promo-
nozyt

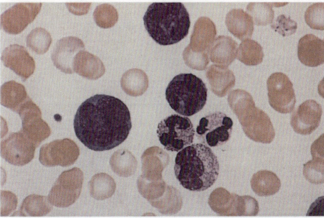

d Knochenmarkausstrich mit Monozy-
tenvermehrung und teils leicht dysplastischer neutrophiler Granulozytopoese

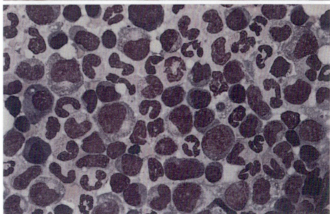

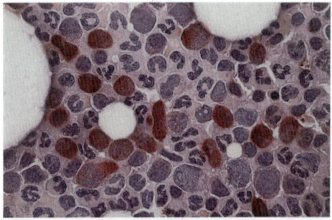

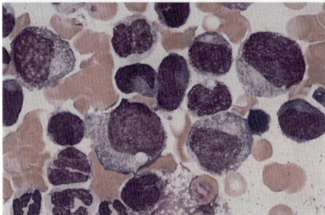

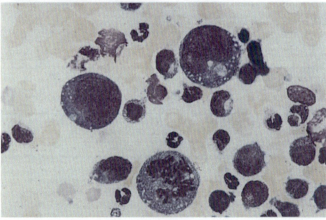

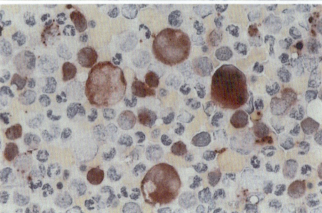

Abb. 65 e – h

e Knochenmark desselben Patienten wie in **d**. Unspezifische Esterasereaktion. Klare Unterscheidbarkeit der Monozyten, die nach Pappenheim-Färbung häufig schwierig abzugrenzen sind

f Knochenmarkausstrich mit Monozyten und dysplastischen Vorstufen der Granulozytopoese (weitgehend fehlende Granula)

g Ungewöhnlich große, stark polyploide Monoblasten, unten eine Mitose. „Blastenschub" bei CMML

h Knochenmark desselben Patienten, unspezifische Esterasereaktion. Die sehr großen Blasten und Promonozyten sind ebenso stark positiv wie die normal großen Monozyten

5 · Knochenmark

Abb. 66 a – h. Myelodysplasien mit Pseudo-Pelger-Veränderungen

a Knochenmarkausstrich. Kerne der neutrophilen Granulozytopoese mit grobschollig-verklumptem, lückenhaftem Chromatin

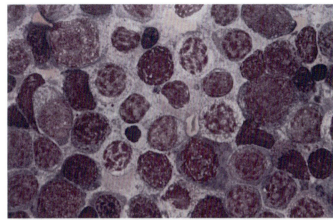

b Knochenmark von demselben Patienten mit dysplastischen Megakaryozyten und Erythroblasten. Die runden Formen der Granulozytopoese entsprechen Pseudo-Pelger-Formen vom homozygoten Typ

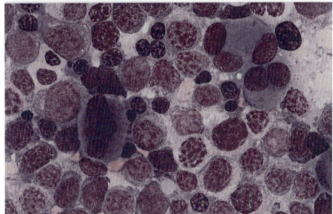

c Ungewöhnlich starke Fragmentierung des Chromatins in der Mitte. Man erkennt die Granula im Zytoplasma

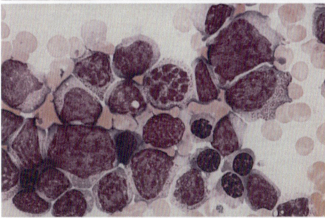

d Pseudo-Pelger-Formen vom homozygoten Typ bei einem anderen Patienten

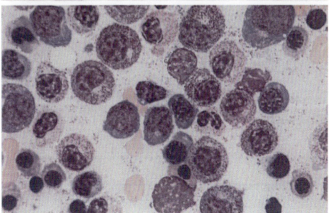

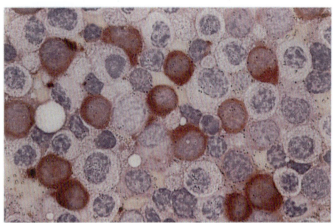

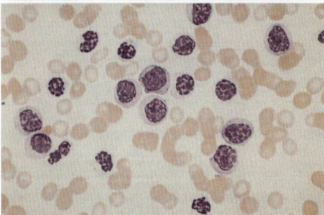

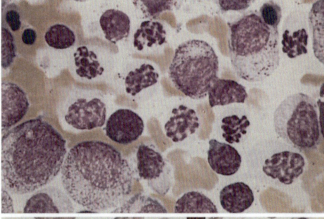

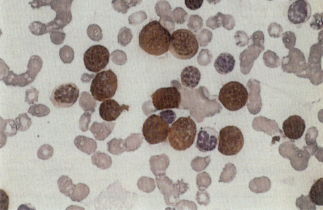

Abb. 66 e – h

e Knochenmark desselben Patienten wie in **d** unspezifische Esterasereaktion. Hoher Anteil von stark positiven, ebenfalls meist rundkernigen Monozyten. Die positiven Zellen entsprechen den rundkernigen Formen in **d**, mit grau-blauem Zytoplasma

f Blutausstrich eines anderen Patienten mit reichlich Pseudo-Pelger-Formen vom homozygoten Typ

g Knochenmark von demselben Patienten wie in **f**. Man sieht, daß die Verklumpung des Chromatins erst bei den reiferen Formen deutlich einsetzt

h Peroxidasereaktion. Die Pseudo-Pelger-Formen vom homozygoten Typ sind überwiegend stark positiv

5 · Knochenmark

Abb. 66 i Partieller Karyotyp eines di-zentrischen Chromosoms 5;17, welches zu einem gleichzeitigen Verlust des langen Armes von Chromosom 5 sowie des kurzen Armes von Chromosom 17 führt. Der Verlust des kurzen Armes von Chromosom 17 (17p-) bedingt den Verlust eines p53 Allels, welches auf dem kurzen Arm von Chromosom 17 in der Chromosomenbande 17p13 lokali-siert ist. Strukturveränderungen von 17p werden u.a. bei MDS und AML mit Pseudo-Pelger-Anomalie beobachtet.

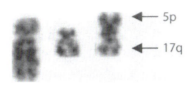

← 5p

← 17q

IV

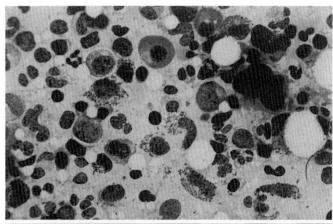

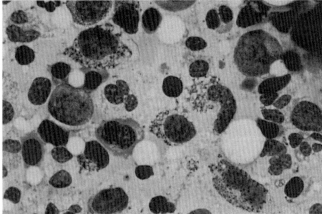

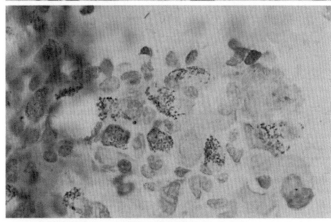

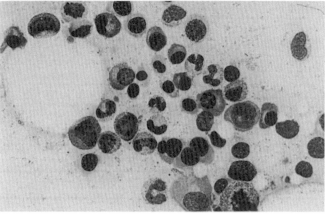

Abb. 67 a – d

a Knochenmark eines Patienten mit atypischem MDS und deutlicher Vermehrung von Gewebsmastzellen mit z. T. spärlichen Granula

b Knochenmark desselben Patienten wie in **a**. Stärkere Vergrößerung der atypischen Gewebsmastzellen

c Knochenmark desselben Patienten. Toluidinblaufärbung. Man erkennt die typische Metachromasie der Gewebsmastzellgranula

d Knochenmark bei HIV-Infektion. **Unten** vierkerniger dysplastischer Erythroblast

5 · Knochenmark

Abb. 67 e Stärkere Vergrößerung von dysplastischen Erythroblasten bei demselben Patienten. d und e demonstrieren, daß bei HIV erhebliche dysplastische Veränderungen bestehen können, die morphologisch vom MDS nicht zu unterscheiden sind

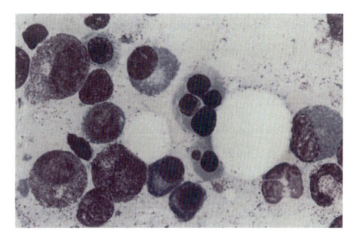

5.10 Akute Leukämien

Akute Leukämien sind klonale Erkrankungen molekulargenetisch veränderter hämatopoetischer Vorstufen, bei denen alle hämatopoetischen Zellreihen beteiligt sein können. Durch die Proliferation des leukämischen Zellklons wird die normale Hämatopoese in unterschiedlichem Grade ersetzt. Bei den akuten myeloischen Leukämien (AML) sind am häufigsten die Granulozytopoese und die Monozytopoese, seltener die Erythropoese und am seltensten die Megakaryopoese betroffen. Je nach Lebensalter ist die Verteilung der Subtypen unterschiedlich. Die akuten lymphatischen Leukämien (ALL) treten überwiegend im Kindesalter, die AML vorwiegend bei Erwachsenen auf. Die Beteiligung von mehreren myeloischen Zellreihen ist relativ häufig, die gleichzeitige Beteiligung von myeloischen und lymphatischen Zellreihen ist ausgesprochen selten (hybride und bilineäre akute Leukämien). Die WHO hat neuerdings als Voraussetzung zur Diagnostik einer akuten Leukämie einen Blastenanteil von 20 % im Knochenmark gefordert. Das periphere Blut ist für die Diagnose nicht entscheidend, liefert aber wichtige Zusatzinformationen. Für Diagnose und Klassifizierung (Zuordnung zu Subtypen) ist immer das Knochenmark ausschlaggebend. Die derzeit allgemein übliche Klassifizierung der AML richtet sich nach den Kriterien der French American British Cooperative Group (FAB) und der WHO (**Tab. 11a und 11b**). Da die Quantität und Qualität der Blasten dabei eine herausragende Bedeutung hat, müssen sie möglichst exakt definiert werden. Zu den leukämischen Blasten gehören Myeloblasten, Monoblasten, Megakaryoblasten. Die Zellen der Erythropoese werden in der Regel gesondert gezählt, obwohl bei

Tabelle 11a. FAB-Klassifizierung der akuten myeloischen Leukämie (AML), modifiziert

FAB-Typ	Granulozyto-poese [%]	Monozyto-poese [%]	Erythro-poese [%]	Immunmarker
M 0	< 10 POX < 3	< 20	< 50	lymphat. neg. myeloisch pos.
M 1	< 10 POX > 3	< 20	< 50	
M 2	> 10	< 20	<50	
M 3	hypergranulär Auer-Stäbchen	< 20	< 50	HLA-DR neg.
M 3v	mikrogranulär monozytoide Kerne	< 20	< 50	HLA-DR neg.
M 4	> 20	> 20	< 50	
M 4Eo	> 20	> 20 abnorme Eo	< 50	
M 5a	< 20	> 80 unreif	< 50	
M 5b	< 20	> 80 reif	< 50	
M 6	> 30 der NEC sind Blasten variabel	variabel	> 50	
M 7	> 30 Megakaryoblasten	variabel	< 50	CD 41 / CD 61 pos.

☐ Kennzeichnende Befunde

Tabelle 11b. WHO-Klassifikation der AML.

1. AML mit spezifischen zytogenetischen Translokationen
- Mit t(8;21)(q22;q22), AML 1/ETO
- Akute Promyelozytenleukämie (AML M3 mit t(15;17)(q22;q11–12) und Varianten, PML/RAR-α
- Mit abnormen KM-Eosinophilen und (inv16)(p13q22) oder t(16;16)(p13;q22); CBFβ
- Mit 11q23 (MLL)-Anomalien

2. AML mit multilineärer Dysplasie (2–3 Linien betroffen)
- Mit vorausgegangener Myelodysplasie/Myeloproliferativem Syndrom
- Ohne vorausgegangenes Myelodysplastisches Syndrom

3. Therapie-induzierte AML und MDS
- Nach Alkylantien
- Nach Epipodophyllotoxin
- Andere Auslöser

4. AML ohne andere Einordnungsmöglichkeit
- AML minimal differenziert
- AML mit Ausreifung
- Akute myelo-monozytäre Leukämie
- Akute monozytäre Leukämie
- Akute Erythro-Leukämie
- Akute Megakaryoblasten-Leukämie
- Akute Basophilen-Leukämie
- Akute Panmyelose mit Myelofibrose
- Myelosarkom/Chlorom

5. AML mit unklarer Linienzugehörigkeit
- Undifferenziert
- Bilineär
- Biphänotypisch

ETO = Gen, Abkürzung für Eight-Twenty-One
PML = Gen, Abkürzung für ProMyelocytic Leukemia
RARα = Gen, Abkürzung für Retinoic Acid Receptor alpha
CBFβ = Gen, Abkürzung für Core Binding Factor beta
MYH = Gen, Abkürzung für Myosin Heavy Chain

der Erythroleukämie (Subtyp M6) die Erythroblasten die Hauptmasse der leukämischen Zellen ausmachen. Blasten sind primär als unreife Zellen ohne Differenzierungszeichen definiert. Da einerseits von den französischen Hämatologen schon immer Blasten mit Granula akzeptiert wurden, andererseits bei Leukämien Zellen mit Kern- und Zytoplasmaeigenschaften wie die klassischen Blasten, aber mit einigen Granula auftreten, wurden Blasten des Typ I (ohne Granula) und Blasten vom Typ II (mit einzelnen Granula oder Auer-Stäbchen, ohne perinukleäre Aufhellung) akzeptiert (**Abb. 68**). Den gelegentlich beschriebenen Blasttyp III halten wir für überflüssig. Eine Ausnahme bilden die z. T. sehr stark granulierten abnormen Zellen der Promyelozytenleukämie (M3),

die ebenfalls den Blasten zugerechnet werden, obwohl sie die Kriterien strenggenommen nicht erfüllen. Neben Knochenmark- und Blutausstrichen werden histologische Schnittpräparate benötigt, wenn nicht genügend Material aspiriert werden konnte. Die Standardfärbungen (Pappenheim, Giemsa) dienen der Primärdiagnostik. Zur genaueren Einordnung der Zellen bzw. zur Klassifizierung gehören heute Zytochemie und Immunphänotypisierung (Durchflußzytometrie und/oder Immunzytochemie). Will man prognostische Aussagen machen oder biologische Entitäten (**Tabelle 12**) definieren, so sind zusätzlich zytogenetische und molekulargenetische Methoden sowie die Fluoreszenz-in-situ-Hybridisierung (FISH) und die Kombination von FISH-Technik mit Immunzytochemie (Fiction) erforderlich.

Wie bereits erwähnt, folgt die Klassifizierung der AML im wesentlichen den Vorschlägen der FAB und der WHO. Die Erfahrung der letzten Jahre in kooperativen und prospektiven Studien unter Einbeziehung moderner Methoden legt aber eine zukunftsorientierte, prognostische Klassifizierung nahe, welche die Resultate der Therapie sowie den weiteren Verlauf bei den Patienten einbezieht. Damit wird eine stärkere Individualisierung möglich. Diese biologische Klassifizierung bzw. die Einteilung in biologische Entitäten erfaßt bisher nicht alle Subtypen der akuten myeloischen oder akuten lymphatischen Leukämien, sie wird aber in Zukunft durch subtilere Methoden ergänzt werden.

Akute lymphatische Leukämien (ALL) werden heute immunologisch klassifiziert (Tabelle 13). Die ursprünglich von der FAB vorgeschlagene Einteilung in drei Subtypen (L1–L3) hat mit Ausnahme des Subtyps L3, der nahezu zu 100 % dem immunologischen Subtyp B IV (reife B-ALL) entspricht, keine klinische Bedeutung mehr. Morphologie und Zytochemie sind auch bei den ALL Ausgangspunkt der Diagnostik. Immunologisch können 2 Hauptgruppen, die B-Linie und die T-Linie mit Subtypen, klassifiziert werden.

Durch zusätzliche zytogenetische und/oder molekulargenetische Untersuchungen werden prognostische Entitäten definiert. Hierzu gehören die c-ALL mit t(9; 22) und die Pro-B-ALL mit t(4; 11) mit charakteristischem Immunphänotyp.

Neben der Morphologie ist die Peroxidasetechnik die wichtigste Basismethode, da Lymphoblasten unabhängig vom Immunphänotyp immer peroxidase-negativ sind.

Liquorbefall bei akuten Leukämien und bei malignen NHL geht meistens mit klinischen Symptomen einher. Die diagnostische Frage, ob ein Liquorbefall vorliegt, ist für die weitere Therapie bedeutsam, wurde doch die kurative Therapie der akuten lymphatischen Leukämien bei Kindern

Tabelle 12. Biologische Entitäten bei akuten myeloischen Leukämien.

Morphologie	FAB	Zytogenetik	Molekulargenetik	Häufigkeit (%)
Promyelozytenleukämie a) Hypergranulär b) Mikrogranulär	M3 M3v	t(15;17)	PML/RARα	5
Myeloblastenleukämie	M1/M2	t(8;21)	AML1/ETO	10
Myelomonozytäre Leukämie mit abn. Eo	M4Eo	inv(16) t(16;16)	MYH11/CBFβ	5
Myelomonozytäre/Monozyten-/Monoblastenleukämie	M4/5	11q23	verschiedene	> 5; häufiger bei Kindern
Myeloblastenleukämie etc., häufig Basophile vermehrt	M1/2 MDS	t(6;9)	DEK/CAN	< 1
Besonderer „Myelo-Monoblast" Ery-Phagozytose	?	t(8;16)	CBP-MOZ	< 0,1
Myeloblastenleukämie Dysmegakaryozytopoese	M1 etc.	3q21 u./oder 3q26	z. B. EVI 1/ EAP/MDS1	1
AML u. MDS mit Pseudo-Pelger-Hüet-Anomalien	AML u. MDS	17p-mit komplexer Aberration	p53-Alterationen	3–5
Megakaryoblastenleukämie	M7	t(1;22)	?	1 (Kleinkinder)

Tabelle 13. Immunologische Klassifizierung der akuten Lymphoblastenleukämien (ALL). (Nach Bene MC et al. (1995) European Group for the Immunological Characterization of Leukemias. Leukemia 9: 1783–1786)

1) *B-Linien-ALL*[a] (CD19+) und/oder CD79a+ und/oder CD22+

    a) B I (pro-B) ALL („no other differentiation antigens")

    b) B II (common) ALL   CD10+

    c) B III (pre-B) ALL   cytoplasmic IgM+

    d) B IV (mature B) ALL   cytoplasmic oder surface kappa oder lambda +

2) *T-Linien-ALL*[b] (cytoplasmic/membrane CD3+)

    a) T I (pro-T) ALL   CD7+

    b) T II (pre-T) ALL   CD2+ und/oder CD5+ und/oder CD8+

    c) T III (cortical T) ALL   CD1a+
    d) T IV (mature T) ALL   membrane CD3+, CD1a–
    T-α/β and T-γ/δ   anti-TCRα/β+, anti-TCR γ/σ+

ALL with myeloid antigen expression (My + ALL)
[a] Mindestens zwei von drei Markern müssen positiv sein. Die meisten Fälle sind Terminale-Deoxynucleotidyltransferase (TdT) positiv, HLA-DR-positiv, außer Subtyp B IV, der häufig TdT-negativ ist.
[b] Die meisten Fälle sind TdT-positiv, HLA-DR- und CD 34-negativ; diese Marker werden aber für Diagnose und Klassifizierung nicht berücksichtigt

erst nach Einführung einer Meningeosis-Prophylaxe möglich. Auch hier wird das ganze Arsenal der zur Verfügung stehenden Methoden eingesetzt, um die Klärung zu ermöglichen, die Entscheidung ist aber gerade bei geringem Liquorbefall häufig schwierig, weil Zellen im Liquor erheblichen Veränderungen unterliegen. Deswegen muß auch immer ein Vergleich mit den im Blut oder Knochenmark gewonnenen Zellen erfolgen.

5 · Knochenmark

5.10.1 Akute myeloische Leukämie (AML)

Abb. 68 a – d. Akute myeloische Leukämie (AML): Definition der Blasten

a Zwei Blasten Typ I. Ungranuliertes Zytoplasma

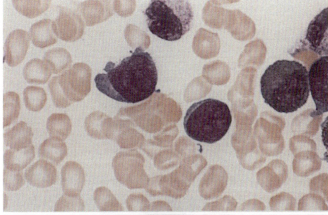

b Ein Blast Typ II, der sich morphologisch nur durch die Zytoplasmagranula vom Typ I unterscheidet. Links granulozytäre Mitose, darüber Promyelozyt

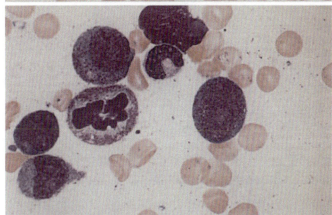

c Links 2 Blasten Typ I, **rechts** 1 Blast Typ II mit deutlichen Granula, **darunter** ein Promyelozyt mit sehr groben Primärgranula. Zwischen Blast I und Blast II ein Eosinophiler

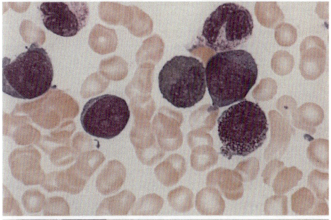

d Links ein Blast Typ I. In der Mitte ein atypischer Promyelozyt mit exzentrischem Kern und bereits zahlreichen Granula in dem Bereich, wo man eine Aufhellung (Golgi-Zone) erwartet

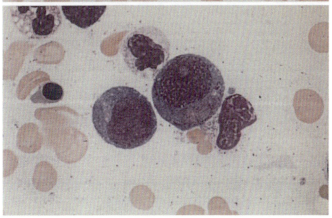

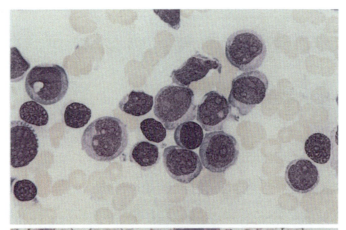

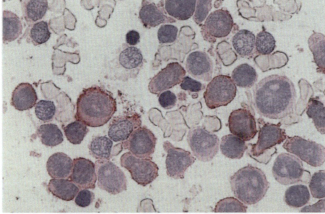

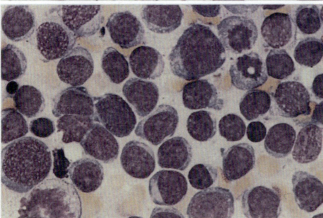

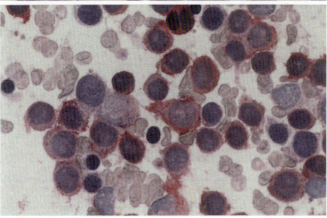

Abb. 69 a – h. AML, Subtyp M0

a Morphologisch undifferenzierte Blasten mit deutlichen Nucleoli, die Peroxidase-negativ sind und nach Esterasereaktion keine Monozyten-typische Reaktion zeigen

b Knochenmarkausstrich desselben Patienten wie in **a**. Immunzytochemischer Nachweis von CD13. Ein Großteil der Blasten ist positiv (rot). APAAP-Technik

c Knochenmarkausstrich eines anderen Patienten mit AML, Subtyp M0. Die Blasten sind morphologisch nicht sicher von einer ALL abgrenzbar

d Ausstrich wie in **c**. Nachweis von CD13

5 · Knochenmark

Abb. 69 e – h

e Wie in **c** und **d**. Esterasenachweis. Fleckig-positive Reaktion, die in der Stärke für Monoblasten nicht ausreicht

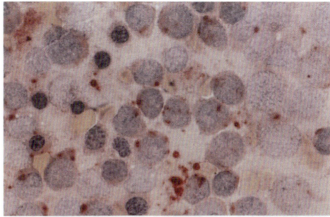

f Ausstrich eines anderen Patienten mit morphologisch undifferenzierten Blasten

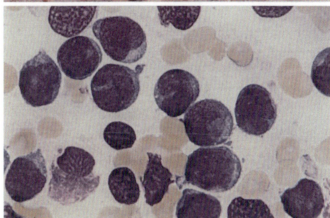

g Wie in **f**. Peroxidasenachweis. Blasten negativ, dazwischen ein positiver Eosinophiler

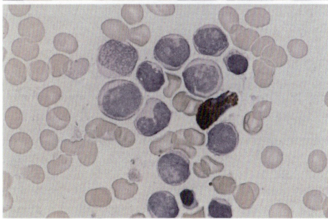

h Wie in **f** und **g**. Fleckige Esterasereaktion, die im Stärkegrad für Monoblasten nicht ausreicht

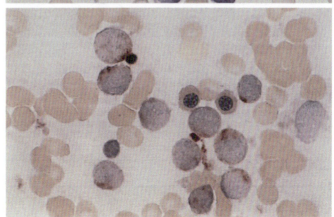

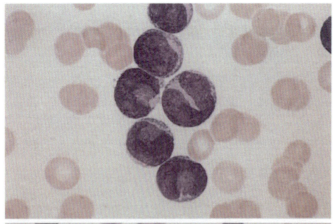

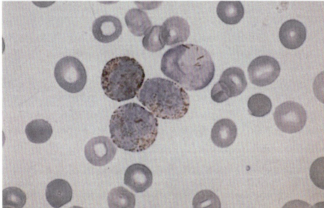

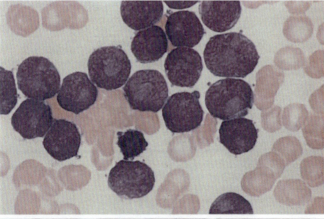

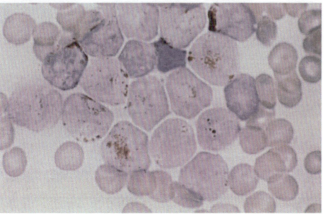

Abb. 70 a – h. AML, Subtyp M1

a Die hellblauen Aufhellungen im Be-reich der Kernbucht entsprechen Über-lagerungen durch Zytoplasma (die 3 unteren Blasten links der Mitte); dieses ist ein charakteristischer Befund bei AML, Subtyp M1. Er darf nicht mit Nucleoli verwechselt werden

b Ausstrich desselben Patienten. Per-oxidasereaktion. In der obersten Zelle sind positive Auer-Stäbchen in der Kernbucht erkennbar

c Blasten eines anderen Patienten mit Pseudonucleoli

d Wie in **c** mit deutlicher Peroxidase-reaktion

5 · Knochenmark

Abb. 70 e – h

e Kleine Blasten, die morphologisch undifferenziert erscheinen

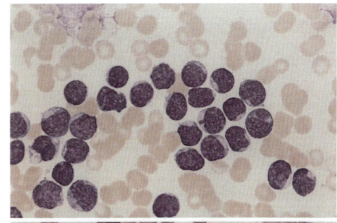

f Wie in **e**. Sehr starke Peroxidasereaktion

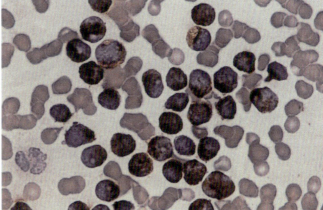

g Blast mit purpurfarbenem Einschluß,
sonst undifferenziert

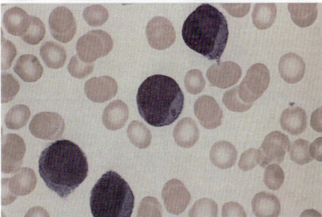

h Wie in **g**. Peroxidasereaktion. Sehr viele
Auer-Stäbchen, die häufig sehr klein sind
(Phi-bodies)

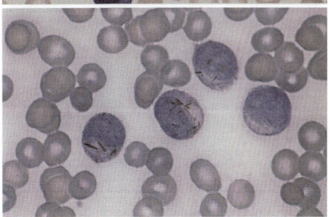

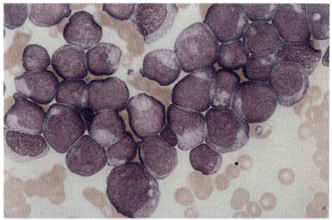

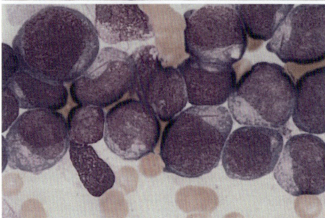

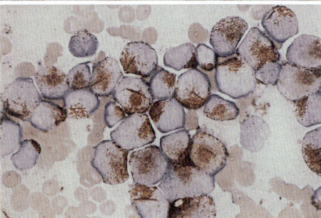

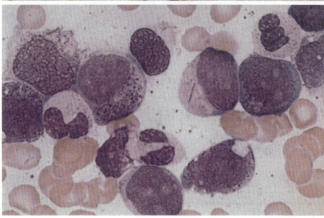

Abb. 71 a – h. AML, Subtyp M1 und M2

a Blasten, die überwiegend keine Differenzierungszeichen besitzen; im Zytoplasma einiger Zellen sieht man aber lange dünne Auer-Stäbchen

b Starke Vergrößerung desselben Ausstrichs. **Links** und **rechts oberhalb** und **rechts unterhalb der Mitte** sieht man lange dünne Auer-Stäbchen im Zytoplasma

c Wie in **a** und **b**. Peroxidasenachweis: Sehr deutlich v. a. kernnah akzentuierte Reaktion mit deutlich erkennbaren Auer-Stäbchen. Bei diesem Patienten wurde die t(8;21) nachgewiesen

d Knochenmark eines anderen Patienten mit einem langen dünnen Auer-Stäbchen und deutlicher Ausreifung (mehr als 10 %), bei dem ein normaler Chromosomenbefund vorlag

5 · Knochenmark

Abb. 71 e – h

e Blutausstrich bei AML mit undifferenzierten Blasten, deren Zytoplasma sehr schmal oder kaum erkennbar ist

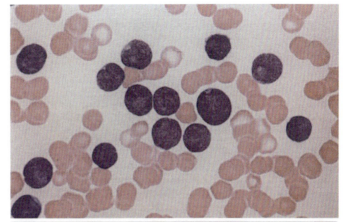

f Wie in **e**. Peroxidasereaktion. Alle abgebildeten Blasten sind stark positiv

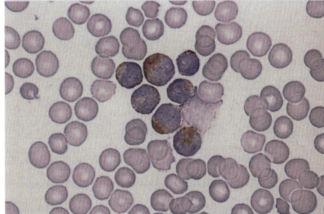

g Knochenmark desselben Patienten wie in **e** und **f**. Man sieht eine deutliche Ausreifung (mehr als 10 %)

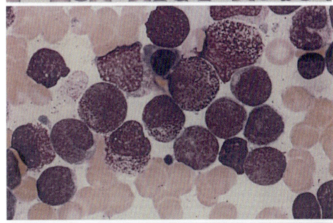

h Wie in **g**. Sehr starke Peroxidasereaktion. Dieser Fall demonstriert die Notwendigkeit der Knochenmarkuntersuchung zur genauen Klassifizierung

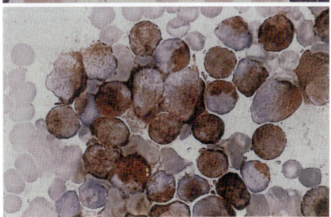

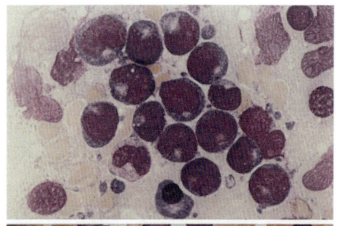

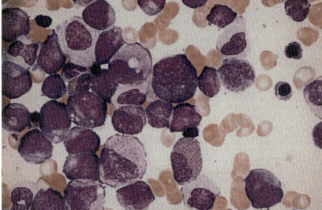

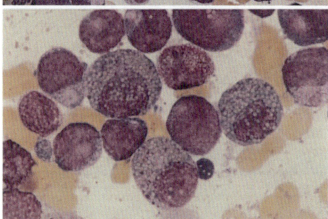

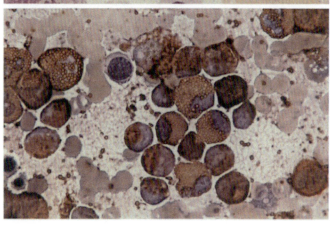

Abb. 72 a – g. AML, Subtyp-M2-Varianten

a Blasten mit deutlich basophilem Zytoplasma und einer charakteristischen perinukleären Aufhellung (Golgi-Zone). **Links unten** eine atypisch ausreifende Zelle. Diese morphologische Variante wird von der FAB als M2 eingestuft. Dabei kommt ebenfalls die t (8;21) vor

b M2 mit deutlich dysplastischer Ausreifung. Im Blickfeld einige Eosinophile

c M2 mit Eosinophilie. Abgebildet sind 3 eosinophile Vorstufen mit einzelnen blauen bis violetten unreifen und blassen ausreifenden Granula, die sich aber von den Eosinophilen bei inv (16) unterscheiden

d Wie in **c**. Peroxidase-Reaktion. Die Eosinophilen sind durch die charakteristischen Granula gut unterscheidbar. Die Blasten sind ebenfalls positiv

5 · Knochenmark

Abb. 72 e – g

e CE-Reaktion. Die Enzymaktivität (rot) ist nur in Neutrophilen nachweisbar. Die Eosinophilen sind alle negativ (im Gegensatz zu inv 16)

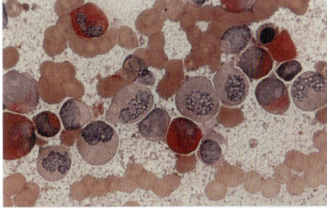

f Anderer Fall von M2 mit Eosinophilie. **Rechts von der Mitte** Blast mit Auer-Stäbchen. Bei dieser morphologischen Variante wird ebenfalls die t(8; 21) gefunden

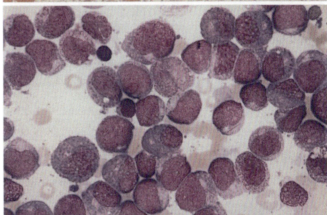

g M2 mit Eosinophilie. Peroxidasereaktion. Auer-Stäbchen über dem Kern der Zelle in der Mitte (Eosinophiler?)

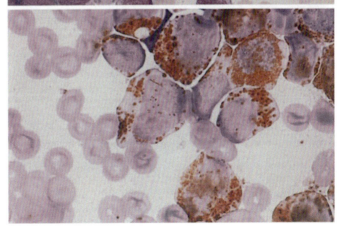

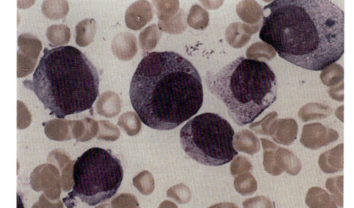

Abb. 73 a–h. AML mit besonderen Zytoplasmaeinschlüssen

a Sekundäre AML mit t(10;11) nach Chemotherapie bei NHL. Ungewöhnlich große rötliche Einschlüsse (Pseudo-Chediak)

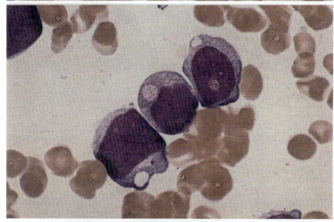

b Wie in **a**. Große Vakuolen, in der Mitte mit körnigem Inhalt

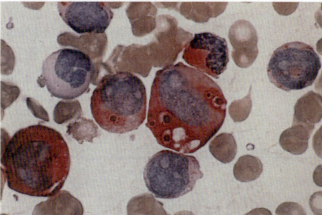

c CE-Reaktion. Man sieht in der Mitte Vakuolen mit Einschlüssen im Zytoplasma, die CE-positiv sind

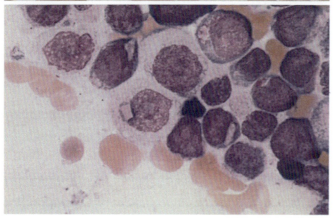

d Anderer Fall mit rosa- oder stärker rotgefärbten, runden oder eckigen Einschlüssen

5 · Knochenmark

Abb. 73 e – h

e Wie in **d**. In der Mitte heller länglicher Einschluß, der über zweikerniger Zelle liegt

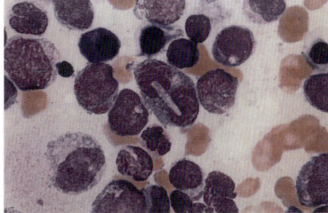

f Wie in **d**. Rundliche und stäbchenförmige Einschlüsse, **unten** extrazellulär liegender stäbchenförmiger Einschluß

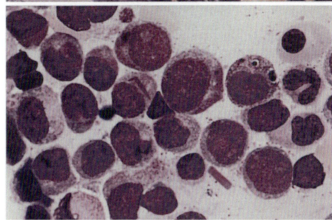

g PAS-Reaktion. Stäbchenförmiger Einschluß **in der Mitte** und rundlicher **darüber** positiv

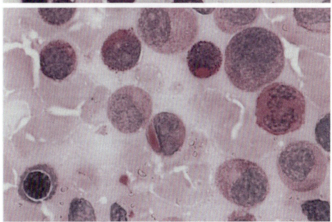

h CE-Reaktion. Stäbchenförmiger Einschluß **in der Mitte** stark positiv wie Auer-Stäbchen. Zytogenetisch konnte bei diesem Patienten lediglich ein hyperdiploider Klon ohne spezifische Aberrationen nachgewiesen werden
(Frau Prof. Fonatsch, damals Lübeck)

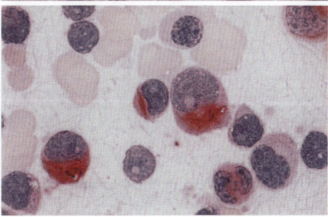

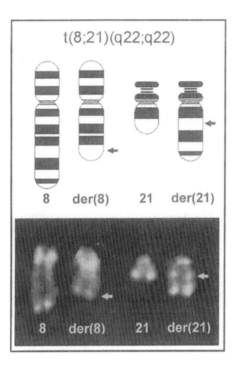

Abb. 74. Schematische Darstellung und partieller Karyotyp der Translokation t(8;21)(q22;q22), die vorwiegend bei AML vom Subtyp M2 beobachtet wird

5 · Knochenmark

Abb. 75 a – h. AML, Subtyp M2, mit Vermehrung von Gewebsmastzellen oder basophilen Granulozyten

a Knochenmark bei M2 mit t(8;21). Im Zytoplasma von 2 Blasten **links von der Mitte** und einem **rechts oben** sind lange dünne Auer-Stäbchen zu sehen

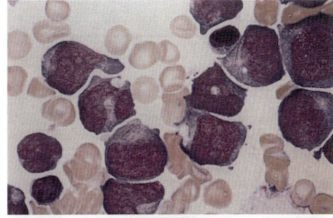

b Wie in **a** mit 3 Gewebsmastzellen. **Rechts** jüngere Form mit relativ wenig Granula

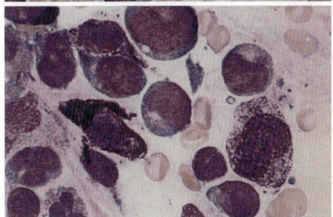

c Zytopenisches Knochenmark desselben Patienten wie in **a** nach Chemotherapie. Die Blasten sind verschwunden, im Bereich des Markbröckelchens sieht man reichlich Gewebsmastzellen

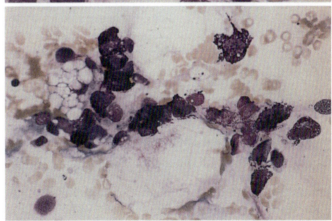

d stärkere Vergrößerung einer Gruppe von Gewebsmastzellen nach Chemotherapie. Gewebsmastzellvermehrung wird bei einem geringen Prozentsatz der Patienten mit AML, Subtyp M2, und t(8;21) beobachtet

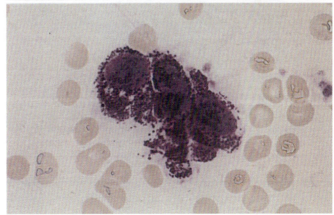

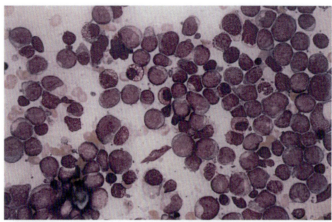

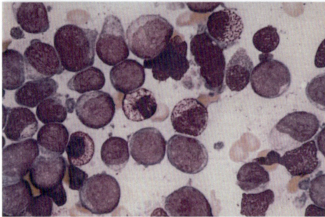

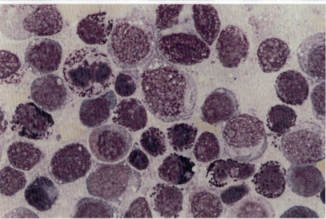

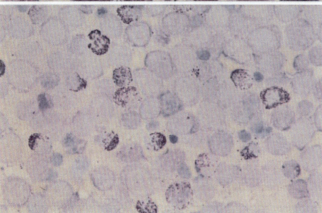

Abb. 75 e – h

e AML, Subtyp M2, mit t(6;9). Atypisch
erscheinende basophile Granulozyten
neben Blasten

f Wie in **e** bei starker Vergrößerung. Die
atypischen Basophilen mit vorwiegend
feinen Granula sind nach Toluidinblaufärbung metachromatisch

g Anderer Fall mit sehr starker Basophi-
lenvermehrung. **Links oben** Basophilen-
mitose. Keine t(6;9) nachweisbar

h Wie in **g**. Toluidinblaufärbung zum
Nachweis der metachromatischen Reaktion der basophilen Granulozyten

5 · Knochenmark

Abb. 75 i Schema und partieller Karyotyp der Translokation t(3;12)(q26;p13), die bei AML und MDS beobachtet wird. Veränderungen des kurzen Arms von Chromosom 12 (12p) sind – wie die Translokation t(6;9) – teilweise mit der Vermehrung von basophilen Granulozyten im Knochenmark verbunden. Vermehrung von basophilen Granulozyten findet man außer bei t(6;9) (unterhalb (3;12)) auch bei Veränderungen am kurzen Arm des Chromosoms 12 (12p), aber auch gelegentlich ohne erkennbare Anomalien und beim Subtyp M4

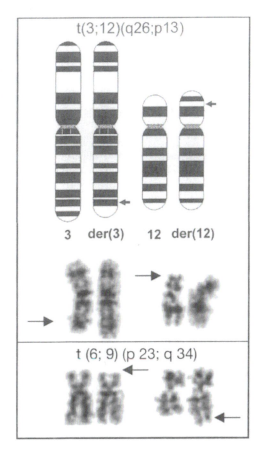

t(3;12)(q26;p13)

3   der(3)   12   der(12)

t (6; 9) (p 23; q 34)

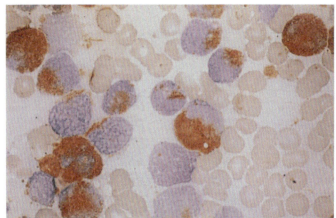

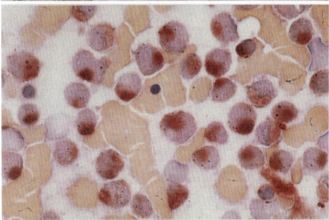

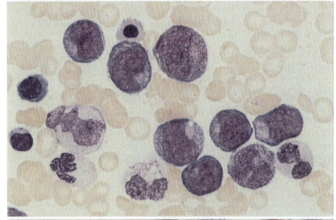

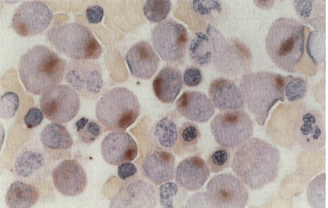

Abb. 76 a – g. AML, Subtyp M2, mit „Golgi-Esterase". Bei einem Teil der Fälle von M2 mit t(8;21) ist im Bereich der perinukleären Aufhellung eine umschriebene unspezifische Esteraseaktivität nachweisbar, die zur Verwechslung mit Monozyten führen könnte. Man findet aber alle Kriterien der AML, Subtyp M2; u. a. mit deutlicher Peroxidasereaktion

a M2 mit t(8;21). Peroxidasereaktion. Blasten positiv, **in der Mitte** über dem Kern ein positives Auer-Stäbchen

b Wie in **a**. Unspezifische Esterase. Starke „Golgi-Esterase"

c Anderer Fall von M2. Pappenheim-Färbung

d Wie in **c**, unspezifische Esterase, typische „Golgi-Esterase"

5 · Knochenmark

Abb. 76 e – g

e Anderer Fall von M2 mit t(8;21). Peroxidasereaktion. Oberhalb der Mitte nadelförmiges Auer-Stäbchen über dem Kern

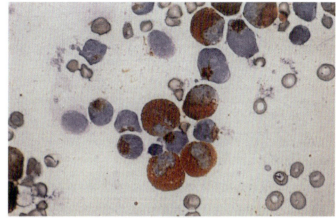

f Wie in **e**. Sudanschwarz-B-Reaktion. Identisch mit Peroxidase

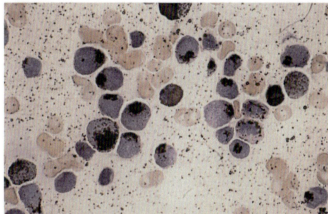

g Wie in **e**. Typische „Golgi-Esterase"

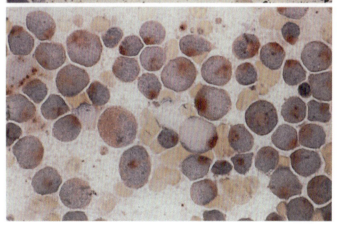

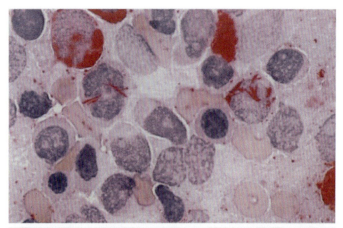

Abb. 77 a – h. Weitere Atypien bei AML

a CE-Reaktion. Reichlich Auer-Stäbchen
in 2 Blasten bei AML, Subtyp M2. Dies darf
nicht zu Verwechslungen mit AML, Subtyp M3, führen

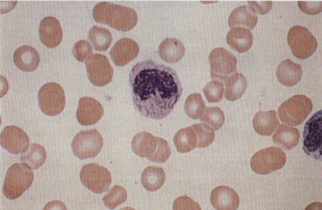

b Viele Auer-Stäbchen in einem Stabkernigen des peripheren Blutes bei AML,
Subtyp M4

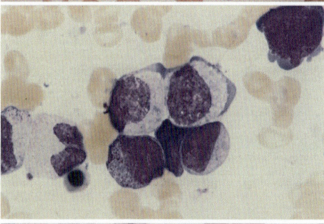

c Dysplastische Zytoplasmaausreifung
mit basophiler Randzone der 2 oben
liegenden Zellen. AML, Subtyp M2

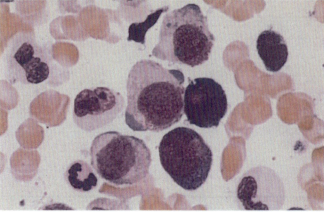

d Basophile Pole des Zytoplasmas **in der
Mitte** und **oben**, reife Granulozyten ohne
Granula. AML, Subtyp M2

5 · Knochenmark

Abb. 77 e – h

e – g Polyploide Riesenformen der Granulozytopoese, die Megakaryozytengröße erreichen. **e Links oben neben der Riesenform normal großer atypischer Promyelozyt**

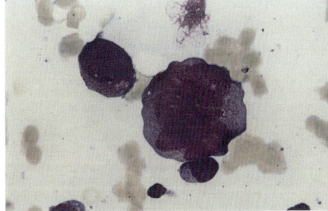

f Links neben dem Riesenpromyelozyten normal großer Blast

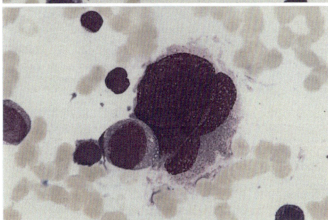

g Peroxidasereaktion. Drei positive Riesenformen und **oben** 3 negative Blasten

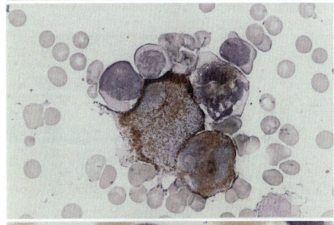

h Riesensegmentkerniger mit vakuolisiertem Zytoplasmazentrum

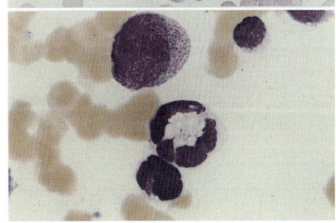

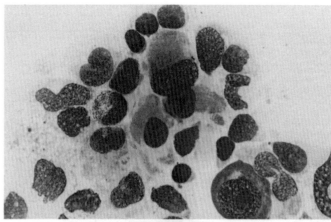

Abb. 78 a–c. Knochenmarkausstriche bei AML, M1, und inv (3) (q21;q26). Es ist dies ein Beispiel für morphologische Veränderungen bei Anomalien des langen Armes von Chromosom 3, die bei einer Inversion oder Translokation beobachtet werden

a In der Mitte Gruppe von Mikro-(mega)karyozyten

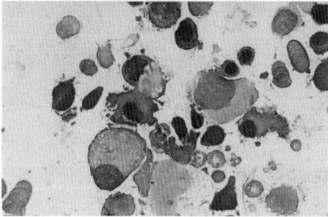

b Wie in **a**. Peroxidase-Reaktion. Oben eine positive Zelle, Gruppe der Mikrokaryozyten Mitte und unten negativ

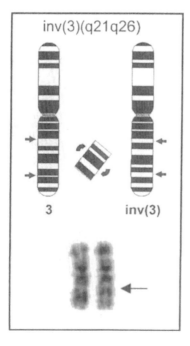

c Schema und partieller Karyotyp der Inversion inv(3)(q21;q26), die bei AML mit Megakaryozytenanomalien beobachtet wird

5 · Knochenmark

Abb. 79 a – h. AML, Subtyp M3

a Knochenmarkausstrich mit stark granulierten atypischen Promyelozyten und Zellen, deren Zytoplasma mit Auer-Stäbchen vollgestopft ist (Faggot-Zellen)

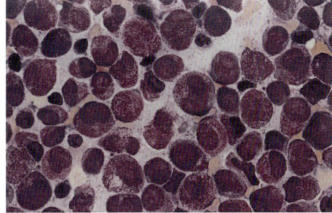

b Wie in **a**. Starke Vergrößerung der stark granulierten sowie der Zellen mit zahlreichen Auer-Stäbchen. Granula und Auer-Stäbchen können nebeneinander, Auer-Stäbchen auch ohne zusätzliche Granula vorkommen

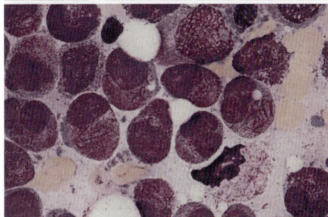

c Links von der Mitte Zelle mit Auer-Stäbchen und hellem ungranuliertem Zytoplasma

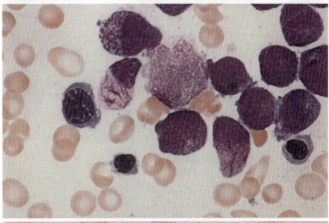

d Drei atypische Promyelozyten mit unterschiedlich geformten Auer-Stäbchen

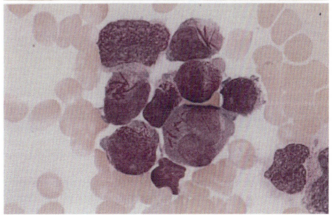

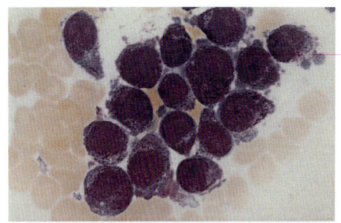

Abb. 79 e–h

e Sogenannte hyperbasophile Variante mit deutlich basophilem Grundplasma und groben Granula

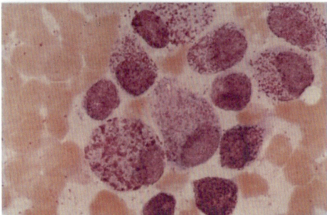

f Atypische Promyelozyten mit locker verteilten, ungewöhnlich großen violetten Granula (wie basophiler Promyelozyt)

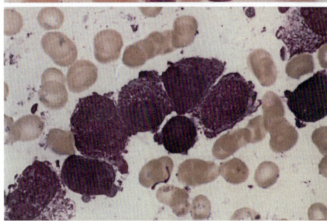

g Anderer Fall mit sehr dunkelvioletten Granula

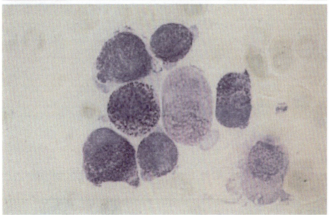

h Wie in **g**. Toluidinblaufärbung. Metachromatische Reaktion eines Teils der abnormen Granula. **g** und **h** entsprechen der basophilen Variante der M3

5 · Knochenmark

Abb. 80 a–d. AML, Subtyp M3V

a Typische überwiegend zweilappige Kerne, scheinbar ungranuliertes Zytoplasma. Bei längerer Suche im Knochenmark findet man dann doch stark granulierte Zellen oder Zellen mit Auer-Stäbchen

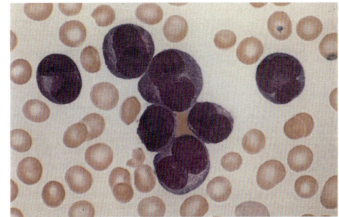

b Wie in **a**. Peroxidase-Reaktion. Alle Zellen haben eine deutliche granuläre Reaktion

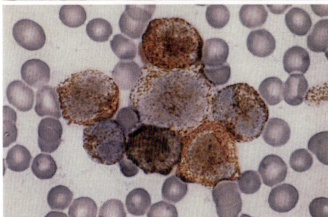

c Links und **rechts** peripheres Blut bei M3V mit den typischen zweilappigen oder eingeschnürten Kernen und basophil erscheinendem Zytoplasma, das elektronenmikroskopisch feinste kleine Granula enthält

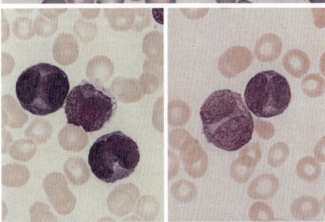

d Histologisches Schnittpräparat bei M3V. HE-Färbung. Man erkennt die monozytoide, häufig zweilappige Form der Kerne, die zu Verwechslungen mit Monozytenleukämie führen kann. In allen Fällen der Abb. 79 und 80 und den folgenden bis Abb. 84 ist die Diagnose zytogenetisch durch Nachweis der t(15;17) oder molekulargenetisch durch Nachweis von PML/RARA gesichert

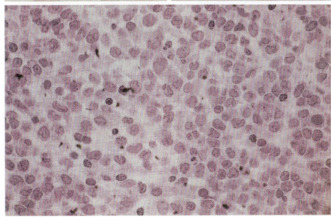

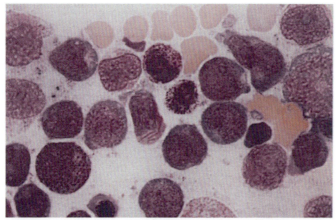

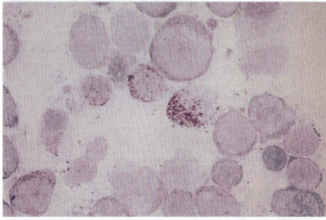

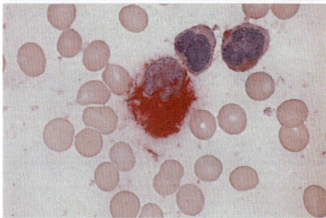

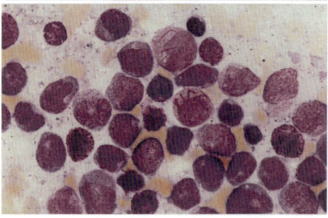

Abb. 81 a–d. AML, Subtyp M3V, mit Vermehrung von basophilen Granulozyten

a In der Mitte pathologischer Promyelozyt mit Auer-Stäbchen, **rechts darüber** zwei basophile Granulozyten

b Wie in **a**. Toluidinblaufärbung. **Waagrecht in der Mitte** 3 basophile Granulozyten

c Wie in **a**. CE-Reaktion. **In der Mitte** Faggot-Zelle mit zahlreichen positiven Auer-Stäbchen, darüber 2 Blasten mit monozytoiden Kernen mit schwacher diffuser Reaktion

d Anderer Fall von M3V mit deutlich vermehrten basophilen Granulozyten. **Mitte** und **oben** je eine Zelle mit Auer-Stäbchen, verteilt basophile Granulozyten mit z. T. verwaschenen Granula

5 · Knochenmark

Abb. 82 a–e. Zytochemische Befunde bei M3

a Starke Peroxidasereaktion. Die Auer-Stäbchen werden dabei häufig überlagert

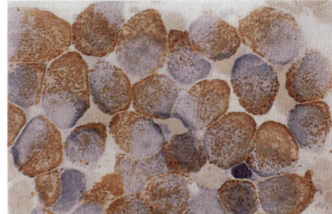

b CE-Reaktion. Die Auer-Stäbchen sind dabei besonders gut dargestellt

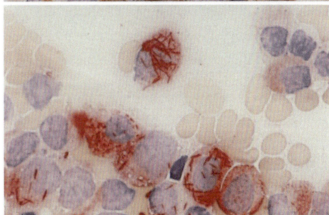

c CE-Reaktion. Sehr stark positive Auer-Stäbchen und „Auer bodies"

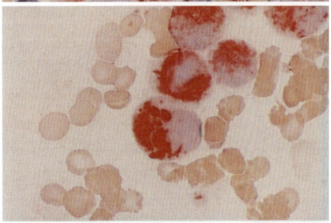

d Histologischer Schnitt einer unbehandelten M3. CE-Reaktion. Man erkennt auch hier die groben positiven Granula, vereinzelt auch Auer-Stäbchen (von Prof. Dr. R. Parwaresch, Kiel, freundlich überlassen)

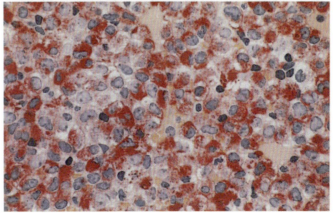

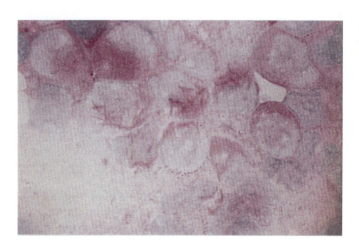

Abb. 82 e PAS-Reaktion. Die Auer-Stäbchen sind bei M3 z. T. positiv. Hier in den
mittleren Zellen und **links** daneben

5 · Knochenmark

Abb. 83 a – g. AML, Subtyp M3, unter der Behandlung mit all-trans-Retinsäure (ATRA)

a Knochenmarkausstrich einer Promyelozytenleukämie mit relativ geringen Atypien vor der Therapie

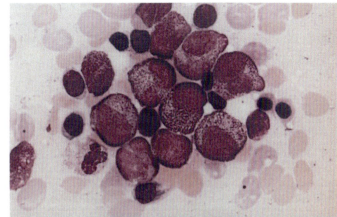

b Wie in **a** nach 6 Wochen Therapie. Deutliche Ausreifung und „Normalisierung" der Zellen, die überwiegend normal erscheinenden Promyelozyten und Myelozyten, vereinzelt auch späteren Reifungsstufen entsprechen

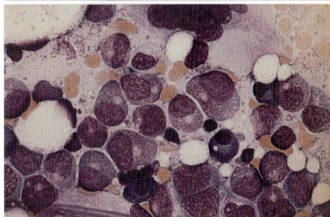

c Nach insgesamt 8 Wochen Therapie scheint das Knochenmark bis auf diskrete Veränderungen in einigen reifen Formen nicht mehr sicher pathologisch

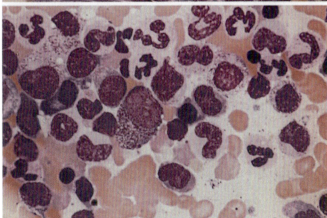

d Anderer Fall vor Therapie

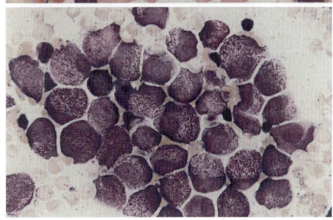

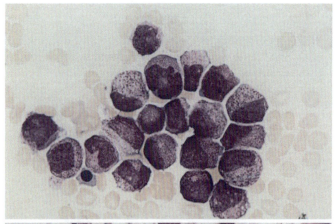

Abb. 83 e – g

e Wie in **d** nach knapp 4 Wochen Therapie. Man erkennt, daß die Granula insgesamt etwas feiner und die Kerne etwas reifer erscheinen

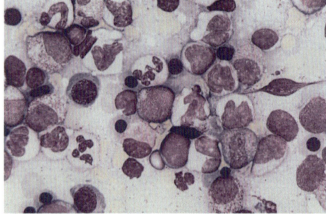

f Nach weiteren 3 Wochen deutliche Zunahme der Reifung mit segmentkernigen Granulozyten

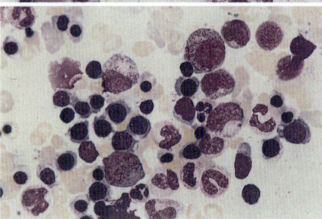

g Nach insgesamt etwa 8 Wochen Therapie morphologisch unauffälliges Mark entsprechend einer kompletten Remission

5 · Knochenmark

Abb. 84 a – g. Weitere Veränderungen unter Therapie mit ATRA

a Anderer Fall von M3 vor Therapie. **In der Mitte** Zelle mit Auer-Stäbchen, **links daneben, rechts oben** und **links unten** je ein basophiler Granulozyt

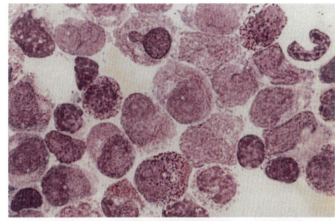

b Nach 4 Wochen Therapie bereits deutliche Zeichen der Ausreifung. In der Mitte Zelle mit Resten von Auer-Stäbchen

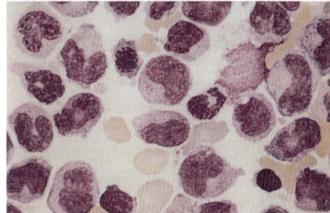

c Morphologisch unauffälliger Befund nach insgesamt 6 Wochen Therapie. Im abgebildeten Abschnitt bereits reichlich Erythropoese und reife Granulozyten

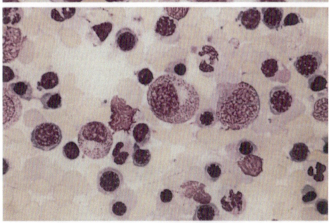

d Anderer Fall von M3. Nach knapp 3 Wochen ATRA-Therapie sieht man bereits Segmentkernige, z. T. noch mit Auer-Stäbchen (**unten** und **rechts unten**)

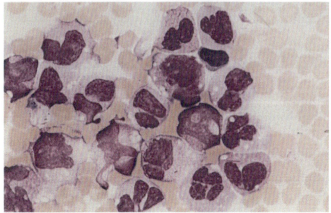

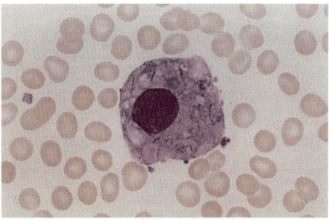

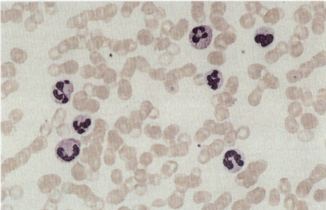

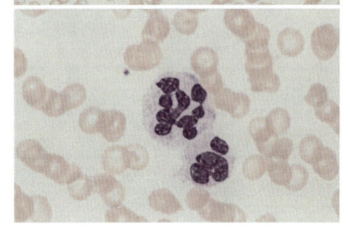

Abb. 84 e – g

e Gleicher Fall wie in **d**. Makrophage mit phagozytiertem Zellmaterial, u. a. Auer-Stäbchen

f Blutausstrich bei kompletter Remission nach ATRA-Therapie. Weitgehend unauffällige neutrophile Granulozyten

g Gleicher Fall wie in **f**. Ein übersegmentierter Neutrophiler

5 · Knochenmark

Abb. 85 a, b. Elektronenmikroskopische Darstellung der atypischen Promyelozyten bei den Subtypen M3 und M3V (freundlich überlassen von Prof. Dr. H.K. Müller-Hermelink, Würzburg)

a Atypischer Promyelozyt beim Subtyp M3. Man erkennt die unregelmäßigen großen Primärgranula

b Subtyp M3V. In **der Mitte** typischer zweilappiger Kern mit dünner Chromatinverbindung zwischen den beiden Kernteilen. **Links** großer Nucleolus. Im Zytoplasma spärlich verteilte kleine Granula

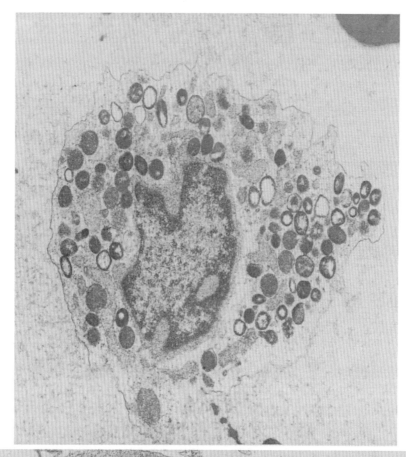

Abb. 85 a

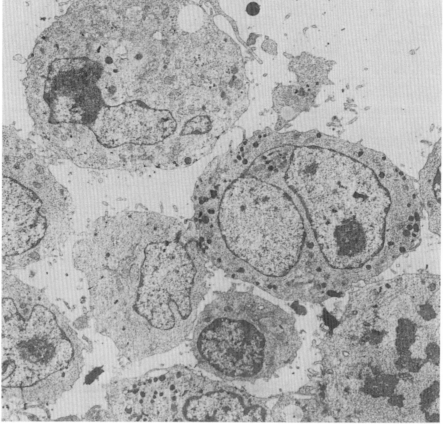

Abb. 85 b

5 · Knochenmark

Abb. 86. Schema und partieller Karyotyp der Translokation t(15;17)(q22;q12). Sie wird bei beiden Subtypen der Promyelozytenleukämie, M3 und M3V, gefunden. In den seltenen Fällen, bei denen der zytogenetische Nachweis nicht gelingt – sogenanntes kryptisches PML-RARA-Rearrangement –, kann die Diagnose durch den Nachweis des PML-RARA-Rearrangements mittels Fluoreszenz in situ Hybridisierung (FISH) oder Polymerase-Kettenreaktion (PCR) gesichert werden. Das Interphase-FISH Bild zeigt eine normale Zelle mit zwei roten und zwei grünen Signalen sowie eine Zelle mit t(15;17)/ PML-RARA-Rearrangement, bei der je eine rotes und ein grünes Signal für die nichtbetroffenen Chromosomen sowie ein rot-grünes Kolokalisationssignal beobachtet wird.

Neben der t(15;17) existieren die extrem seltenen Varianten mit den Karyotypen t(11;17)(q13;q21) und dem Fusionstranskript NuMA-RARA, t(11;17)(q23;q21), PLZF-RARA und t(5;17)(q32;q12), NPM-PARA. Diese Varianten entsprechen morphologisch meistens nicht dem klassischen Subtyp M3 oder M3V.

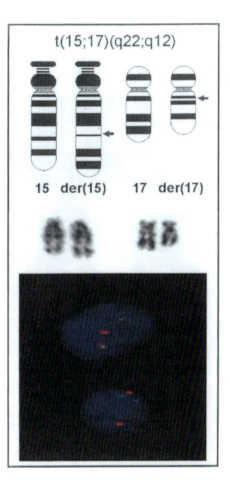

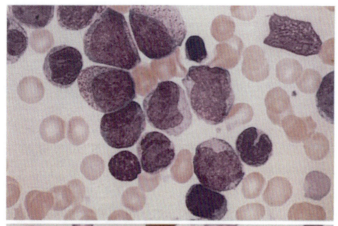

Abb. 87 a – g. Akute myelomonozytäre Leukämie, Subtyp M4

a Knochenmarkausstrich mit undifferenzierten Blasten, Vorstufen der granulozytären und monozytären Reihe

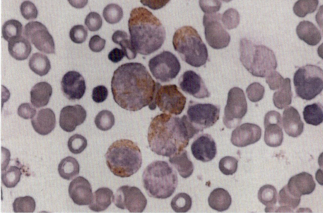

b Wie in **a**. Peroxidase-Reaktion. Peroxidase-positive Blasten und spätere Vorstufen der granulozytären Reihe, monozytäre Reihe negativ

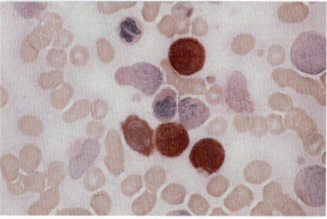

c Derselbe Patient wie in **a** und **b**. Unspezifische Esterase. Vier Monozyten mit starker diffuser Aktivität (braun)

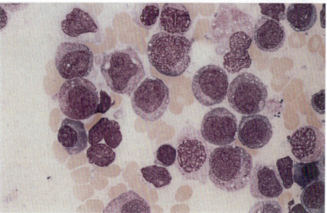

d Anderer Patient. Blasten mit graublauem Zytoplasma (monozytäre Reihe) und einige mit groben Granula (granulozytäre Reihe)

5 · Knochenmark

Abb. 87 e–g

e Wie in **d**. CE-Reaktion. Teil der Zellen mit deutlicher Reaktion (granulozytäre Reihe), andere negativ

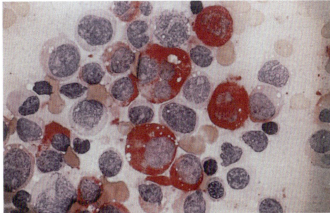

f Wie in **d** und **e**. Unspezifische Esterasereaktion. Die meisten Zellen sind stark diffus positiv (Stärkegrad 4)

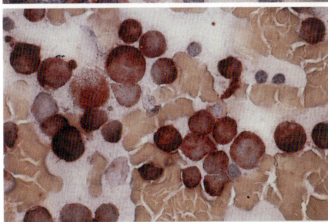

g Blutausstrich bei Subtyp M4 mit hohem Anteil von Promonozyten und Monozyten. Im Knochenmark betrug der Anteil der Granulozytopoese knapp über 20 %, so daß die Diagnose M4 gesichert war

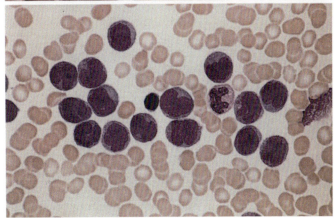

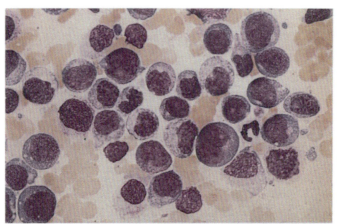

Abb. 88 a–g. Akute myelomonozytäre Leukämie, Subtyp M4

a Pappenheim-Färbung. Knochenmarkausstrich. Blasten und frühe Vorstufen der Granulozytopoese und Monozytopoese, die morphologisch schwer zu unterscheiden sind

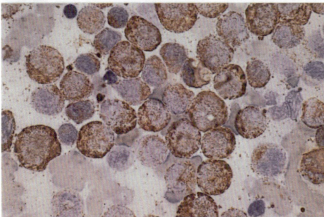

b Knochenmark desselben Patienten wie in **a**. Peroxidasereaktion. Nahezu 100 % der Zellen sind Peroxidase-positiv

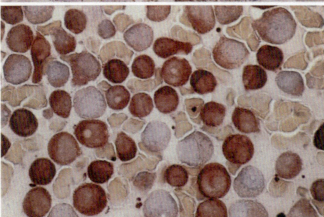

c Wie in **a** und **b**. Unspezifische Esterasereaktion. Ca. 85 % der Zellen sind stark diffus positiv. Damit wird die Diagnose M4 bestätigt, wobei ein Großteil der leukämischen Zellen sowohl monozytäre wie auch granulozytäre Eigenschaften besitzt

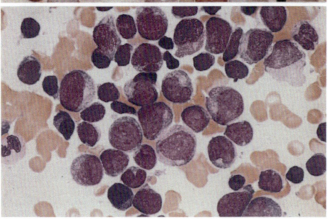

d Knochenmark eines anderen Falles von Subtyp M4

Abb. 88 e – g

e Blutausstrich desselben Patienten wie
in **d**. In der Mitte ein segmentkerniger
Neutrophiler mit Auer-Stäbchen, darunter 2 Monozyten mit atypischen Kernen

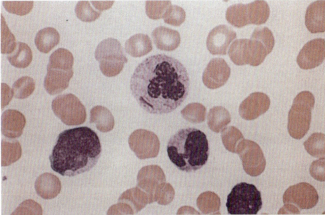

f Knochenmarkhistologie bei Subtyp M4
mit Vermehrung von z. T. dysplastischen
Megakaryozyten. HE-Färbung

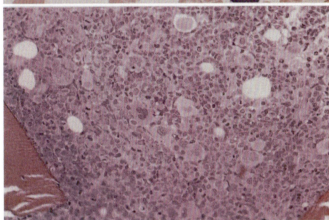

g Blutausstrich desselben Patienten wie
in **f** mit starker Thrombozytenvermeh-
rung und 2 Monozyten

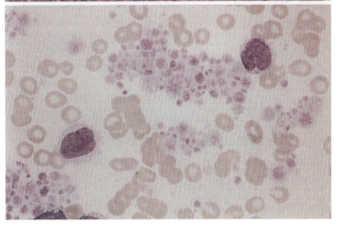

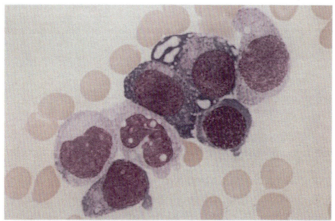

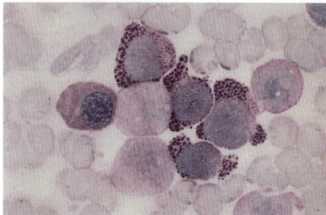

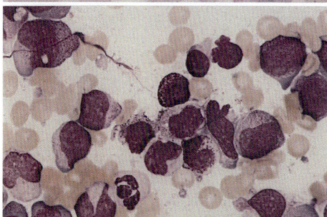

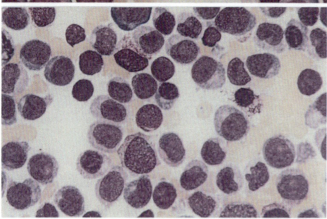

Abb. 89 a – d. Varianten des Subtyps M4

a Hochgradig dysplastische Erythropoese: **Im mittleren Bereich** der Abb. 3 Erythroblasten, davon 2 sehr unreife Formen, bei der **oberen** vakuolisiertes Zytoplasma

b PAS-Reaktion vom Knochenmark desselben Patienten wie in **a**: starke grobgranuläre Reaktion in 4 atypischen Proerythroblasten, diffuse Reaktion in einem Erythroblasten **links**. Drei Vorstufen der weißen Reihe mit schwach diffuser Anfärbung. Da der Anteil der Erythropoese unter 50 % lag, liegt keine Erythroleukämie (M6) vor

c Knochenmark eines Patienten mit M4 mit vermehrten basophilen Granulozyten. Drei Basophile sind um die Mitte lokalisiert

d Knochenmark eines anderen Patienten mit M4 und vermehrten basophilen Granulozyten. Man sieht **oben** und **rechts** 2 Basophile mit ungewöhnlich feinen Granula. Die metachromatische Reaktion der Granula ist durch Toluidinblaureaktion gesichert

5 · Knochenmark

**Abb. 90 a–h. AML mit abnormen Eosi-
nophilen. Subtyp M4 Eo**

a In diesem Knochenmarkausstrich sieht
man neben Vorstufen der Granulozytopoese, Monozytopoese sowie Blasten
einen hohen Anteil von Eosinophilen, die
z. T. (**links** und **rechts der Mitte**) abnorme
dunkelpurpurviolette Granula enthalten.
Daneben finden sich reife Eosinophile mit
z. T. sehr kleinen Granula

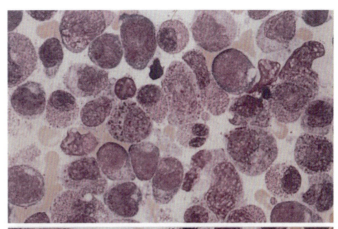

b Anderer Fall mit besonders vielen abnormen Eosinophilen, die nach Pappenheim-Färbung leicht mit Basophilen verwechselt werden können. Sie zeigen aber
keine metachromatische Reaktion nach
Toluidinblaufärbung

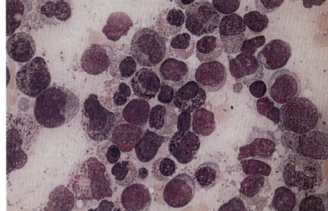

c Anderer Fall mit vielen abnormen
Eosinophilen. Beachte die Polymorphie
der abnormen Granula

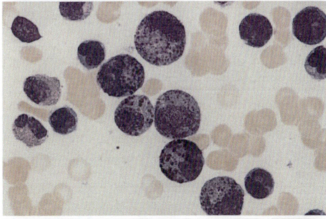

d Weiterer Fall mit 2 dysplastischen
Eosinophilen **in der Mitte**

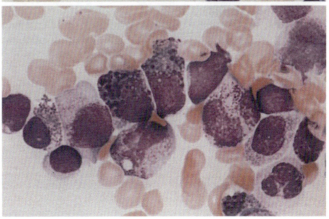

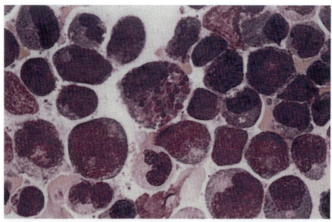

Abb. 90 e – h

e In der Mitte hochgradig dysplastische Granula. Für die Diagnose ist eine solche Zelle ausreichend

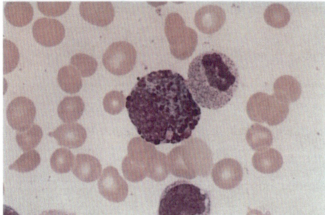

f Hochgradig abnormer unreifer Eosinophiler sowie ein Eosinophiler mit sehr feinen Granula

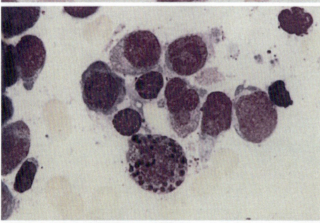

g Abnormer Eosinophiler (**unten**) neben einer Gruppe von Monozyten und **links** 3 Erythroblasten

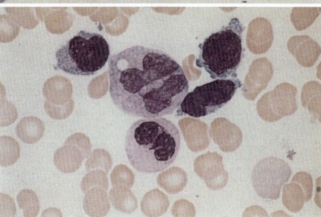

h Blutausstrich bei M4-Eo. Oben 3 sehr kleine Monozyten sowie ein Monozyt mit abnormer Kernstruktur. Darunter eine Pseudo-Pelger-Form eines Neutrophilen. Im Blutausstrich findet man nur selten abnorme Eosinophile. Zur Sicherung der Diagnose ist unbedingt die Knochenmarkuntersuchung notwendig

5 · Knochenmark

Abb. 91 a – f. Zytochemische Befunde bei M4Eo

a Der wichtigste Befund ist der Nachweis von CE in den Granula der abnormen Eosinophilen, zumindest in einem Teil der Zellen. Dieser Befund unterscheidet die abnormen Eosinophilen der M4Eo von reaktiven Zuständen, auch von Eosinophilen bei anderen Leukämien, z. B. bei AML, Subtyp M2, mit Eosinophilenvermehrung. Eine Ausnahme besteht bei „reiner" akuter Eosinophilenleukämie (s. S. 259). Man sieht auf dieser Abb., daß ein wechselnder Anteil der abnormen eosinophilen Granula positiv ist. **Oben links** ein eosinophiler Myelozyt mit 100 % positiven großen Granula

b Von oben nach unten in der Mitte
3 abnorme Eosinophile mit CE-Reaktion

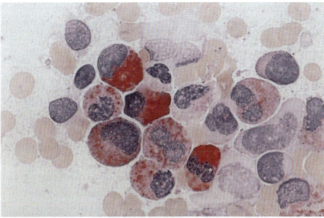

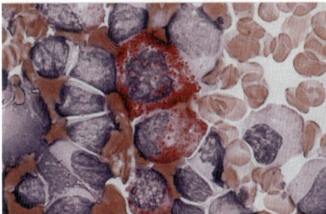

c Unspezifische Esterasereaktion bei M4Eo im Knochenmark. Hier zeigen die Monozyten die übliche starke diffuse Reaktion. Es gibt aber nicht selten Fälle von M4Eo mit nur geringer Esteraseaktivität im Gegensatz zu M4 und M5 ohne abnorme Eosinophile

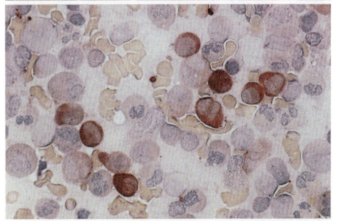

d PAS-Reaktion. Die abnormen Granula können PAS-positiv sein. Dieser Befund ist zwar charakteristisch, aber nicht spezifisch

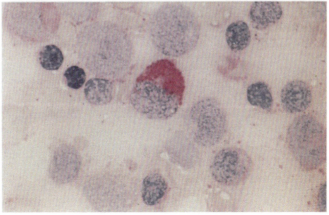

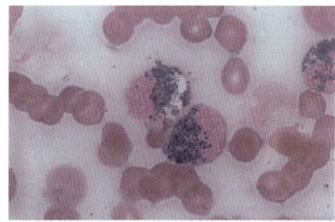

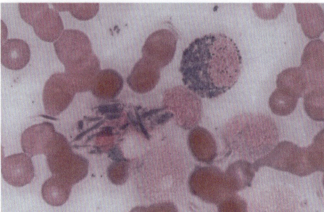

Abb. 91 e – f

e und f Adam-Reaktion. Diese Reaktion zum Tryptophannachweis ist im Blut und Knochenmark nur in eosinophilen Granula positiv. Sie ist damit zur Identifizierung der Eosinophilen am besten geeignet. Man sieht, daß die abnormen Granula und z. T. auch die Charcot-Leyden-Kristalle, die aus eosinophilen Granula entstehen (91 f), positiv sind

5 · Knochenmark

Abb. 92 a–g. Weitere Befunde bei M4Eo

a und b Im Knochenmark findet man bei hohem Eosinophilenanteil nicht selten Makrophagen, die Charcot-Leyden-Kristalle enthalten, welche aus eosinophilen Granula entstehen. **a** Knochenmarkausstrich bei M4Eo. Zwei Makrophagen, die mit hier blau aufleuchtenden Charcot-Leyden-Kristallen überladen sind

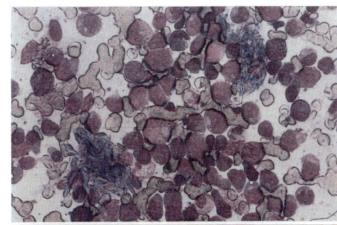

b Einzelne hier helle Charcot-Leyden-Kristalle in einem leicht zerdrückten Makrophagen, der zusätzlich bläuliches Material (phagozytierte Granula?) enthält

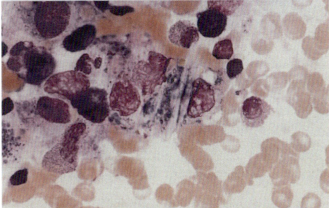

c Histologischer Schnitt einer M4Eo. Giemsa-Färbung. Man kann sehr gut die unreifen (blau-violett) und reifen (rötlich) Granula der Eosinophilen erkennen

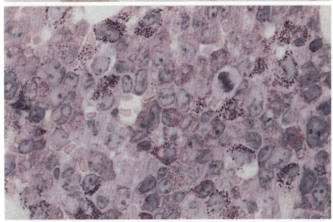

d Blutausstrich. Auch bei M4Eo findet man manchmal in den Zellen des Knochenmarks und selten im peripheren Blut Auer-Stäbchen

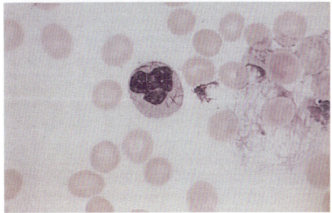

IV

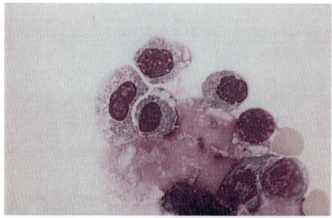

Abb. 92 e – g

e Bei M4Eo kann es zu meningealem Befall kommen. In diesem Fall wurden im Rezidiv Eosinophile im Liquor gefunden

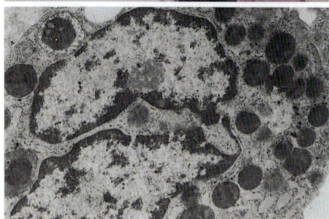

f Elektronenmikroskopischer Befund eines abnormen Eosinophilen. Man sieht im Zytoplasma überwiegend eosinophile Progranula. **Links oben** eine kondensierte Vakuole, die sich in eosinophile Progranula entwickelt. Das typische kristalloide Internum als typisches Merkmal der reifen eosinophilen Granula ist nicht eindeutig zu erkennen. Die kleinen dunklen Granula intergranulär im Zytoplasma und im hellen Saum der kondensierten Vakuole **links oben** entsprechen Glykogen

g Zum Vergleich normaler Eosinophiler. Die Granula enthalten typische kristalloide Einschlüsse ▼

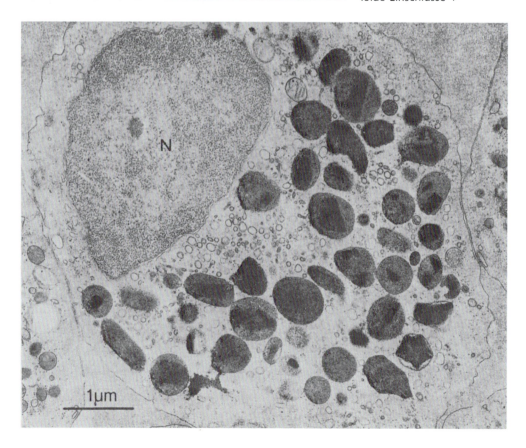

Abb. 93 a, b

a Schematische Darstellung und partieller Karyotyp der Inversion inv(16)(p13q22), die bei der akuten myeloischen Leukämie vom FAB-Typ M4Eo beobachtet wird. Die **Pfeile** markieren die Bruchpunkte

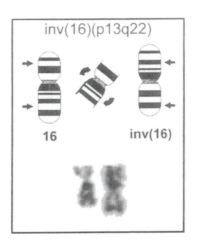

b FISH-Technik zum Nachweis der Inversion inv(16) in Interphasezellen. Man sieht rot aufleuchtende eosinophile Granula im Zytoplasma und über dem Kern ein Signal (blau-grüner Punkt rechts unten) des normalen Chromosoms 16 sowie ein zweigeteiltes Signal (2 Gruppen von kleinen Punkten links) des invertierten Chromosoms 16 (Aus Haferlach T, Winkemann M, Löffler H et al. Blood 87, 2459–2463 (1996))

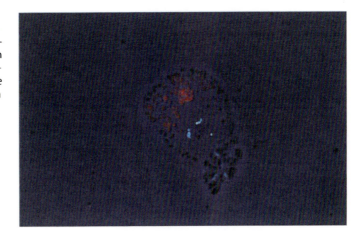

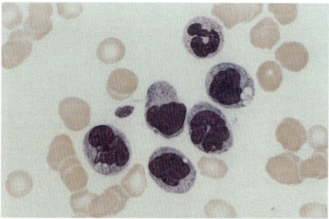

Abb. 94 a – h. Monozytenleukämie, Subtyp M5b. Nach den FAB-Kriterien müssen mindestens 80 % der nichtery-throblastischen Knochenmarkzellen zur Monozytenreihe gehören, davon wie-derum weniger als 80 % Monoblasten

a Blutausstrich. Fünf etwas atypische Monozyten, oben ein stabkerniger Neu-trophiler

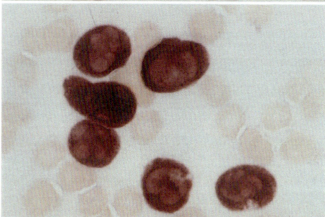

b Blutausstrich desselben Patienten. ANAE. Starke diffuse Aktivität aller mo-nozytären Zellen (Stärkegrad 4)

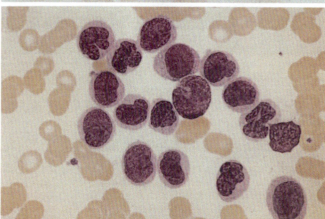

c Blutausstrich eines anderen Patienten mit starker Leukozytose. **In der Mitte oben** ein Monoblast, sonst Promonozy-ten und Monozyten

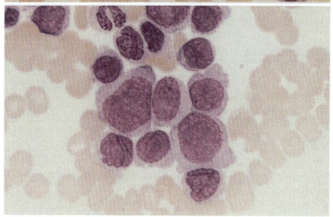

d Knochenmark desselben Patienten wie in **c**. Anteil der Monoblasten größer, aber weniger als 80 %

5 · Knochenmark

Abb. 94 e – h

e Blutausstrich desselben Patienten wie in **d**. ANAE. Sehr starke diffuse Aktivität (Stärkegrad 4)

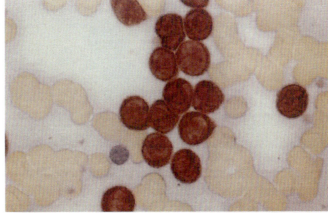

f Blutausstrich desselben Patienten wie in **c**. Peroxidasereaktion. Ein segmentkerniger Neutrophiler positiv. Promonozyten und Monozyten negativ

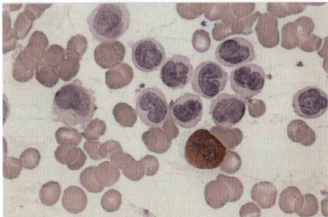

g Peripheres Blut eines anderen Falles mit Promozyten und Monozyten

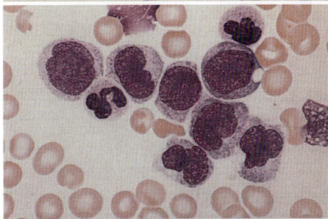

h Knochenmarkausstrich desselben Patienten wie in **g** mit höherem Anteil von Promozyten und Monoblasten als im Blutausstrich

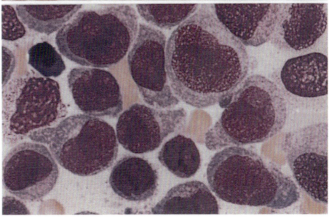

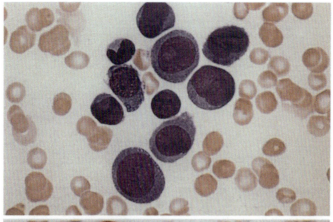

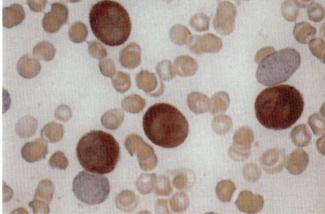

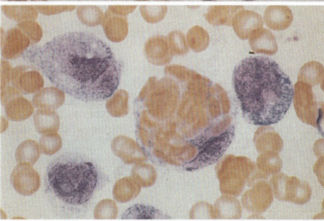

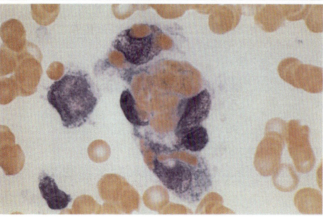

Abb. 95 a–d. Monozytenleukämie, Subtyp M5b

a Knochenmarkausstrich eines anderen Patienten mit einem höheren Anteil von Monoblasten. Grenzfall zu M5a

b ANAE desselben Patienten wie in **a**: 4 Zellen zeigen starke diffuse Aktivität

c, d Hochgradige Erythrophagozytose bei einem Fall von M5b. Die Translokation t(8;16) war nicht nachweisbar

d

5 · Knochenmark

Abb. 96 a – h. Monoblastenleukämie, Subtyp M5a. Die Diagnose stützt sich auf folgende Kriterien: Mindestens 80 % der nichterythropoetischen Knochenmarkzellen gehören zur monozytären Reihe, davon sind mindestens 80 % Monoblasten

a Knochenmarkausstrich. Ausschließlich Monoblasten mit runden, häufig exzentrisch gelegenen Kernen mit deutlichen Nucleolen und breitem graublauem Zytoplasma

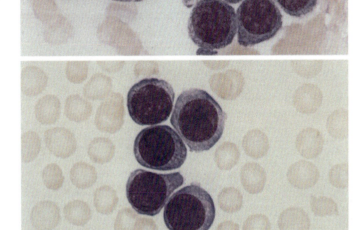

b Peripheres Blut desselben Patienten wie in **a**, ebenfalls mit 100 % Monoblasten, die etwas kleiner und runder erscheinen

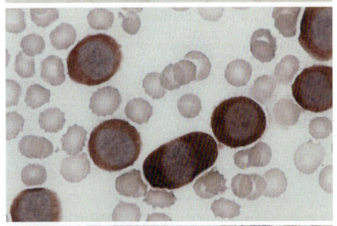

c Blutausstrich desselben Patienten wie in **a** und **b**. ANAE. Sehr starke diffuse Esteraseaktivität im Zytoplasma der Blasten

d Knochenmarkausstrich desselben Patienten. Peroxidasereaktion. Ein restlicher Granulozyt positiv, alle Monoblasten negativ

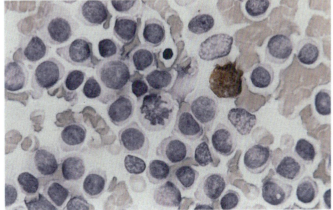

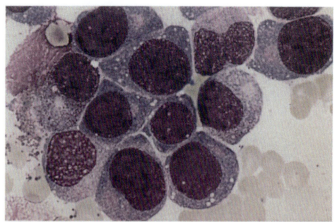

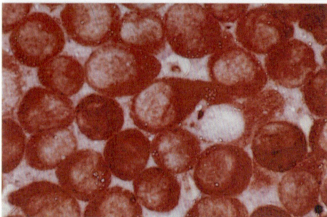

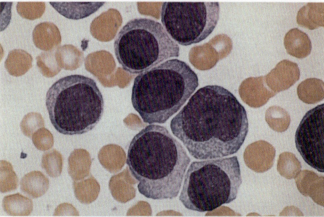

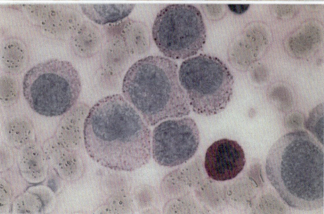

Abb. 96 e–h

e Knochemarkausstrich eines anderen Falles mit sehr unreif erscheinenden Monoblasten, die manchmal für nicht-hämatopoetische Tumorzellen gehalten werden

f Extrem starke ANAE-Aktivität im Knochenmark desselben Patienten wie in **e**

g Knochenmarkausstrich eines anderen Patienten mit M5a

h Knochemarkausstrich desselben Patienten wie in **g**. PAS-Reaktion. **Rechts unten** liegt ein neutrophiler Segment-kerniger mit typischer starker diffuser Reaktion. Die Monoblasten haben eine zarte diffuse bis feingranuläre Reaktion, die sich an der Zytoplasmaperipherie zu gröberen Granula verdichtet. Dies ist ein typischer Befund für die Monozytenreihe

5 · Knochenmark

Abb. 97 a – h. Monoblastenleukämie, Subtyp M5a

a, b Unterschiedliche Regionen desselben Knochenarkausstrichs. In **a** sieht man **links von der Mitte** und **rechts am Rand** Monoblastengruppen neben reichlich normaler Blutbildung. In **b** sieht man eine andere Stelle mit 100%iger Knochenmarkinfiltration durch Monoblasten

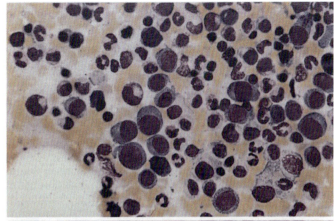

b

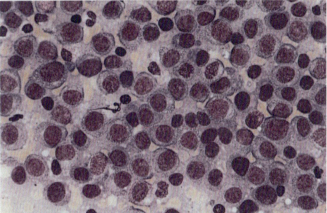

c – e Histologisches Knochenmarkschnittpräparat. Es sind unterschiedliche Regionen desselben Schnittpräparates abgebildet

c Weitgehend normal erscheinendes Knochenmark mit reichlich Megakaryozyten, Erythropoese und Granulozytopoese

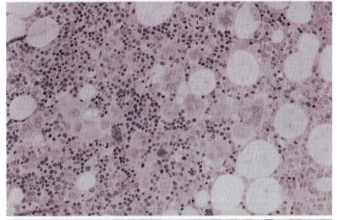

d Andere Stelle desselben Präparates. Eine Linie von **oben Mitte** bis **links unten** begrenzt das **rechts unten** liegende Monoblasteninfiltrat von der restlichen normalen Hämatopoese **links oben**

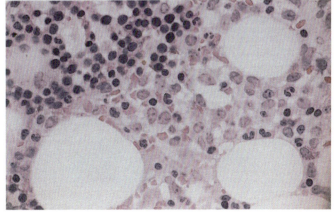

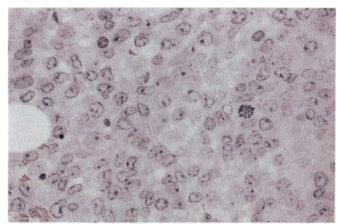

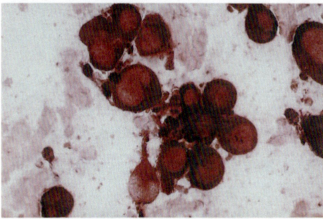

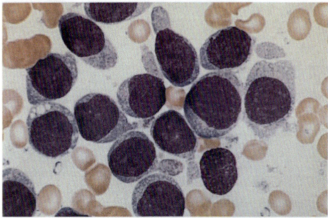

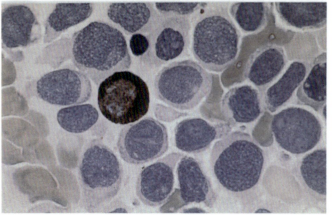

Abb. 97 e – h

e Andere Stelle mit 100%iger Monoblasteninfiltration

f ANAE-Nachweis im Knochenmarkausstrich desselben Patienten wie in **c – e**. Extrem starke diffuse Aktivität der Monoblasten

g Anderer Fall von M5a mit sehr unreifen Monoblasten

h Peroxidasereaktion eines Knochenmarkausstrichs desselben Patienten wie in **g**. Alle Monoblasten sind negativ, nur ein verbliebener normaler Granulozyt ist positiv

5 · Knochenmark

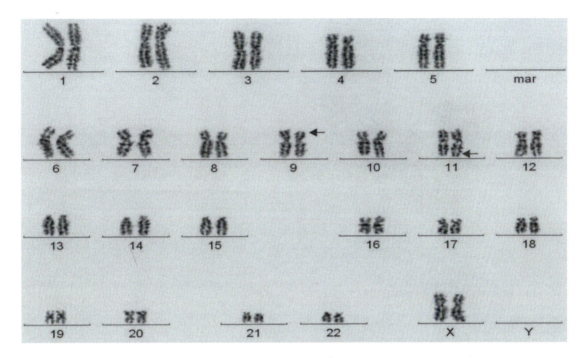

Abb. 98a. Karyotyp einer AML, FAB-Typ M5a, mit der Translokation t(9;11)(p22;q23). Bei myelo-monozytären und monoblastischen Leukämien (FAB-Subtypen M4, M5a, M5b) werden häufig Translokationen mit Beteiligung der Bande q23 des Chromosoms 11 beobachtet, in welcher das MLL-Gen lokalisiert ist. Hierzu gehören neben der t(9;11) insbesondere die t(11;19), t(10;11) und t(6;11). Bei der Translokation t(9;11) entsteht das Fusionsgen MLL-AF9, das molekulargenetisch nachgewiesen werden kann.

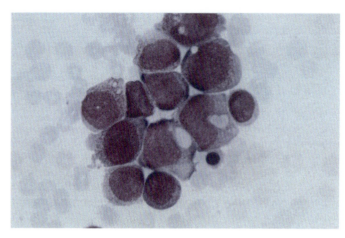

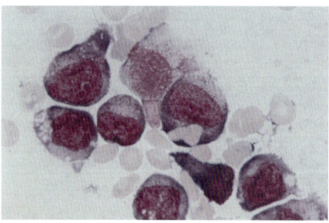

Abb. 98 b und c. Knochenmarkausstriche von zwei Patienten mit Translokation t(8;16)

b Nebeneinander kräftig und nur spärlich granulierte Blasten. Unterhalb der Mitte Erythrophagozytose

c Stärkere Vergrößerung als b. In der Mitte ein Blast mit Erythrophagozytose

5 · Knochenmark

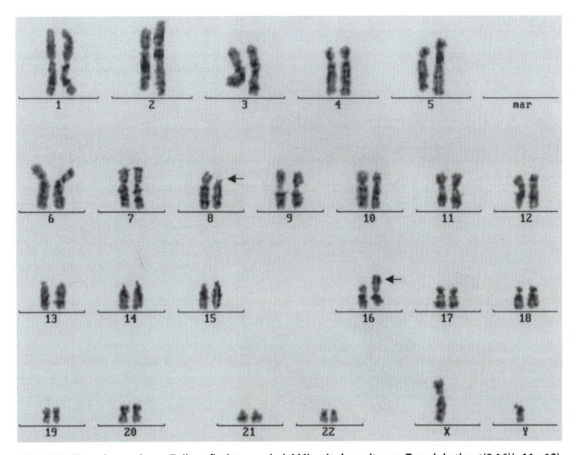

Abb. 98d. Einen besonderen Zelltyp findet man bei AML mit der seltenen Translokation t(8;16)(p11;p13). Bisher wurden meistens Monoblasten/Monozyten- oder Myelomonozytäre Leukämien (FAB-Subtypen M5 oder 4) mit dieser Translokation assoziiert. Nach Durchsicht von 6 Fällen finden wir vorherrschend einen Zelltyp, der zwischen Monoblast und Promyelozyt einzuordnen ist und häufig sowohl starke diffuse Esterase- wie auch Peroxidase-Reaktion aufweist. Meistens sieht man Erythrophagozytose in wenigen, seltener in zahlreichen Blasten, ganz vereinzelt werden Leukozyten oder Thrombozyten phagozytiert. Auf molekularer Ebene führt die Translokation t(8;16) zu einem CBP-MOZ-Fusionstranskript. Gehäuft findet sie sich bei therapie-assoziierten AML.

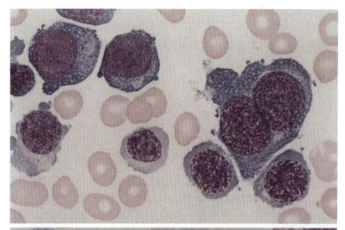

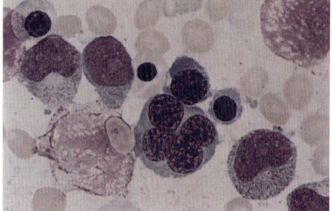

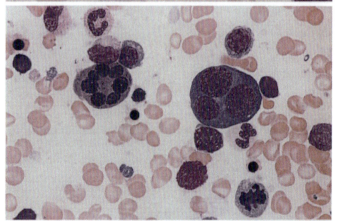

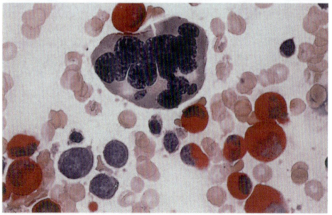

Abb. 99 a – h. Akute Erythroleukämie, Subtyp M6. Definition: Der Anteil der Erythropoese muß mindestens 50 % betragen, unter den nicht erythroblastischen Zellen (NEZ) beträgt der Anteil von Blasten mindestens 30 %. Es existieren aber auch „reine" erythroblastische Leukämien (akute Erythrämie) mit ausgeprägten Atypien der Erythropoese, bei denen nur sehr wenige Myeloblasten vorkommen. Bei den Erythroleukämien kann der Anteil der Erythropoese im Verlauf, z. B. nach Bluttransfusion zurückgehen, so daß Befunde wie bei M1 oder M2 resultieren

a Megaloblastoide Erythropoese, **rechts** eine zweikernige Zelle

b Unten vierkerniger Erythroblast, **links darüber** ein Myeloblast mit einem Auer-Stäbchen

c Links ein siebenkerniger Erythroblast mit ausgereiftem Zytoplasma, **rechts** ein dreikerniger Erythroblast mit unreifem Zytoplasma

d CE-Reaktion. Oben vielkerniger Erythroblast mit reifem Zytoplasma, man sieht noch relativ viele ausgereifte Granulozyten

5 · Knochenmark

Abb. 99 e–h

e Ein Fall von M6 mit deutlich megaloblastoider Erythropoese

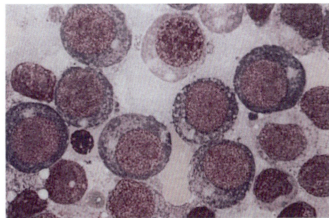

f Sehr starke granuläre und diffuse PAS-Reaktion im Knochenmark desselben Patienten wie **e**. Eine solche PAS-Reaktion gibt es bei megaloblastären Anämien, verursacht durch Vitamin-B12- oder Folsäuremangel, nicht

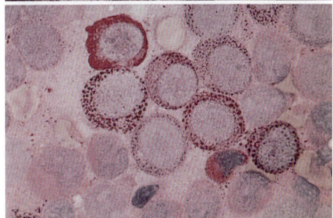

g Knochenmark eines anderen Patienten mit M6 und reiferer Erythropoese. Man sieht in den Erythrozyten und z. T. auch im Zytoplasma der Erythroblasten Einschlüsse, bei denen es sich um Pappenheimer-Körper handelt

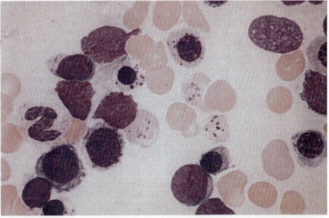

h Ausstrich desselben Patienten wie in **g** nach Eisenfärbung. Die Einschlüsse in den Erythrozyten (Bildmitte) sind positiv. Außerdem sieht man Ringsideroblasten, die auch bei M6 vorkommen

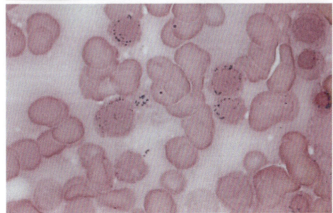

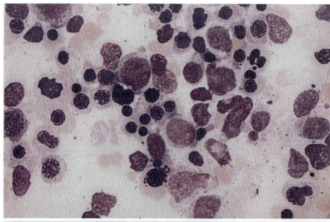

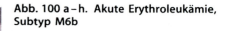

Abb. 100 a – h. Akute Erythroleukämie, Subtyp M6b

a Knochenmark eines Patienten mit stärker ausgereifter, aber dysplastischer Erythropoese. **Oberhalb** und **unterhalb der Mitte** Myeloblasten

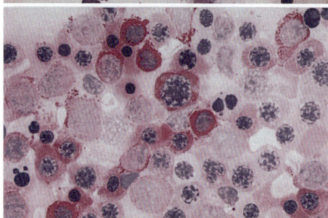

b PAS-Reaktion im Knochenmarkausstrich desselben Patienten wie in **a**. Sehr starke, vorwiegend diffuse Reaktion im Zytoplasma der Erythroblasten. In der Regel ist die Reaktion in früheren Vorstufen granulär und schollig, bei reiferen Formen diffus ausgeprägt

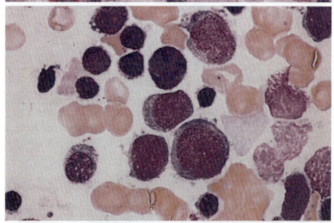

c Myeloblastengruppe bei einem anderen Fall von M6b

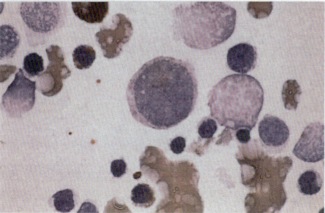

d Peroxidase-positiver Myeloblast in einem Ausstrich desselben Patienten wie in **c**

5 · Knochenmark

Abb. 100 e – h

e Fokale Saure-Phosphatase-Reaktion in den Erythroblasten desselben Patienten wie in **c** und **d**. Dieser Befund darf nicht mit einer T-ALL verwechselt werden

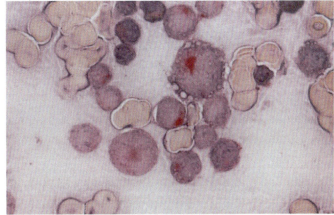

f PAS-Reaktion im Knochenmark desselben Patienten

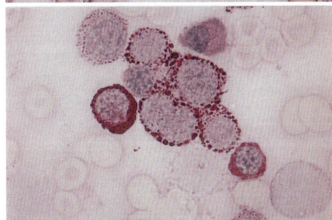

g Extrem unreife Form von M6a mit z. T. vakuolisiertem Zytoplasma. Eine abnorme Mitose

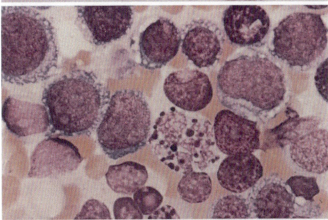

h PAS-Reaktion im Ausstrich desselben Patienten wie in **g**

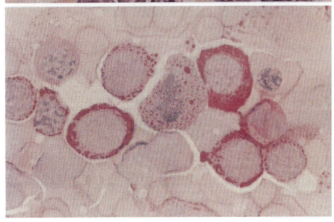

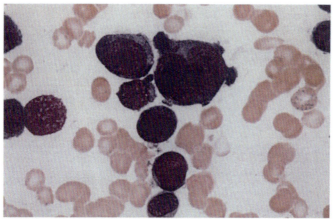

Abb. 101 a–h. Akute Erythroleukämie, Subtyp M6a

a Extrem unreife, nur aufgrund der starken Zytoplasmabasophilie als Erythroblasten identifizierbare Zellen

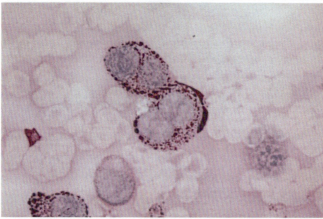

b PAS-Reaktion als zusätzliches Kriterium desselben Patienten wie in **a**. Dies entspricht einem Fall von „reiner" Erythrämie, entsprechend dem Subtyp M6V

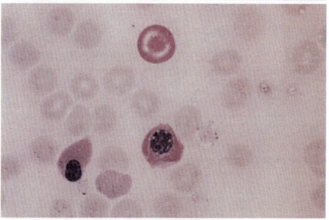

c Bei einem anderen Fall deutliche diffuse PAS-Reaktion in einem Erythrozyten (Targetzelle)

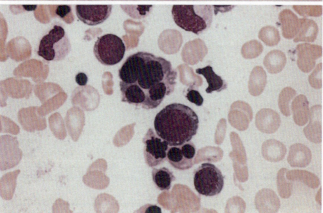

d Anderer Fall von M6b mit schwer dysplastischer Erythropoese. **Oben links** Myeloblasten

5 · Knochenmark

Abb. 101 e–h

e Knochenmarkausstrich desselben Patienten wie in **d**. ANAE-Reaktion. Starke diffuse Aktivität im Zytoplasma der Blasten und reifere Formen. In diesem Fall handelt es sich um den Subtyp M6 mit Beteiligung der monozytären Reihe anstelle der granulozytären Reihe

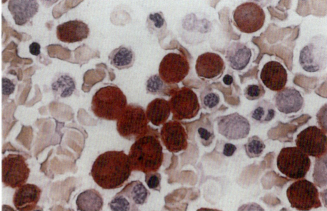

f Pappenheim-Färbung desselben Patienten wie in **d** und **e**. Blast mit kurzem Auer-Stäbchen, daneben elliptische Erythrozyten (erworbene Elliptozytose)

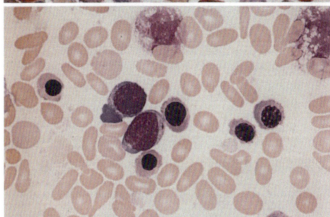

g, h Riesige Erythrozyten bei einem andern Fall von M6. In **h** mit basophiler Tüpfelung und Chromatinteilchen

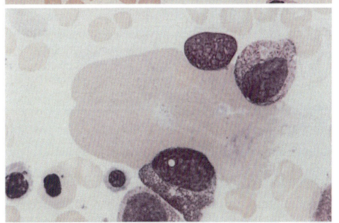

h

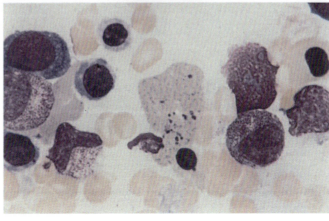

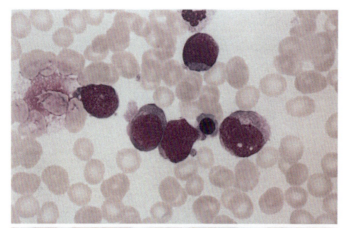

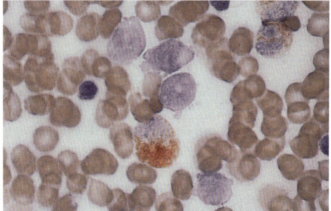

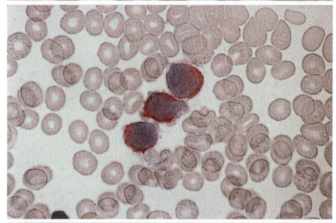

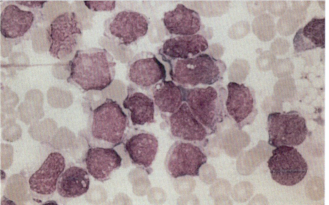

Abb. 102 a – g. Megakaryoblastenleukämie (M7). Dieser zuletzt definierte Subtyp der AML tritt häufiger bei Kindern als bei Erwachsenen auf. Der Anteil bei unter 2jährigen Kindern liegt über 15%. Nur bei Kleinkindern mit dem Subtyp M7 wird die Translokation t(1;22) als spezifische Chromosomenabberation gefunden. Die Definition erfordert 30% Megakaryoblasten im Knochenmarkausstrich. Ihre Identifizierung ist häufig rein morphologisch nicht möglich, so daß zur Sicherung der Diagnose die Immunphänotypisierung erforderlich wird, die mit den monoklonalen Antikörpern CD41 und CD61 möglich ist. Häufig wird wegen Knochenmarkfibrose nicht genügend Material für den Ausstrich gewonnen, so daß eine Stanzbiopsie und histologische Untersuchung erfolgen muß

a Undifferenzierte Blasten mit Zytoplasmaknospen (Pseudopodien)

b Ausstrich desselben Patienten wie in **a**. Peroxidasereaktion. Die Blasten sind negativ

c Immunzytochemischer Nachweis von CD41. APAAP-Technik. Blasten positiv (rot)

d Knochenmark eines Kindes mit undifferenzierten Blasten und z. T. abgelösten Zytoplasmateilen. CD41 positiv

5 · Knochenmark

Abb. 102 e – g

e ANAE-Reaktion desselben Patienten wie in **d**. Umschriebene punktförmige Aktivität

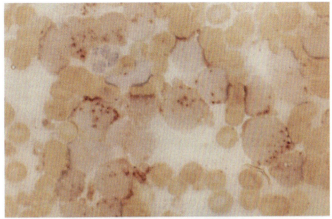

f, g Knochenmarkausstriche eines anderen Patienten mit relativ großen Kernen mit homogenem, dichtem Chromatin und unregelmäßig begrenztem Zytoplasma, z. T. abgelösten Zytoplasmafetzen. In **g** ist die Zytoplasmaknospung besonders deutlich

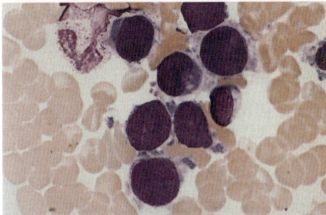

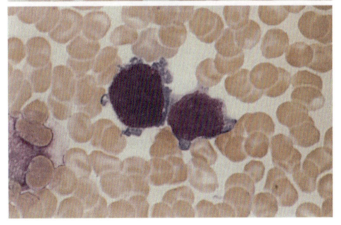

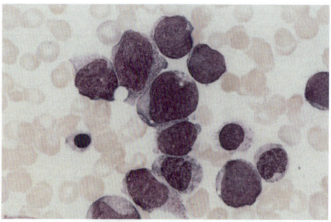

**Abb. 103 a – c. Megakaryoblasten-
leukämie (M7)**

a Anderer Fall mit großen polymorphen
Blasten

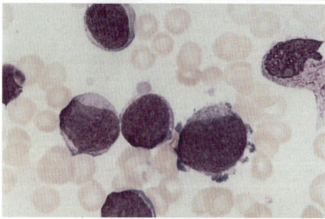

b Nur geringe Zytoplasmaknospung

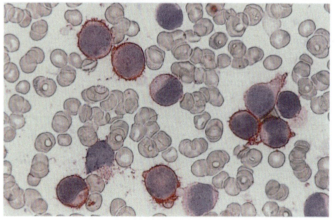

c APAAP-Technik. CD41 positiv

5 · Knochenmark

**Abb. 104 a – c. Übergang einer Mega-
karyoblastenleukämie in eine gemischte Megakaryoblasten-Basophilen-
Leukämie**

a Sehr unreif erscheinende Blasten, die
neben CD41 und CD61 in hohem Prozentsatz auch CD34 exprimieren

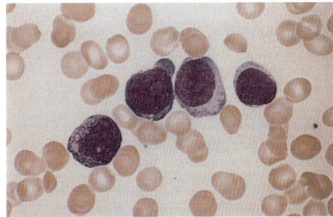

b Nach weitgehend erfolgloser Chemotherapie treten Blasten mit dunkelvio-
lettem Zytoplasmagranula auf, die metachromatisch reagieren

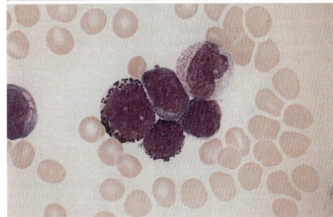

c Metachromatische Reaktion der Granula nach Toluidinblaufärbung. Es ist zu
einem Wandel des Phänotyps von Megakaryoblasten zu Basophilen-Vorstufen
gekommen

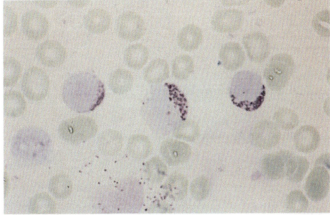

d und e Aspiration aus dem Becken-
kamm im Bereich eines lokalisierten
Prozesses.

d Gruppe von relativ großen Blasten mit
dichtem, homogen erscheinendem
Kernchromatin und breitem, mäßig basophilem Zytoplasma. CD61 und CD41
positiv

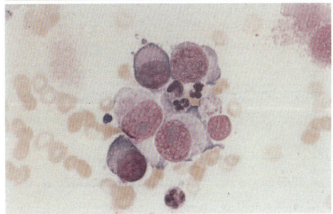

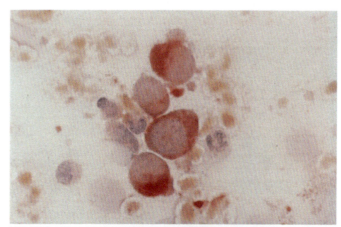

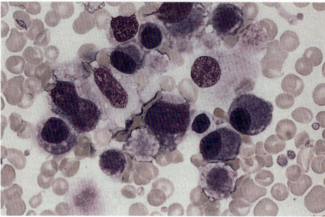

Abb. 104 e – f

e ANAE-Reaktion. Recht kräftige Enzymaktivität im Zytoplasma. Bei **d** und **e**
handelt es sich um das Beispiel eines
Megakaryoblastoms

f Knochenmarkausstrich eines Kleinkindes mit Down-Syndrom. Fast reine Proliferation von Megakaryoblasten und
Promegakaryozyten

5 · Knochenmark

Abb. 105. Partieller Karyotyp bei
Translokation t(1;22) aus dem Knochenmark eines Kleinkindes mit Megakaryoblastenleukämie. (Die Abbildung
wurde freundlicherweise überlassen
von Prof. Dr. O. Haas, Wien)

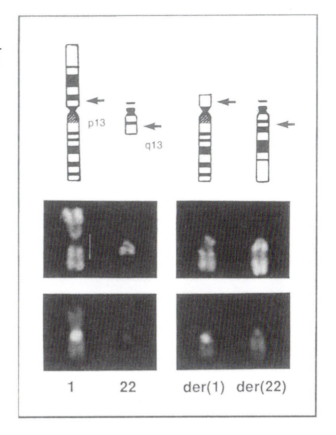

Abb. 106. Elektronenmikroskopischer
Nachweis der Plättchenperoxidase
eines Megakaryoblasten. Die Reaktion
ist in der Kernmembran (Pfeil) und im
endoplasmatischen Retikulum (offener
Pfeil) nachweisbar (A). Typischerweise
ist der Golgi-Komplex (offene Pfeile)
Peroxidasenegativ, während die Kernmembran (Pfeil) eine deutliche Peroxi-
dase-Anfärbung zeigt (B). Mitochondrien zeigen eine unspezifische Peroxi-
dase-Anfärbung (die Abbildung wurde
freundlicherweise von Priv.-Doz. Dr.
Heil, damals Ulm, jetzt Hannover,
überlassen)

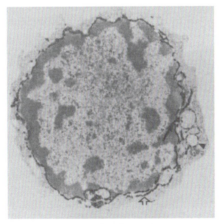

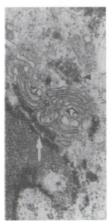

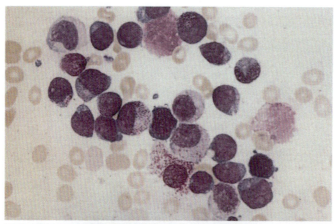

Abb. 107 und 108
Therapiebedingte Veränderungen bei
akuten Leukämien (s. auch Abb. 83
und 84)

a AML, Subtyp M2, vor Therapie

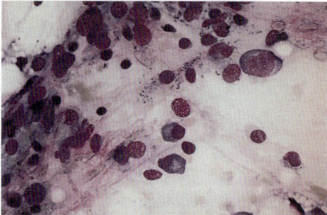

b Zustand der schweren Zytopenie nach
2 Zyklen Chemotherapie

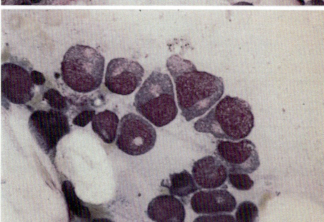

c Stärkere Vergrößerung eines kleinen
Herdes von granulozytopoetischer Regeneration mit jungen Promyelozyten. In
diesem Stadium ist es u. U. schwierig zu
erkennen, ob normale oder leukämische
Vorstufen vorliegen

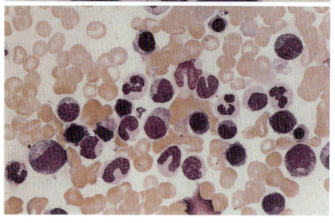

d Entwicklung der kompletten Remission nach weiteren 4 Wochen

5 · Knochenmark

Abb. 107 e–h

e Anderer Patient. Nahezu leeres Knochenmark nach Induktionschemotherapie: Man sieht Stromazellen, Fettzellen, Plasmazellen und Lymphozyten. **Oben** im Bild 2 reife Granulozyten. Aus einem solchen Zustand kann sich eine Remission, aber auch ein Rezidiv entwickeln

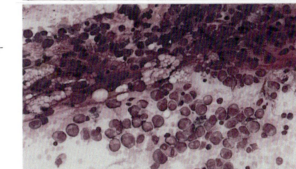

f Knochenmarkbefund eines anderen Patienten mit AML, M5b 18 Tage nach Induktionschemotherapie mit TAD (Thioguanin, Cytosin-arabinosid, Daunorubicin). Beginnende Regeneration der neutrophilen Granulozytopoese

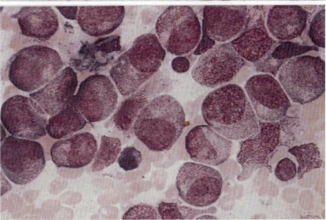

g Stärkere Vergrößerung desselben Knochenmarks wie in **f**: Man sieht Promyelozyten und Myelozyten

h Knochenmarkausstrich mit Fettzellen nach Chemotherapie

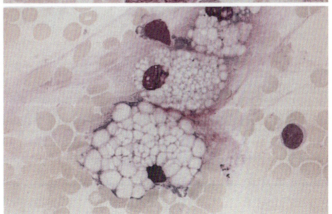

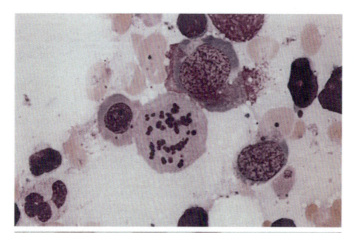

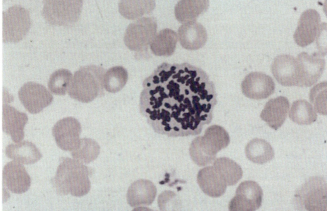

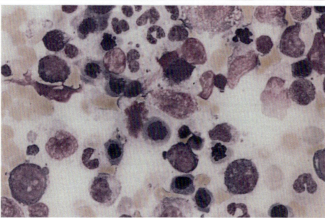

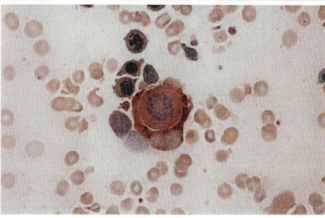

Abb. 108 a – d

a Knochenmarkausstrich einer ALL nach Vincristin-haltiger Kombinationschemotherapie. Megaloblastische Erythropoese und pathologische Mitose

b Atypische Chromosomen einer Mitose nach Cytosinarabinosid-Therapie

c Knochemarkausstrich des Rezidivs einer Monoblastenleukämie (M5a) nach Vincristingabe mit reichlich arretierten Mitosen der Erythropoese

d Knochenmark desselben Patienten wie in **c**. ANAE-Reaktion. **In der Mitte** Monoblastenmitose (diffuse Esteraseaktivität), umschlungen vom Esterase-positiven Zytoplasma eines Makrophagen. **Links** 2 arretierte Erythroblastenmitosen

5 · Knochenmark

Sekundäre akute myeloische Leukämien (Abb. 109 a – h)

Nach Chemotherapie mit alkylierenden Zytostatika oder mit Topoisomerase-II-Inhibitoren (vor allem Etoposid) kann es zur Entwicklung sekundärer AML kommen

a Primärer Knochenmarkbefund einer immunologisch gesicherten T-ALL, bei der zunächst eine komplette Remission erreicht wurde

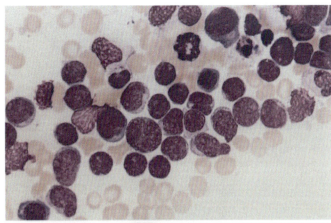

b Nach knapp 12 Monaten wurde ein „Rezidiv" vermutet, das sich aber als sekundäre Monozytenleukämie (M5b) erwies. Knochenmarkbefund mit Promonozyten und Monozyten

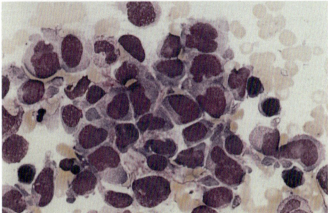

c Stärkere Vergrößerung von **b**

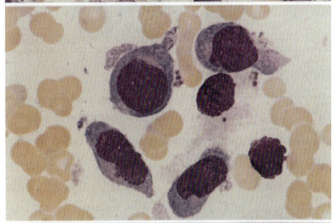

d ANAE-Reaktion desselben Knochenmarkausstriches wie in **c**

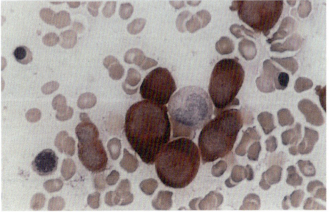

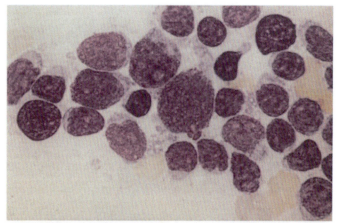

Abb. 109 e – h

e Primärer Knochenmarkbefund eines Patienten mit langjährig verlaufendem Mantelzell-Lymphom (MCL) im Stadium IV, das mehrfach mit Chemotherapie, u. a. mit Etoposid, behandelt worden war

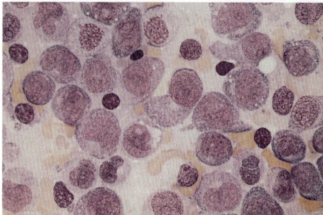

f Knochenmarkbefund zum Zeitpunkt der Diagnose einer sekundären Monoblastenleukämie (M5a). In diesem Gesichtsfeld besteht eine nahezu 100%ige Monoblasteninfiltration

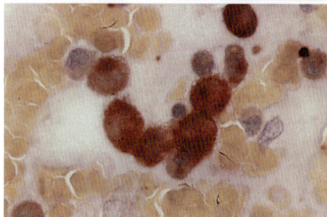

g ANAE-Reaktion mit deutlicher Aktivität der Monoblasten

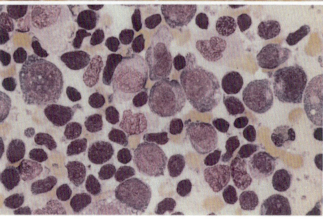

h An anderer Stelle sieht man Monoblasten und dazwischen noch reichlich lymphatische Zellen des vorbestehenden MCL-Lymphoms. Zu diesem Zeitpunkt wurde sowohl eine t(11;16) mit Bruchpunkt 11q23 gefunden, wie sie einerseits für eine monozytäre Leukämie, andererseits für eine sekundäre AML nach Topoisomerase-II-Inhibitoren charakteristisch ist, als auch die für MCL-Lymphom typische t(11,14) mit Bruchpunkt 11q13. Damit wurde auch zytogenetisch das Nebeneinander von restlichen Zellen des MCL wie der Monoblastenleukämie bestätigt

5 · Knochenmark

Abb. 110 a – f. Weitere sekundäre AML

a Monoblastenleukämie (M5a) mit Nachweis der 11q23-Aberration nach Chemotherapie eines Karzinoms der Kiefernhöhle

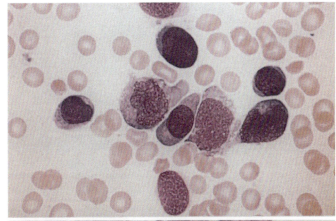

b und c Primärer Knochenmarkbefund bei einer Promyelozytenleukämie (M3). Faggot-Zelle und hypergranuläre Promyelozyten. Nach kombinierter ATRA- und Chemotherapie wurde eine komplette Remission erzielt

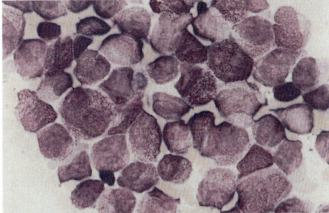

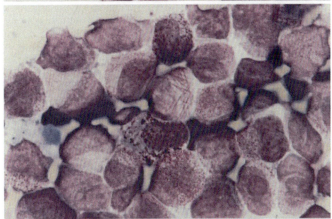

d Nach 2 1/2 Jahren wurde ein scheinbares Rezidiv diagnostiziert, das sich als Monozytenleukämie (M5b) erwies. Auch hier wurde eine 11q23-Aberration gefunden, die primär vorhandene Translokation t(15;17) war verschwunden

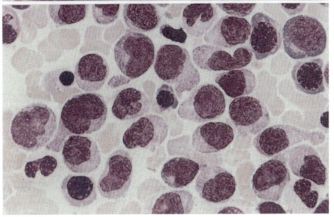

IV

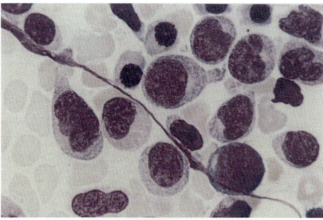

Abb. 110 e–f

e Stärkere Vergrößerung von **d**

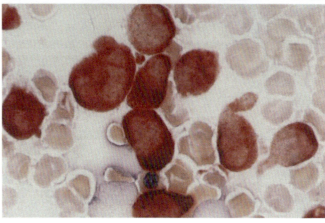

f ANAE-Reaktion desselben Ausstriches wie in **d** und **e**

5 · Knochenmark

Abb. 111 a – e. AML-Rezidiv mit defekt ausreifenden Granulozyten

a Knochenmark zum Zeitpunkt des beginnenden Rezidivs mit vermehrten Blasten

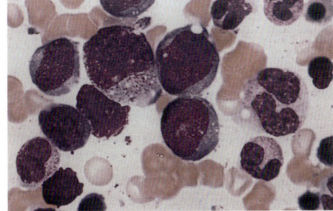

b Unter den noch relativ reichlich vorhandenen ausgereiften Granulozyten finden sich erheblich dysplastische, polyploide Formen

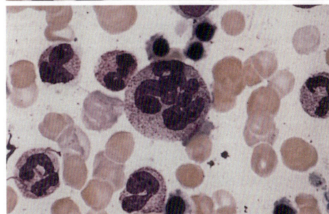

c und d Durch Peroxidasereaktion kann man noch normale Granulozyten von Peroxidase-negativen, überwiegend dysplastischen Granulozyten unterscheiden

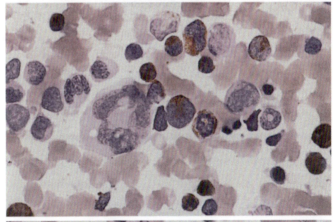

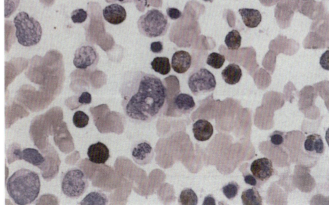

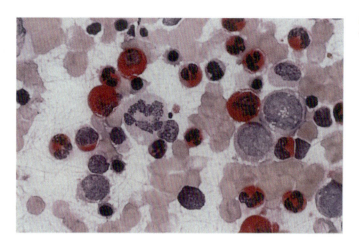

Abb. 111 e Auch die CE-Reaktion ergab denselben Befund wie die Peroxidase

5 · Knochenmark

Seltene akute myeloische Leukämien
(Abb. 112 – 114)

Abb. 112 a – h. Akute Eosinophilen-
leukämie

a Blasten mit rötlichen bis violetten
Granula und z. T. großen Vakuolen, die
größere Einschlüsse enthalten

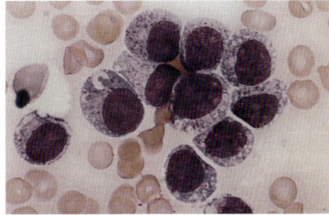

b Die Granula sind z. T. dunkelviolett und
sehr variabel

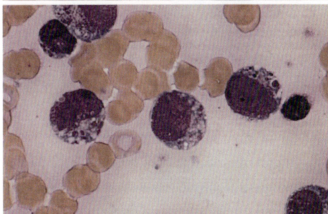

c In großen Vakuolen liegen orange-
farbene Granula

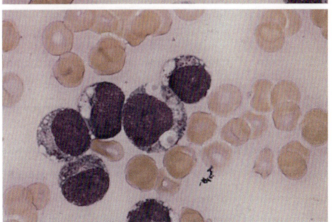

d, e Peroxidasereaktion. Man sieht nur 2
neutrophile Vorstufen **oben** und in der
Mitte, alle anderen Zellen enthalten unterschiedliche, z. T. sehr große Granula,
manchmal zentral aufgehellt. Diese Granula entsprechen den eosinophilen Granula in Vorstufen

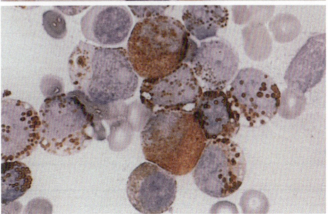

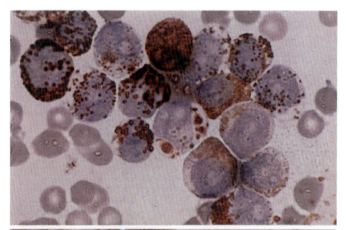

Abb. 112 e–h

e

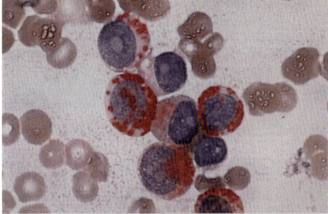

f, g CE-Reaktion. Die Granula (rot) sind CE-positiv und entsprechen in Form und Größe jenen, die mit der Peroxidase dargestellt wurden

g

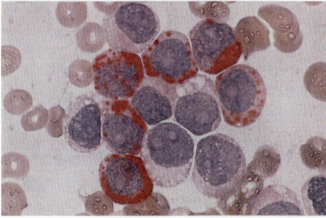

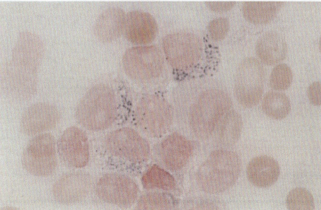

h Daß es sich um unreife Eosinophile handelt, konnte durch die positive Adam-Reaktion der Granula (hier graublau) sowie durch Anfärbung mit Luxol fast blue und die Modifikation der Peroxidase für Eosinophile bestätigt werden. Bei diesem Patienten konnte keine spezifische Chromosomenaberration nachgewiesen werden, molekulargenetisch war die Inversion 16 (CBFß/MYH11) nicht nachweisbar

5 · Knochenmark

Abb. 112 i, j Zwei weitere Fälle von Eosinophilenleukämie mit stärkergradiger Ausreifung, aber ebenfalls atypischen eosinophilen Granulozyten mit sehr feinen Granula. Beides waren Männer, der eine 20 Jahre, der andere 63 Jahre alt

i Zellen mit verklumpten violetten Granula und polymorphen Kernen. Es fand sich wiederum eine eindeutig positive Adam-Reaktion der feinen Granula. Zytogenetisch bestand eine Translokation t(10;11)(q11;p13 – 14), das Wilms-Tumorgen (wt1) wurde im Gegensatz zu Fällen von hypereosinophilem Syndrom exprimiert

j Der andere 63jährige Mann hatte unreifere Zellen, ebenfalls mit Adam-positiven, z. T. CE- und Peroxidase-positiven Granula. Es fanden sich keine Chromosomenveränderungen. Da der Blastenanteil deutlich über 30 % lag, handelt es sich um eine sichere akute Leukämie

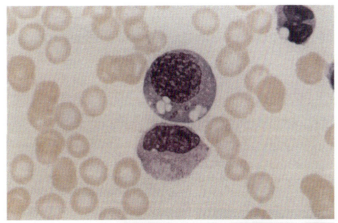

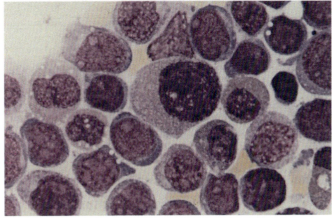

IV

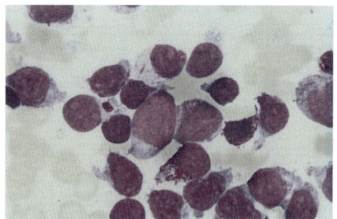

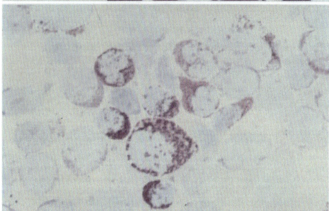

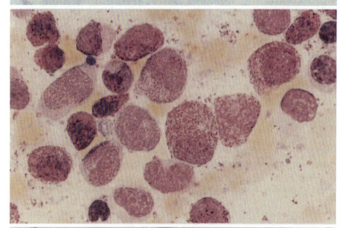

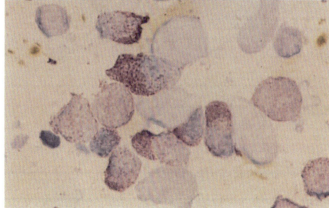

Akute Basophilenleukämie
(Abb. 113 a – e)

Diese Fälle müssen vom basophilen Schub bei CML und von Gewebsmastzellenleukämien unterschieden werden

a, b Akute Basophilenleukämie mit hohem Anteil von Blasten. Man erkennt Zellen mit reichlich basophilen Granula, vereinzelt Auer-Stäbchen-ähnliche Einschlüsse. a) Pappenheim-Färbung, b) Toluidinblaufärbung

b

c Anderer Patient mit stärkerer Ausreifung

d Toluidinblaufärbung

5 · Knochenmark

Abb. 113 e

e Anderer Patient mit distinkten, z.T. sehr großen Granula

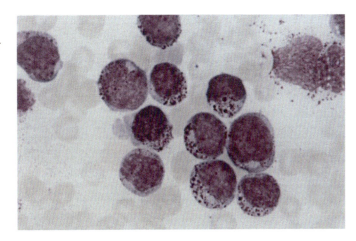

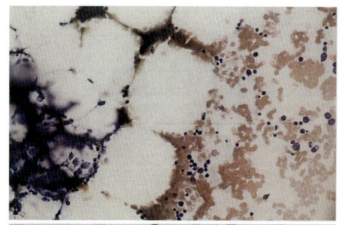

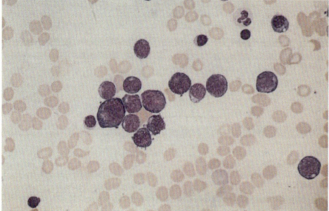

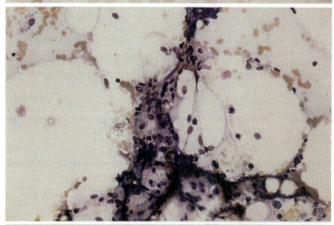

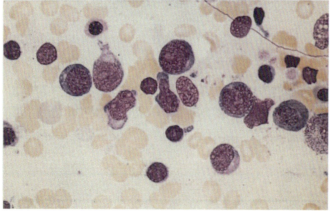

Hypoplastische AML (Abb. 114 a – d)

Die Auswertung derartiger Präparate ist nur sinnvoll, wenn ausreichend Knochenmarkbröckelchen aspiriert und ausgestrichen werden. Andernfalls muß eine Stanzbiopsie und histologische Untersuchung erfolgen. Die Unterscheidung dieser Variante der AML von aplastischen Anämien kann sehr schwierig sein. Auch die histologische Untersuchung des Knochenmarks kann in die Irre führen, wenn keine eindeutigen Blasten gefunden werden. Entscheidend für die Diagnose ist der Nachweis einer – häufig umschriebenen – Blastenansammlung. Auch akute lymphatische Leukämien können vereinzelt mit aplastischen Vorstadien beginnen, so daß nur die kurzfristige Verlaufskontrolle im Zweifelsfalle weiterhilft

a Weitgehend leeres Knochenmark mit vermehrten Fettzellen

b Stärkere Vergrößerung einer zellreicheren Stelle mit Myeloblasten und Erythroblasten (**links** und **unten**)

c Ein anderer Fall mit leerem Knochenmark

d Eine isolierte zellreiche Stelle desselben Präparates wie in **c** mit Myeloblasten und einzelnen Lymphozyten

5 · Knochenmark

5.10.2 Akute Lymphoblasten-leukämie (ALL) (Abb. 115 a – d)

a Kleine Blasten, die manchmal schwer von Lymphozyten zu unterscheiden sind. Die Chromatinstruktur ist aber feiner, man sieht gelegentlich Nucleoli

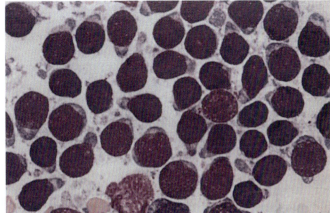

b Anderer Fall mit unterschiedlich großen Blasten und z. T. polymorphen Kernen. a und b sind ALL der B-Linie

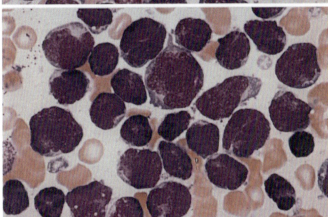

c Peroxidasereaktion. Alle Lymphoblasten sind negativ, eingestreut findet man restliche Zellen der Granulozytopoese, deren Anteil mit der Peroxidasereaktion besser zu erkennen ist

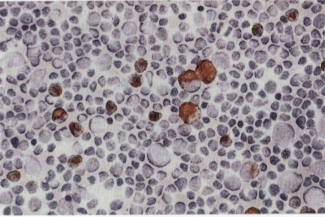

d Terminale Deoxynucleotidyltransferase (TDT). Darstellung mittels Immunperoxidasereaktion in den Kernen. Die TDT ist für Lymphoblasten nicht spezifisch, dient aber zur Abgrenzung der ALL-Formen von reifzelligen lymphatischen Neoplasien, auch von großzelligen Lymphomen. Heute wird die Reaktion üblicherweise im FACS durchgeführt

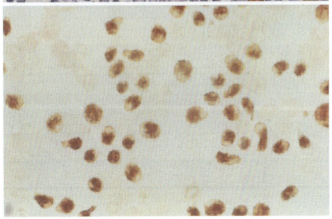

IV

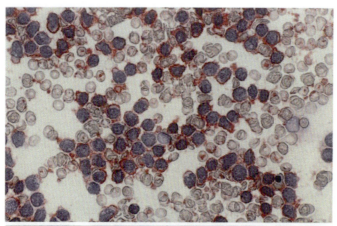

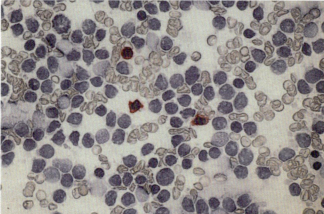

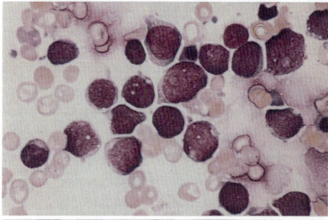

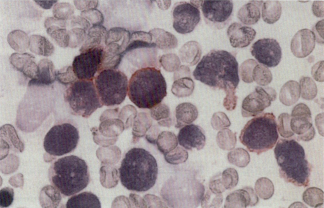

B-Linien-ALL (Abb. 116 a – g)

a Für den immunzytochemischen Nachweis der B-Linien-Zugehörigkeit ist der Pan-B-Marker CD19 gut geeignet. Hier sind 100 % der Blasten positiv (rot)

b Als Kontrast ist hier der T-Linien-Marker CD3 dargestellt. Die Blasten sind negativ, eingestreute reife T-Lymphozyten sind positiv (derselbe Fall wie a)

c Anderer Fall mit unterschiedlichen großen Lymphoblasten

d Derselbe Fall wie in **c**, Darstellung von CD19

Abb. 116 e – g

e Derselbe Fall wie in **c** und **d**, Nachweis von CD10. Der Nachweis von CD19 und CD10 entsprechen einer c-ALL (BII)

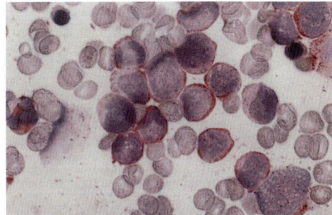

f Die PAS-Reaktion ergibt in einem unterschiedlichen Prozentsatz der Lymphoblasten eine granuläre Reaktion. In diesem Falle grobgranulär und schollig positiv

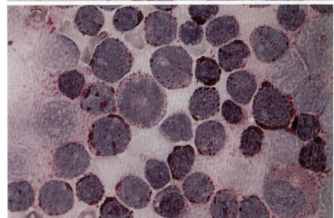

g Ein anderer Fall mit grobgranulärer und grobtropfiger PAS-Reaktion. Die in **f** und **g** dargestellte Art der PAS-Reaktion ist bei hellem Zytoplasmahintergrund und negativer Peroxidase und ANAE ein morphologisch-zytochemischer Hinweis für ALL

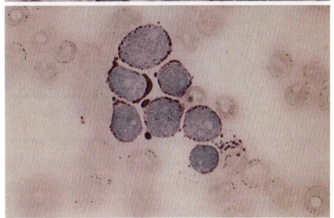

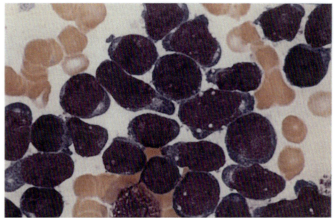

Abb. 117 a – g.

a B-Linien-ALL können eine erhebliche morphologische Variationsbreite aufweisen. Hier sieht man relativ große Blasten mit intensiv basophilem Zytoplasma

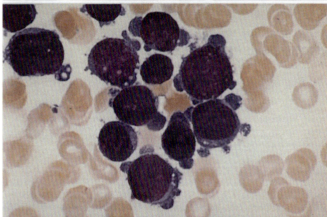

b Große Blasten mit erheblicher Zytoplasmaknospung, so daß zunächst an eine Megakaryoblastenleukämie gedacht wurde. In beiden Fällen **a** und **b** handelt es sich um eine ALL der B-Reihe

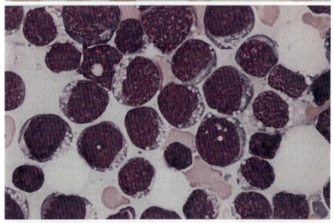

c Vakuolisierung ist bei ALL nicht selten zu finden. In diesem Fall sieht man relativ große Vakuolen

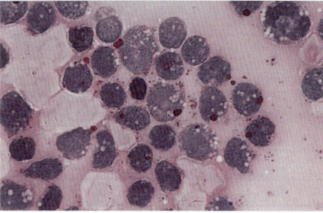

d Anderer Fall mit Vakuolen und unabhängig davon grobgranulärer PAS-Reaktion im Zytoplasma

5 · Knochenmark

Abb. 117 e–g

e Anderer Fall mit großen, z.T. zusammenfließenden Vakuolen

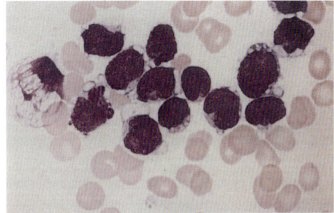

f PAS-Reaktion von demselben Fall wie in **e**. Man sieht, daß die Vakuolen mit Glykogen gefüllt sind

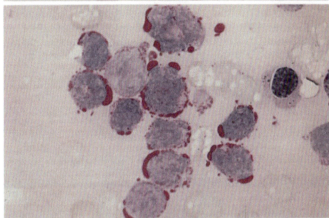

g Peroxidasereaktion desselben Falles wie in **e** und **f**. Man sieht in den Peroxidase-negativen Blasten sehr gut die Vakuolen

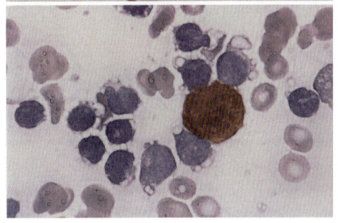

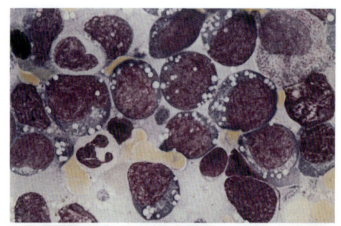

**Abb. 118 a–d. Reife B-ALL (B IV) ent-
sprechend dem FAB-Subtyp L3. Dieser
Subtyp der ALL ist selten, die Erkennung aber wichtig, weil die Prognose
durch eine spezifische Therapie erheblich verbessert werden konnte. Morphologisch findet man meistens ziem-
lich einheitliche, runde mittelgroße
Blasten mit intensiv basophilem Zytoplasma und scharf begrenzten (fett-
haltigen) Vakuolen**

a, b–c Verschiedene Beispiele dieses
Subtyps der ALL

b

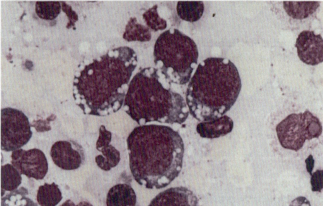

c

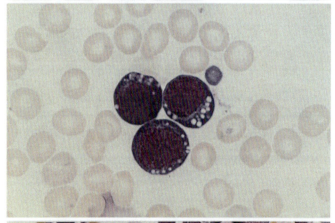

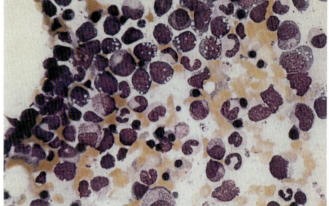

d Knochenmarkausstrich mit nur partieller Infiltration **im oberen Bildab-
schnitt**

5 · Knochenmark

Abb. 119 a–h. ALL mit Zytoplasma-granula. Das Dogma, Zytoplasma-granula sprächen für AML, wird durch einen morphologischen Subtyp der ALL umgestoßen. Es handelt sich um eine zur B-ALL-Linie gehörende ALL mit Zytoplasmagranula, die Peroxidase-negativ sind und sich wie Lysosomen verhalten

a In Blasten oberhalb der Bildmitte grobe violette Granula, darunter einige feinere

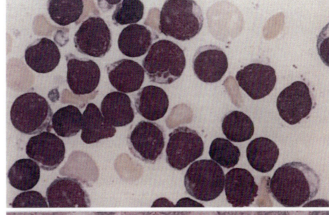

b PAS-Reaktion. Die abnormen Granula sind rosa gefärbt, im Gegensatz zur burgunderroten Färbung der üblichen Glykogengranula

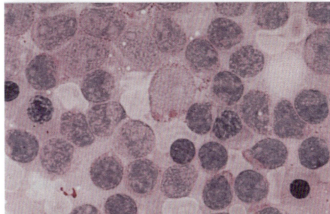

c ANAE-Reaktion. Man sieht distinkte kräftig reagierende Granula im Zyto-plasma, die den in **a** und **b** abgebildeten entsprechen

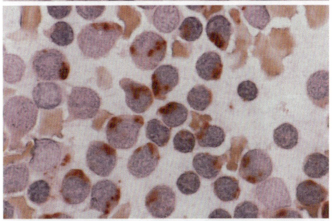

d Anderer Fall mit sehr deutlichen dun-kelvioletten Granula, die man mit baso-philen Granula verwechseln kann. Sie zeigen aber keine Metachromasie

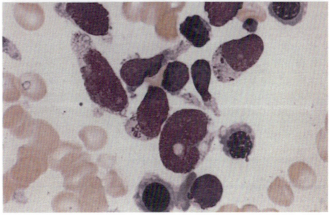

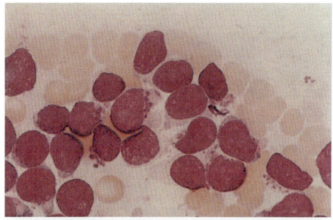

Abb. 119 e–h

e Kräftig gefärbte, relativ große Granula
bei einem anderen Fall

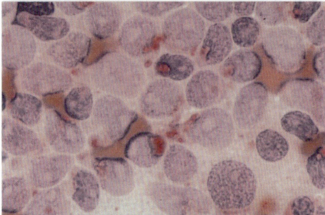

f Saure-Phosphatase-Reaktion.
Die Granula sind z.T. deutlich positiv

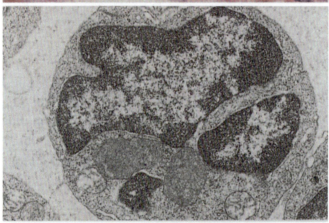

g, h Elektronenmikroskopie. Man sieht
im Zytoplasma große, membranum-
grenzte Einschlüsse mit feinkörnigem
Inhalt, die den oben beschriebenen
Granula entsprechen. (Prof. Dr. Müller-
Hermelink, Würzburg, danke ich für die
Anfertigung und Überlassung der Auf-
nahmen)

h

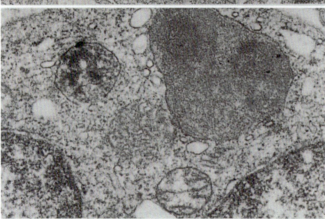

5 · Knochenmark

Abb. 120 a, b. Chromosomenaberrationen bei ALL. Die Translokation 9;22 bei
ALL weist auf eine besonders ungün-
stige Prognose hin. Zytogenetisch entspricht der Befund dem bei CML beschriebenen. Molekulargenetisch ist bei
ALL vorwiegend die „minor breakpoint
cluster region" (m-bcr) betroffen. Die
ebenfalls mit einer ungünstigen Prognose verknüpfte Translokation 4;11
zeigt a, die mit dem Burkitt-Lymphom
und der reifen B-ALL (B IV) verbundene
Translokation t(8;14)(q24;q32) zeigt b

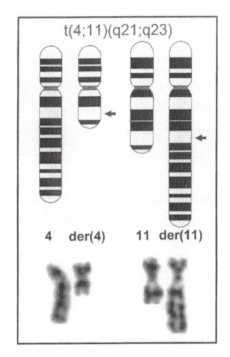

a

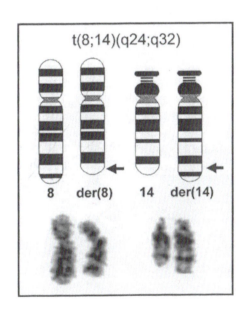

b

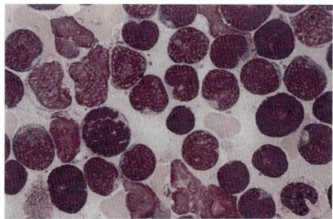

T-ALL-Linie (Abb. 121 a – e)

Morphologisch können B- und T-ALL-Formen meistens nicht voneinander abgegrenzt werden. Bei T-ALL kann eine stärkere Unregelmäßigkeit der Kernkontur (convoluted) und eine hohe Mitoserate hinweisend sein

a Pappenheim-Färbung bei einem Fall von T-ALL

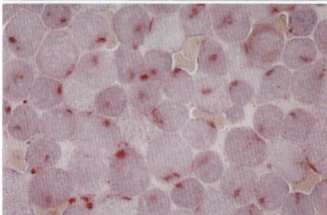

b Die hier abgebildete besondere Art der Sauren-Phosphatase-Reaktion als fokale oder paranukleäre Lokalisation ist typisch für die ALL der T-Reihe

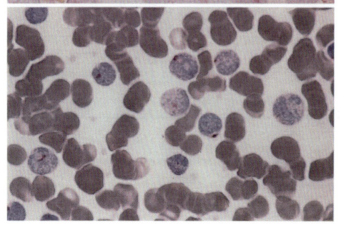

c Saure-Phosphatase-Nachweis mit anderer Technik (Sigma)

5 · Knochenmark

Abb. 121 d–e

d Ein Fall von T-ALL mit völlig runden Kernen

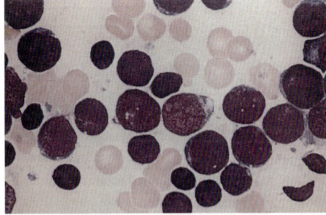

e Anderer Fall mit z. T. unregelmäßiger Kernkontur

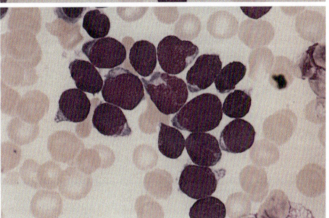

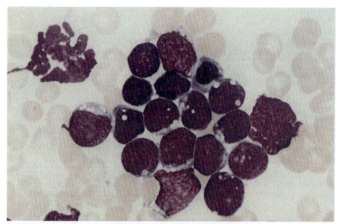

Abb. 122 a–d. T-ALL-Linie

a Auch bei T-ALL gibt es Fälle mit
vakuolisiertem Zytoplasma

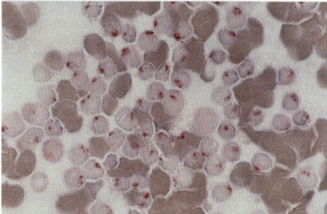

b Saure-Phosphatase-Reaktion in typischer Lokalisation desselben Falles
wie in **a**

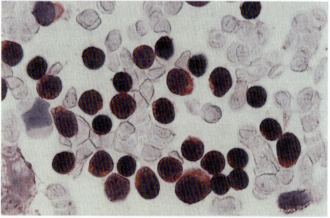

c CD3-Nachweis desselben Falles wie
in **a** und **b**

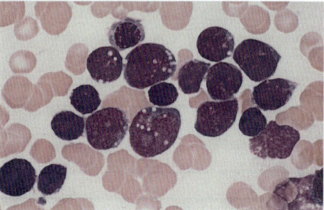

d Anderer Fall mit basophilem Zytoplasma und Vakuolen

5 · Knochenmark

Weitere morphologische ALL-Varianten (Abb. 123 a–g)

a Handspiegelform mit griffartig ausgezogenem Zytoplasma. Dieser morphologische Subtyp der ALL hat keine besondere Bedeutung, wegen der Verwechslungsmöglichkeit mit Monoblasten wird aber darauf hingewiesen

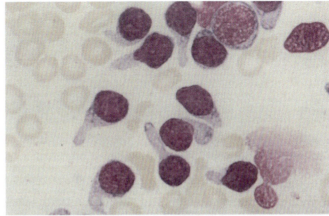

b Anderer Fall mit feinen Granula und handspiegelartig ausgezogenem Zytoplasma

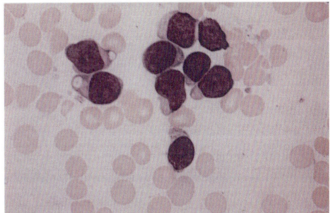

c CD19-Nachweis in Ausstrichen desselben Patienten wie in **b**

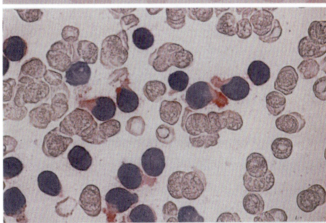

d CD10-Nachweis in einem Ausstrich desselben Patienten wie in **b** und **c**. Es handelt sich damit um eine C-ALL

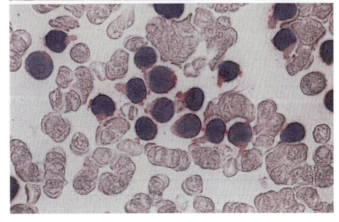

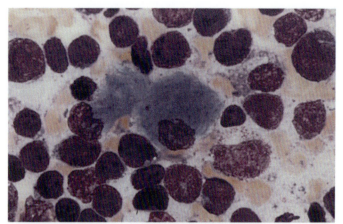

Abb. 123 e – g

e Ganz selten werden auch Pseudo-Gaucher-Zellen bei ALL gefunden. In diesem Fall liegt eine T-ALL vor

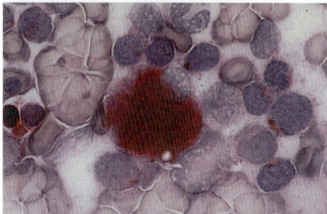

f Saure-Phosphatase-Reaktion. Starke Aktivität im Zytoplasma einer Pseudo-Gaucher-Zelle, fokale Reaktion in Lymphoblasten. Ausstrich desselben Falles wie in **e**

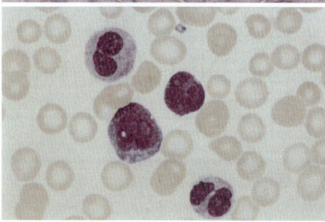

g Knochenmarkausstrich eines Patienten mit c-ALL und Eosinophilie bei der seltenen Translokation t(5;14). In der Mitte ein Blast und der Kern eines Blasten, darüber und darunter je ein Eosinophiler

5 · Knochenmark

Akute Leukämien mit gemischtem Phänotyp

Abb. 124 a–g. Akute Leukämien mit Beteiligung der lymphatischen und granulozytären Zellreihe (hybrid, biphänotypisch, bilineär, „mixed lineage"). Die WHO hat den Vorschlag der European Group for the Immunological Characterization of Leukemias (EGIL) mit einem Punktesystem zur besseren Definition übernommen (Leukemia 9: 1783–1786, 1995). Am häufigsten tritt diese Konstellation bei frühen T-ALL mit myeloischen Markern auf, in dieser Kombination auch als echte bilineäre AL, gelegentlich auch bei Philadelphia-positiven ALL, die ebenfalls eine myeloische Komponente besitzen

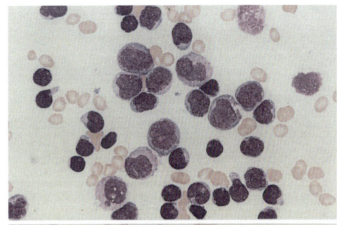

a Nebeneinander finden sich lymphatische Blasten und einzelne reife lymphatische Zellen sowie große Blasten mit etwas polymorphen Kernen und hellerem Zytoplasma

b Bei starker Vergrößerung kann man im Zytoplasma der größeren Blasten rötliche Granula sehen (**rechts unten von der Mitte**)

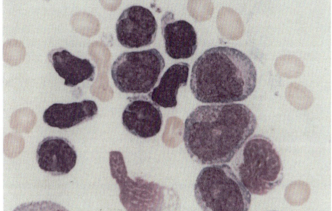

c Die Peroxidasereaktion zeigt, daß in einem beträchtlichen Teil der großen Blasten die Reaktion positiv ist, die Zellen gehören also zur granulozytären Reihe

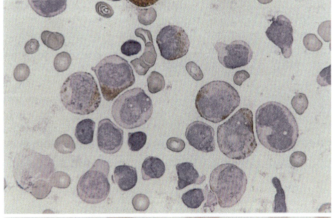

d Ganz vereinzelt kann man im peripheren Blut reife Granulozyten mit Auer-Stäbchen finden

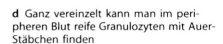

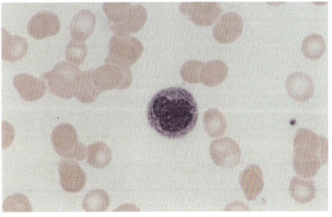

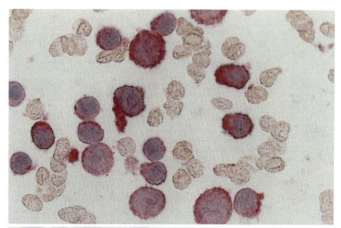

Abb. 124 e–g

e Immunzytochemisch exprimieren fast alle Blasten CD13

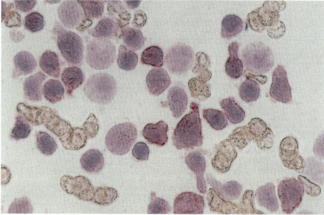

f Zu mehr als 60 % sind v. a. die kleinen Blasten CD3-positiv. Es handelt sich in **a – f** um ein Beispiel für das Nebeneinander von T-ALL und AML

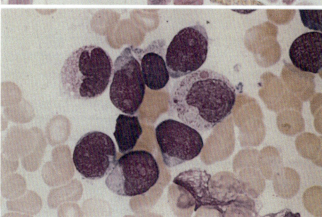

g Bei einem anderen Fall, der früher als T-ALL eingestuft worden war, fanden sich myeloische Vorstufen mit Atypien (**Mitte rechts, links oben**), so daß ebenfalls eine Beteiligung der Granulozytopoese nachgewiesen wurde

5 · Knochenmark

Abb. 125 a – f. Ein weiterer Fall, der ursprünglich als AML, dann nach Durchführung der Immunzytochemie als bilineäre AL mit Beteiligung der T-ALL-Reihe und der myeloischen Reihe diagnostiziert wurde

a Im peripheren Blut ein rundkerniger Blast und reife Granulozyten mit Auer-Stäbchen

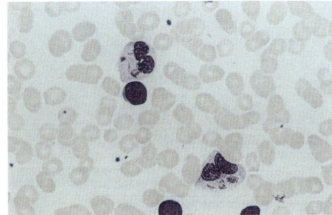

b Stärkere Vergrößerung eines Granulo-zyten mit mehreren Auer-Stäbchen

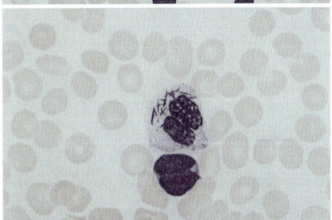

c Knochenmark in der Übersicht. Man sieht überwiegend rundkernige kleine Blasten, dazwischen große Blasten mit Pseudo-Chediak und splitterartigen Ein-schlüssen (**diagonal links oben und nach rechts unten**)

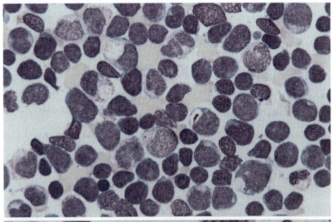

d Bei stärkerer Vergrößerung sind auch zahlreiche feine Auer-Stäbchen erkenn-bar

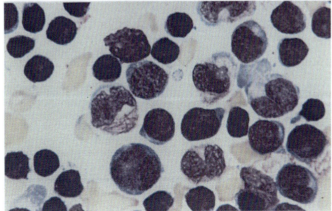

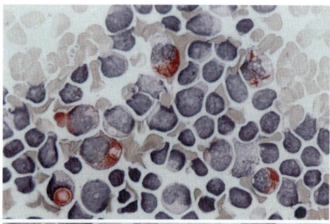

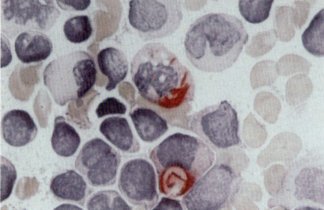

Abb. 125 e – f

e Übersicht, CE-Reaktion. die Auer-Stäbchen und positiven Einschlüsse sind gut erkennbar (rot)

f Stärkere Vergrößerung der CE-Reaktion. Man sieht Auer-Stäbchen und **unten** Einschlüsse mit Auer-Stäbchen

5 · Knochenmark

Abb. 126 a, b. Bei einer Ph-positiven ALL sieht man zwischen den Lymphoblasten eingestreut hochgradig dysplastische Granulozyten, so daß auch in diesem Fall eine Beteiligung der Granulozytopoese bestand. Eine Therapie war nicht vorausgegangen. Bei Ph-positiven ALL-Fällen findet man häufiger eine Koexpression myeloischer Marker, ohne daß morphologische Veränderungen der Granulozytopoese erkennbar wären

a, b Auffällig dysplastisch ausreifende granulozytopoetische Vorstufen

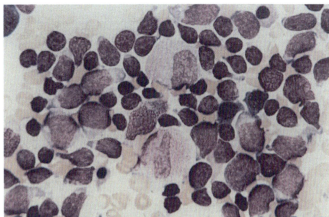

b

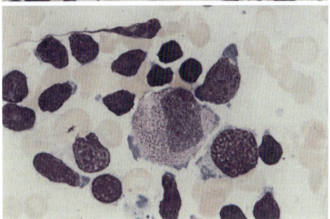

IV

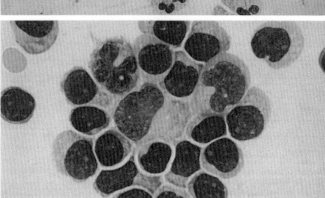

Zytologische Liquorbefunde bei akuten Leukämien und malignen Lymphomen (Abb. 127 a – f)

Es handelt sich dabei um Zytozentrifugenpräparate, die nach Pappenheim gefärbt wurden

a und **b** Entzündliche Liquorbefunde zum Vergleich

a Liquor bei eitriger Meningitis mit neutrophilen Leukozyten. **Rechts oben ein Monozyt**

b Liquor bei Virusmeningitis. Die Lymphozyten können im Liquor verändert sein, ähnlich wie nach längerem Aufbewahren von EDTA-Blut vor dem Ausstreichen

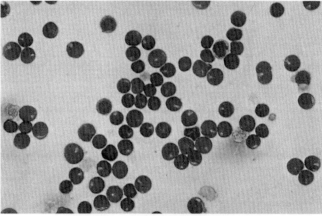

c Liquor cerebrospinalis. Zahlreiche typische Lymphoblasten bei Meningeosis leucaemica

d Liquorbefund bei lymphatischer Blastenkrise einer chronischen myeloischen Leukämie

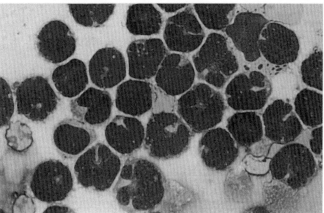

5 · Knochenmark

Abb. 127 e–f

e Liquorbefund bei Meningeosis lymphomatosa eines follikulären Lymphoms (cb/cc). Man sieht z. T. sehr polymorphe lymphatische Zellen und zahlreiche Mitosen

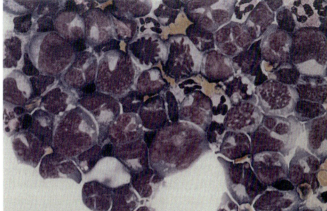

f Liquorbefund bei Meningeosis leucaemica einer Monoblastenleukämie

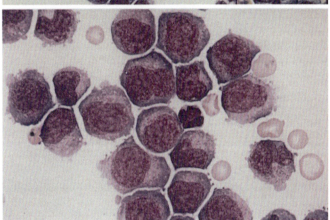

5.11 Neoplasien der Gewebemastzellen (maligne Mastozytosen)

Man kann reifzellige systemische Mastozytosen mit (Urticaria pigmentosa) oder ohne Hautbeteiligung von unreifzelligen und leukämischen Verlaufsformen (Mastzellenleukämien) unterscheiden. Die Identifizierung der Gewebsmastzellen bei reifzelligen Mastozytosen gelingt wie bei normalen Mastzellen durch Nachweis der Metachromasie mit Toluidinblaufärbung und CE-Reaktion der Granula (s. S. 8 u. 15). Mit Zunahme der Atypien bleibt zwar die Metachromasie bestehen, die CE-Reaktion schwächt sich jedoch ab oder fehlt völlig. Dagegen bleibt die Tryptasereaktion wie in reifzelligen auch in atypischen unreifzelligen Gewebsmastzellen mit immunzytochemischen Methoden nachweisbar (Baghestanian, M. et al. (1996) Leukemia 10: 159–166).

Von der WHO wurde folgende Einteilung der Mastzellen-Erkrankungen empfohlen:
– Kutane Mastozytose,
– Indolente systemische Mastozytose,
– Systematische Mastozytose verbunden mit klonaler hämatologischer Nichtmastzellen-Erkrankung,
– Aggressive systemische Mastozytose,
– Mastzellen-Leukämie,
– Mastzellen-Sarkom,
– Extrakutanes Mastozytom.

5 · Knochenmark

Abb. 128 a – d. Neoplasien der Gewebs-mastzellen (maligne Mastozytosen). Die sichere Identifizierung der Gewebs-mastzellen gelingt durch den Nachweis der metachromatischen Reaktion in den Granula. Man sieht auch bei hochgradig atypischen Zellen meistens zumindest einzelne metachromatische Granula. Naphthol-AS-D-Chloracetatesterase (CE) ist in normalen und reaktiven Mastzellen sowie in den Mastzellen reifzelliger (systemischer) Mastozytosen vorhan-den, mit Zunahme der Atypien schwin-det das Enzym und ist bei schweren Atypien häufig nicht mehr nachweisbar. Dagegen läßt sich Tryptase immunolo-gisch auch in unreifen malignen Mas-tozytosen nachweisen. Man kann reif-zellige systemische Mastozytosen, die mit oder ohne Hautbeteiligung (Urtica-ria pigmentosa) auftreten, von unreif-zelligen malignen Mastozytosen und leukämischen Verlaufsformen (Gewebs-mastzellenleukämie) unterscheiden

a Reifzellige Systemische Mastozytose im Knochenmarkausstrich eines Kindes. Pappenheim-Färbung

b Derselbe Fall wie in **a**, Toluidinblau-färbung. Man sieht die ausgeprägte Metachromasie der Granula

c CE-Reaktion. Sehr starke Aktivität in den Gewebemastzellen

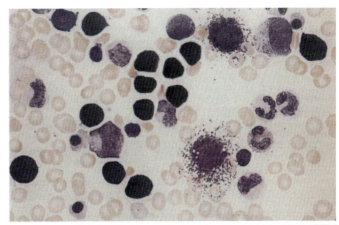
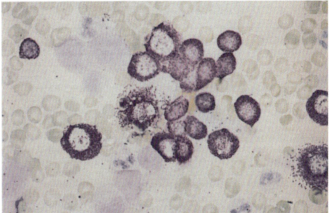
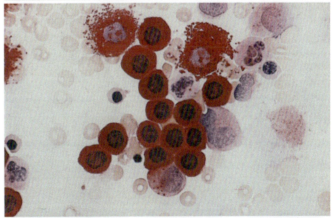

d Dichte Infiltration eines Knochen-markbröckels im Knochenmarkausstrich eines Erwachsenen mit reifzelliger systemischer Mastozytose. Toluidinblau-färbung

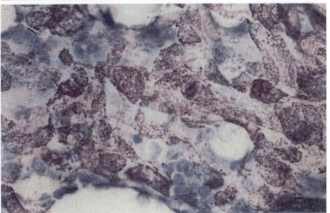

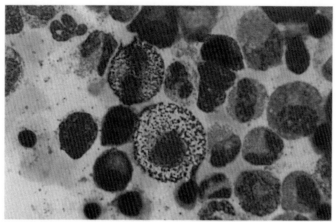

Abb. 129 a – h. Maligne Mastozytose

a Aleukämische Mastzellen-Leukämie. Stark vergröberte Granula

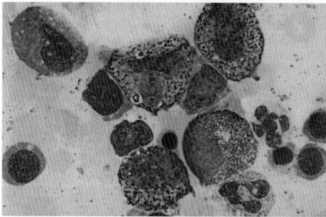

b Derselbe Fall wie in **a**. Aufgelockertes Chromatin der vergrößerten und unregelmäßig geformten Kerne. Granula locker verteilt und deutlich größer, z. T. in Vakuolen

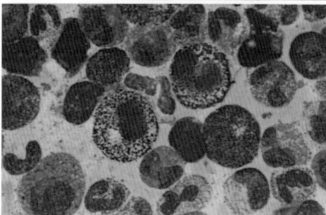

c Andere Stelle desselben Präparates wie in **b**

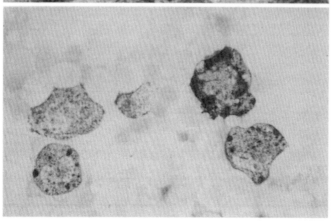

d Toluidinblaufärbung. Komplexe von zusammengeflossenen Granula

5 · Knochenmark

e Toluidinblaufärbung, stärkere Vergrößerung

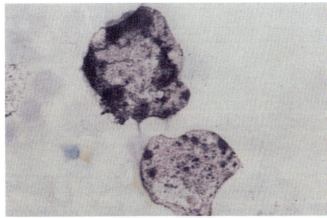

f Anderer Fall von maligner Mastozytose
(aleukämischer Mastzellen-Leukämie) mit
sehr spärlichen Granula, die z. T.
perinukleär konzentriert sind

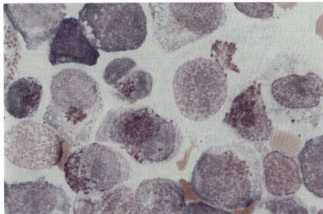

g Derselbe Fall wie in **f**, locker verstreute
Granula

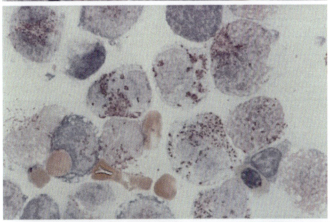

h Nur in einigen Zellen sind Granula
erkennbar, die verwaschen erscheinen

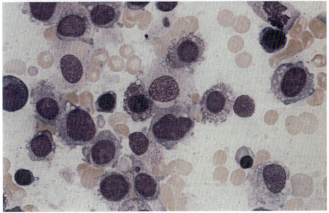

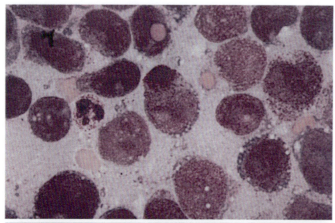

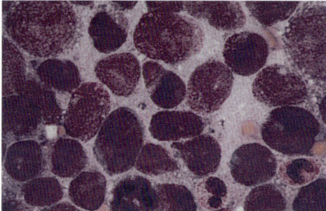

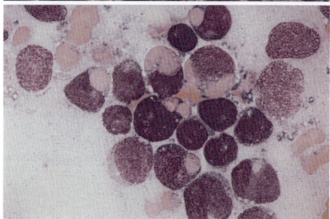

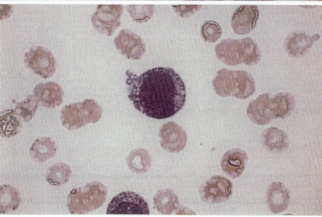

Abb. 130 a – e. Maligne Mastozytose mit Erythrophagozytose

a Knochenmarkausstrich mit sehr unreifen Blasten, die nur wenige, speziell perinukleär konzentrierte (**Mitte**) metachromatische Granula enthalten

b Andere Stelle desselben Knochenmarkausstriches wie in **a**

c Derselbe Fall wie in **a** und **b**. Hoher Anteil von „Mastoblasten" mit Erythrophagozytose

d Ein Mastoblast im peripheren Blut

5 · Knochenmark

Abb. 130 e Toluidinblaufärbung vom Knochenmarkausstrich desselben Patienten wie in a–d

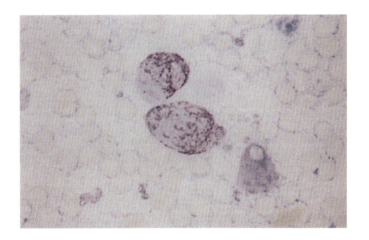

Lymphknoten und Milz

Voraussetzung für eine Beurteilung von Lymphknotenpunktaten oder Abtupfpräparaten ist eine große Erfahrung in der Lymphknotenzytologie. Vor allem die große morphologische Spielbreite reaktiver Lymphknotenveränderungen muß gut bekannt sein. Aus diesem Grunde wurde diesen Veränderungen im folgenden Abschnitt besondere Aufmerksamkeit gewidmet. Die Lymphknotenzytologie ermöglicht 4 prinzipielle Aussagen (nach Theml 1986):

1. Bunte reaktive Zellzusammensetzung ohne spezifische Zellelemente. Ursache sind meist Infekte. Verdacht auf reaktive Lymphknotenhyperplasie.
2. Reaktive Zellzusammensetzung mit spezifischen Elemente, z.B. Überwiegen von Epitheloidzellen (Verdacht auf Sarkoidose, M. Boeck), Langhans-Zellen (Verdacht auf Lymphknotentuberkulose). Bei Nachweis von Hodgkin- und Sternberg-Zellen besteht der Verdacht auf M. Hodgkin.
3. Monotones Zellbild aus lymphatischen Zellelementen. Hier besteht der Verdacht auf ein Non-Hodgkin-Lymphom.
4. Lymphknotenfremde Zellen. Verdacht auf Metastase eines Tumors.

Die *Milzpunktion* ist als diagnostische Methode bereits über ein halbes Jahrhundert alt. Sie hat in den letzten Jahrzehnten durch eine allgemeine Verbesserung und Verbreitung zytologischer Untersuchungsmethoden ebenfalls an Bedeutung gewonnen. Die Durchführung erfolgt am besten unter Sicht des Auges während der Laparoskopie oder perkutan unter sonographischer Kontrolle (s. S. 6). Zweckmäßig ist es auch hier, den Versuch zu machen, durch Benutzung geeigneter Punktionsnadeln (z.B. Menghini-Nadel) außer dem zytologischen Befund auch ein histologisches Ergebnis zu erhalten. Für die diagnostische Dignität der alleinigen zytologischen Ausstrichuntersuchung gilt das gleiche wie beim Lymphknoten. Leider hilft die Ausstrichzytologie bei einer Reihe häufiger Splenomegalien nicht weiter (z. B. Fibroadenie). Die Auszählung eines Splenogramms ist diagnostisch meist unergiebig.

Bei allen Erkrankungen, die mit Lymphknotenschwellungen einhergehen, ist neben der zytologischen eine histologische Untersuchung anzustreben.

6. Zytologie von Lymphknoten- und Milzpunktaten

In Punktaten oder Tupfpräparaten von normalem lymphatischem Gewebe besteht der weitaus größte Teil aus kleinen und mittleren reifen Lymphozyten. Sie sind mit den Blutlymphozyten weitgehend identisch. Daneben finden sich deutlich weniger große lymphatische Zellen oder jüngere Vorstufen der Lymphozytopoese, die heute als große lymphoide Zellen zusammengefaßt werden. Gewöhnlich liegt der Anteil dieser Zellen kaum über 10 %, meist sogar deutlich darunter. Es handelt sich dabei um Lymphoblasten, Immunoblasten und Zentroblasten. Ebenfalls nur gering vorhanden sind unreife und reife Plasmazellen. Seltener trifft man auf Gewebsbasophile, Granulozyten, Histiozyten und Epitheloidzellen. Häufiger dagegen sind heterogene Gruppen, die als „Retikulumzellen" bezeichnet werden. Im folgenden sollen die Zelltypen beschrieben werden, die im Verlauf reaktiver oder eigenständiger Lymphknotenerkrankungen charakteristische, quantitative oder qualitative Veränderungen zeigen und dadurch eine diagnostische Dignität besitzen. Durch immunzytologische Methoden gelingt eine Differenzierung normaler Zellen der Lymphozytopoese sowie deren maligner Äquivalente.

Eine besondere Bedeutung hinsichtlich Funktion und Proliferationsdynamik des lymphatischen Gewebes haben die größeren basophilen Zelltypen, die sich schon bei Durchsicht des Präparates deutlich von der Masse der reifen Lymphozyten abheben. Sie zeigen z.T. mancherlei morphologische Übergänge untereinander, so daß sie nicht immer scharf voneinander abgrenzbar sind. Zu erwähnen sind an erster Stelle folgende drei Zelltypen:

Der *Immunoblast* (**Abb. 131 a li.**) ist je nach Funktionszustand unterschiedlich groß (25–30 µm $\varnothing$). Sein Zytoplasma ist normalerweise mittelbreit, dunkelbasophil, im gesteigerten Funktionszustand breiter und heller; häufig sind einige Vakuolen erkennbar. Der meist zentral gelegene Kern ist rund, oval oder leicht eingebuchtet. Er zeigt eine feine retikuläre Chromatinstruktur, die manchmal fast homogen erscheint. Meist heben sich scharf begrenzte, unregelmäßig geformte Kernkörperchen von hell- bis dunkelblauer Tingierung scharf ab.

Die zweite hier zu besprechende Zelle ist etwas kleiner als der Immunoblast (ca. 20 µm $\varnothing$). Ihr Zytoplasmasaum ist schmal und ebenfalls dunkelbasophil. Der zentral gelegene Kern hebt sich durch seine hellere Tingierung scharf ab und bildet ein wesentliches Unterscheidungsmerkmal gegenüber Immunoblast, Plasmoblast und Lymphoblast. Seine Chromatinstruktur ist relativ grob und weitmaschig. Oft sind ein oder mehrere Kernkörperchen zu erkennen, die – vor allem in histologischen Schnittpräparaten – nahe der Kernmembran lokalisiert und hell sind. Diese Zellen (**Abb. 131 a Mitte**) entsprechen den von Lennert beschriebenen „Zentroblasten".

Plasmoblasten (**Abb. 131 a re.**) sind gewöhnlich etwas kleiner als Immunoblasten, ihr breites Zytoplasma ist tiefdunkelblau gefärbt. In den reiferen Zellformen ist oft eine perinukleäre Aufhellung vorhanden. Gelegentlich finden sich im Zytoplasma eine oder mehrere Vakuolen. Der Kern, der bei den jüngeren Formen, die als Proplasmoblasten bezeichnet werden, konzentrisch liegt (= B-Immunoblast?), rückt mit zunehmender Zellreifung immer mehr an den Zytoplasmarand, ähnlich wie bei den reifen Plasmazellen. Das Chromatingerüst weist eine grobbalkige Struktur auf, oft mit punktförmigem Verdichtungsmuster. Die Kernkörperchen sind bei der panoptischen Färbung meist nicht sicher abgrenzbar. Plasmazellen s. S. 65 u. 66, Gewebsmastzellen s. S. 41, Epitheloidzellen s. **Abb. 136 a, d, 137 b, 138**.

Der *Lymphoblast* (s. **Abb. 131 b und c**) hat einen Durchmesser von 15–20 µm. Der Zytoplasmasaum ist verhältnismäßig schmal und hellbasophil. Der zentral gelegene Kern ist grobretikulär und enthält einen mittelgroßen hellen Nukleolus.

Der *Histiozyt* ist eine relativ große und morphologisch oft schwer abgrenzbare Zelle, die wahrscheinlich mit dem Monozyten verwandt ist. Ihr Durchmesser schwankt zwischen 15 und 25 µm, das Zytoplasma ist je nach Funktionszustand hellgraublau bis violett tingiert, häufig mit feinen rötlichen Granula versehen. Der Kern ist unregelmäßig geformt, rund, oval oder auch eingebuchtet. Die Kernstruktur ist meist grobschollig strähnig, kann aber auch relativ locker sein. Meist sind ein oder mehrere kleine tiefblaue Kernkörperchen zu erkennen. Die Zelle ist reich an Enzymen, insbesondere an unspezifischer Esterase. Im Unterschied zu den „lymphatischen" Retikulumzellen ist die Peroxidase positiv.

Unter den *Retikulumzellen* des lymphatischen Gewebes spielen offenbar die interdigitierenden und dendritischen Retikulumzellen eine besondere Rolle. Die *interdigitierende Retikulumzelle* (s. **Abb. 132**) ist eine spezifische Zelle der thymusabhängigen Region des Lymphknotens (parakortikale und interfollikuläre Regionen der Lymphknoten sowie periarterioläre Gebiete der Milz). Sie hat einen unregelmäßig geformten, oft bizarren Zellkern, der ein relativ lockeres zartes Chromatingerüst und nicht sicher abgrenzba-

re kleinere helle Nukleolen erkennen läßt. Das Zytoplasma ist kaum angefärbt und zerfließt ohne sichere Abgrenzung in die Umgebung. Zytochemisch zeigen diese Zellen (**Abb. 132 c und d**) eine äußerst schwach positive saure Phosphatase- und unspezifische Esterase-Reaktion.

Dendritische Retikulumzellen kommen ausschließlich in Keimzentren, Primärfollikeln und gelegentlich auch in der Follikelaußenzone vor. Sie haben in der panoptischen Färbung ein kaum angefärbtes Zytoplasma, das unbestimmt zerfließend in die Umgebung übergeht. Der Zellkern ist längsoval, scharf konturiert, die Chromatinstruktur locker, weitmaschig, das nicht sehr große Kernkörperchen leicht blau tingiert. Zytochemisch sind sie in der Unspezifischen-Esterase-Reaktion schwach positiv, die Saure-Phosphatase-Reaktion scheint negativ zu sein.

Die übrigen Retikulumzellen leiten sich zumindest teilweise von *Histiozyten und Makrophagen* ab. Doch ist es keineswegs sicher, daß alle Speicherzellen Abkömmlinge des Monozyten-Makrophagen-Systems sind. Für die klinische Diagnostik ist die Klärung dieser Frage auch unbedeutend.

Innerhalb der verschiedenartigen Makrophagen spielen die *Sternhimmelzellen* (s. **Abb. 134 a–d**) morphologisch und diagnostisch eine besondere Rolle. Sie sollen das Ergebnis einer „ineffektiven Keimzentrumsproliferation" sein und unter dem Einfluß von Antigenen, Antikörpern oder Antigen-Antikörper-Komplexen entstehen. Diese, auch *Kerntrümmermakrophagen* genannten Zellen sind durch ihre Größe und die groben, von ihnen gespeicherten Partikel leicht erkennbar.

Enzymzytochemisch sind die Zellen durch eine sehr starke Saure-Phosphatase- und Unspezifische-Esterase-Reaktion gekennzeichnet (s. **Abb. 134 b und c**).

In Milzpunktaten finden sich darüber hinaus Zellformen, die in Lymphknotenausstrichen nicht vorhanden sind.

Die *Serosazellen* entstammen dem einschichtigen Bauchfellüberzug der Milz. Außer bei Milzpunktionen werden diese Zellen häufig auch bei Aszitespunktaten im Sediment gefunden. Sie haben einen Durchmesser von 20–40 µm. Häufig liegen sie in kleinen Verbänden zusammen. Sie sind unregelmäßig begrenzt, das Zytoplasma ist graublau bis tiefblau. Der Kern liegt häufig exzentrisch. Er zeigt eine verhältnismäßig dichte, grobe Chromatinstruktur und häufig 2–3 bläuliche Nukleolen. Bisweilen kommen auch mehrkernige Zellexemplare vor.

6.1 Reaktive Lymphknotenhyperplasien

Unter diesem Begriff können sämtliche morphologischen Veränderungen von Lymphknoten zusammengefaßt werden, die im Abflußbereich von Infekten verschiedener Art und anderen *immunologischen Reizzuständen* entstehen. Bei aller Verschiedenheit morphologischer Ausprägung wird ganz allgemein eine Vermehrung der auf S. 294 beschriebenen *großen basophilen Zellformen* gesehen. Darüber hinaus machen diese Zellen bemerkenswerte qualitative Veränderungen durch. Sie nehmen meistens an Größe zu, das Zytoplasma wird breiter, oft heller und vakuolisiert, das Kern-Zytoplasma-Verhältnis ist zugunsten des Kerns verschoben. Der Kern nimmt etwas an Größe zu, das Chromatingerüst erscheint lockerer. Oftmals ist eine starke Vergrößerung der Nukleolen besonders bemerkenswert. Dabei können Zellen entstehen, die an einkernige Hodgkin-Zellen (**Abb. 139d**) erinnern (sogenannte *„Hodgkin-like"-Zellen*). In der Regel nehmen auch Speicherzellen an Zahl und Größe zu. Häufig werden *Kerntrümmermakrophagen* (*Sternhimmelzellen*, s. S. 300–302), die der Ausdruck einer follikulären lymphatischen Hyperplasie sind, gesehen. Über die lymphatischen Zellen hinaus werden in hyperplastischen Lymphknoten vermehrt *Gewebsmastzellen* und *Granulozyten* angetroffen. Dabei spielen die *eosinophilen Granulozyten* oftmals eine besondere Rolle, ohne daß ihre oft sehr starke Vermehrung bestimmten pathogenen Faktoren zuzuordnen wäre. Lymphknotenhyperplasien mit besonders intensiver Vermehrung von Eosinophilen werden auch als *hyperergische Lymphknotenhyperplasien* bezeichnet. Dieser Name ist insofern berechtigt, als die bei solchen Zuständen diffusen Lymphknotenschwellungen nur ein Symptom eines schweren (wahrscheinlich allergisch bedingten) Krankheitsbildes sind, das im peripheren Blut mit einer *Hypereosinophilie (s. S. 107) vergesellschaftet sein kann. Wahrscheinlich gehören diese Störungen zu der großen Gruppe der „undefinierten, abnormen Immunreaktionen", deren bekannteste Vertreterin die „immunoblastische Lymphadenopathie" sein dürfte*[1].

Nur bei wenigen Krankheiten gibt die Ausstrichzytologie einen Hinweis auf ihre auslösende Ursache. Zu erwähnen sind hier vor allem die *Tuberkulose* (Langhans-Riesenzellen, Epitheloidzellen, Einschmelzungen; **Abb. 137 a** und **b**), der *M. Boeck* (*Sarkoidose*, Epitheloidzellen, nur vereinzelt Langhans-Riesenzellen; **Abb. 138 a** und **b**) sowie die *Toxoplasmose* (epitheloidzellige Lymphadenitis Piringer-Kuchinka, s. **Abb. 136 a – d**).

Bei Punktaten der Lymphknoten aus der Halsregion kommt differentialdiagnostisch auch eine vergrößerte *branchiogene Zyste* in Betracht. Das morphologische Bild solcher Zysten ist recht charakteristisch. Es finden sich vorwiegend große Epithelzellen mit kleinem dichten zentralen Kern und homogenem Zytoplasma. Daneben werden meist zahlreiche Speicherzellen und nekrotisches Material gesehen.

---

[1] Lukes RJ, Tindle BH (1971) Immunoblastic Lymphadenopathy – a hyperimmune entity resembling Hodgkins disease. New Engl J Med 1: 292.

6 · Zytologie von Lymphknoten- und Milzpunktaten

Abb. 131 a – c. Lymphknotenzytologie

a Links Immunoblast. **Mitte** zwei Zentroblasten, **rechts** ein Plasmoblast

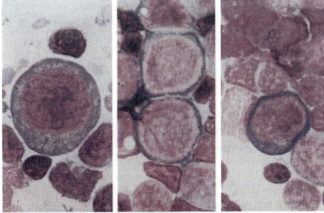

b Mitte Immunoblast, **Mitte oben** Lymphoblast

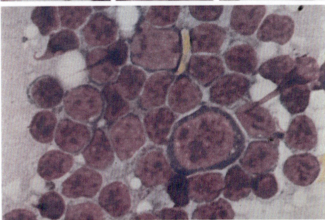

c Oben links Plasmoblast, **in der Mitte** Lymphoblast

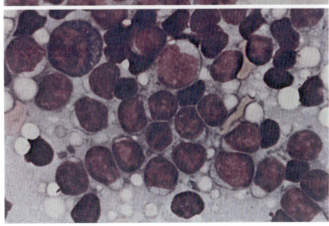

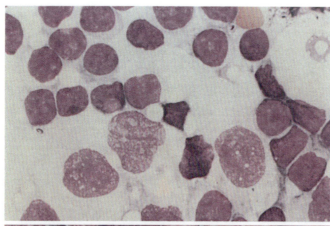

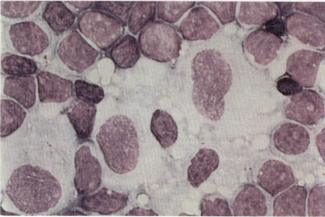

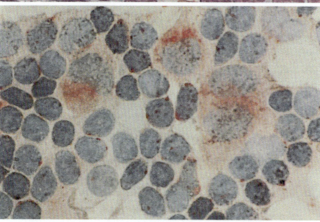

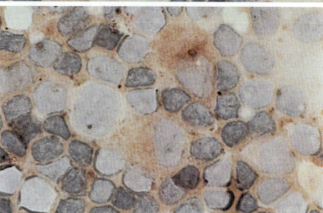

Abb. 132 a–d. Lymphknotenzytologie, interdigitierende Retikulumzelle

a, b Panoptische Färbung. In der Umgebung der Retikulumzellen, in engem Kontakt zu den Zytoplasma-Ausläufern, Lymphozyten in charakteristisch enger topographischer Beziehung

b

c Saure-Phosphatase-Reaktion

d Unspezifische-Esterase-Reaktion (diese Abbildung wurde freundlich überlassen von Prof. Dr. E. Kaiserling, Tübingen)

Abb. 133. Lymphknotenzytologie, dendritische Retikulumzelle

Panoptische Färbung

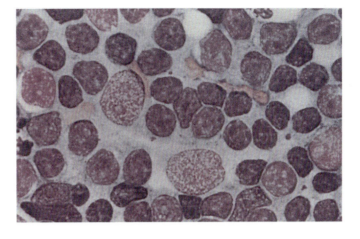

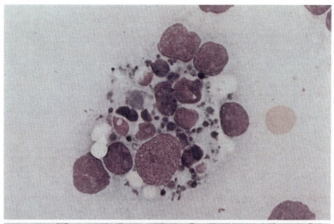

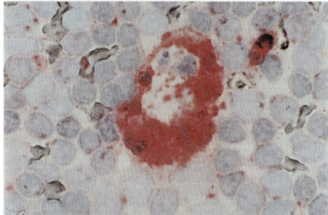

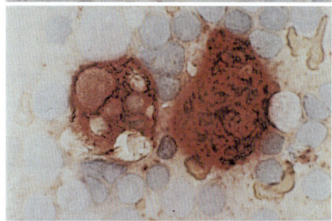

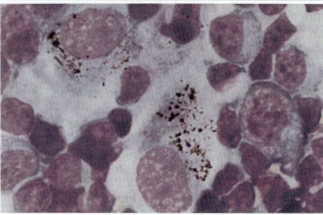

Abb. 134 a – d. Lymphknotenzytologie, Speicherzellen

a Sternhimmelzelle (Kerntrümmermakrophage), panoptische Färbung

b Sternhimmelzelle (Kerntrümmermakrophage), Saure-Phosphatase-Reaktion

c 2 Sternhimmelzellen (Kerntrümmermakrophagen), Unspezifische-Esterase-Reaktion. (Die Abbildungen **a – c** wurden freundlich überlassen von Prof. Dr. E. Kaiserling, Tübingen)

d 2 Speicherzellen mit anthrakotischem Material (mediastinaler Lymphknoten), **rechts** Immunoblast, darüber 2 Plasmoblasten

6 · Zytologie von Lymphknoten- und Milzpunktaten

Abb. 135 a – d. Lymphknotenhyperplasie

a In der **unteren Bildhälfte** 2 Immunoblasten, 1 eosinophiler Granulozyt

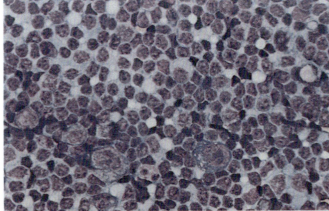

b Bildmitte oben Plasmoblast, **unten** mehrere Plasmazellen, **links** Gewebsbasophiler

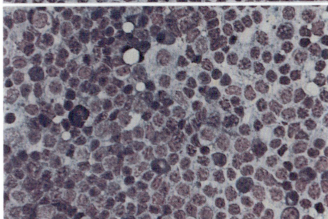

c Bildmitte Kerntrümmermakrophage, **rechts** mehrere Immunoblasten

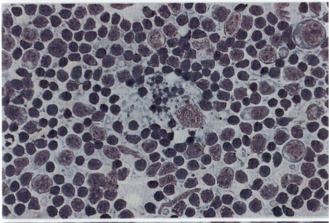

d Linke Bildhälfte oben ein Immunoblast, darüber ein Zentroblast, **rechts** eine Retikulumzelle

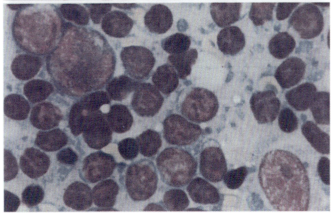

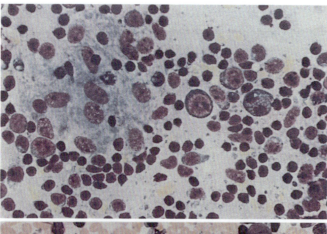

Abb. 136 a–d. Lymphknotenhyperplasie bei Toxoplasmose

a Epitheloidzellige Lymphadenitits Piringer-Kuchinka. **Links** Epitheloidzellhaufen, **Mitte** Immunoblast, **rechts daneben** doppelkernige Plasmazelle

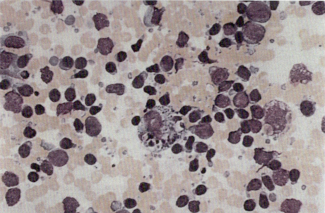

b Mitte Kerntrümmermakrophage

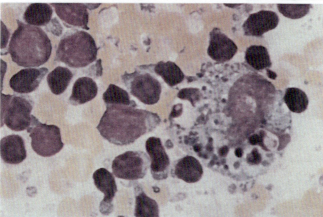

c Kerntrümmermakrophage, typisch die zahlreichen grobkörnigen Einschlüsse und Zytoplasmavakuolen

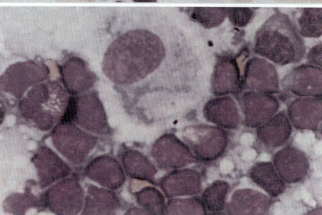

d Epitheloidzelle, typisch die zarte, aber dichte Chromatinstruktur mit 1 oder 2 blauen, scharf begrenzten Nukleolen

6 · Zytologie von Lymphknoten- und Milzpunktaten

**Abb. 137 a, b. Lymphknotentuber-
kulose**

a Langhans-Riesenzelle

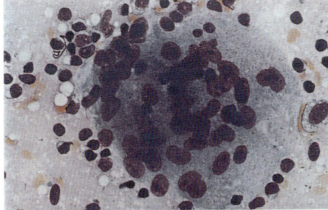

b Zahlreiche Epitheloidzellen in synzy-
tialem Verband

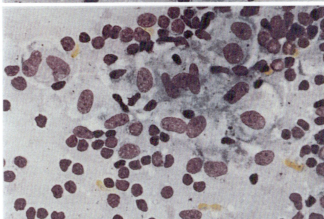

**Abb. 138 a, b. Sarkoidose (M. Boeck),
Lymphknoten**

a Zahlreiche Epitheloidzellen in
fischzugähnlicher Formation

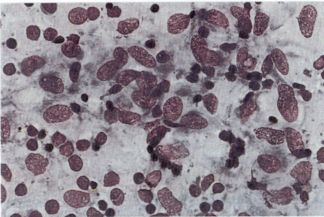

b Epitheloidzellen in „Schuhsohlenform"

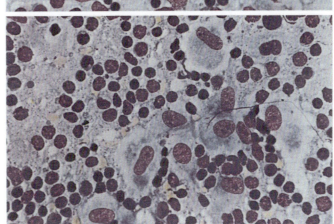

6.2 Infektiöse Mononukleose

Die infektiöse Mononukleose wird durch das Epstein-Barr-Virus verursacht. In der *Ausstrichzytologie* des Lymphknotens ist sie der Prototyp viral bedingter Hyperplasien. *Klinisch* können Lymphknoten- und Milzschwellungen oder eine pseudomembranöse, lakunäre oder ulzeröse Angina im Vordergrund stehen. Daneben besteht Fieber bis zu 39 °C, das innerhalb weniger Tage, manchmal aber auch erst nach 2–3 Wochen, abklingt. Häufig geht das Fieber den Lymphknotenschwellungen um einige Zeit voraus. Das rote Blutbild ist meist normal. Nur selten findet sich eine leichte Anämie. Das weiße Blutbild zeigt in der Regel eine Leukozytose um 10 000 – 15 000/µl, die allerdings in seltenen Fällen bis über 50 000/µl ansteigt. Vereinzelt werden aber auch Leukozytopenien beobachtet, so daß zusammen mit dem Rachenbefund das Bild einer Agranulozytose vorgetäuscht werden kann. Gelegentlich tritt eine Thrombozytopenie auf, die sogar so ausgeprägt sein kann, daß eine hämorrhagische Diathese daraus resultiert. Typisch ist die Verteilung der Leukozyten. Wir sehen im Blutausstrich vorwiegend (60–90 %) polymorphe lymphatische Zellen, die der Krankheit den Namen gegeben haben *("buntes Blutbild")*. Diese Zellen können morphologisch mehr jungen Lymphozyten oder Lymphoblasten entsprechen. In der Frühphase sieht man granulierte und an der Zytoplasmaperipherie fein vacuolisierte Lymphozyten. Zum Teil handelt es sich um große blastenähnliche Zellen mit stark basophilem Zytoplasma. Eine wesentliche Vermehrung von Monozyten besteht nicht. Da ähnliche Zellen auch bei anderen Viruserkrankungen vorkommen, wurden sie auch als „Virozyten" oder Lymphoidzellen bezeichnet. Die Kerne sind polymorph gestaltet, oft nierenförmig oder mit unregelmäßiger Kontur, ihre Struktur aufgelockert und grobmaschig. Meist finden sich ein oder mehrere Nukleolen. In einzelnen Zellen sind Azurgranula nachweisbar. Es handelt sich bei diesen Zellen um transformierte T-Lymphozyten. Das Knochenmark ist in der Regel uncharakteristisch, d. h. es zeigt Veränderungen, die wir sonst bei Infekten zu sehen bekommen. Nur in Einzelfällen sind die mononukleären Elemente im Knochenmark vermehrt, jedoch nie hochgradig.

Dagegen finden wir die typischen Zellen in großer Menge im Lymphknotenpunktat (s. **Abb. 139**). Das Zellbild wird geprägt von mononukleären Zellen, die denen des peripheren Blutes entsprechen oder zumindest sehr ähnlich sind. Besonders auffallend sind die großen basophilen Zellen, die „gereizt" sind, was sich besonders in der Vergrößerung und bläulichen Tingierung der Nukleolen zeigt. Die Zellveränderungen können sogar zu Verwechslungen mit Hodgkin-Zellen führen (Hodgkin-like-cells). Vereinzelt sieht man auch Epitheloidzellen.

Gesichert wird die Diagnose einer infektiösen Mononukleose durch Nachweis von Antikörpern gegen das Epstein-Barr-Virus (EBV). Die Schnelltests lassen eine Orientierung, ob eine i. M. vorliegt, zu, sind aber im Aussagewert eingeschränkt.

6 · Zytologie von Lymphknoten- und Milzpunktaten

Abb. 139 a – d. Infektiöse Mononukleose, Lymphknoten

a Starke Vermehrung von Immunoblasten, **unten rechts** Makrophage

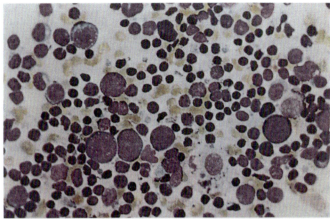

b Mitte Immunoblast, mehrere Plasmazellen

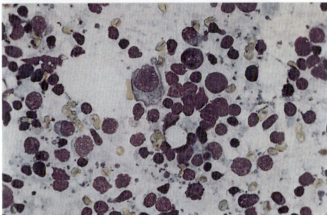

c Verschiedene Immunoblasten, in der unteren Bildhälfte mehrere polymorphe Lymphoidzellen

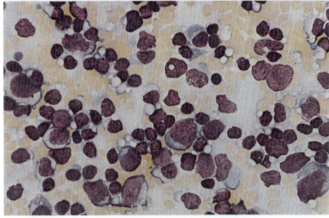

d Zwei stark stimulierte Immunoblasten, Hodgkin-like-Zellen

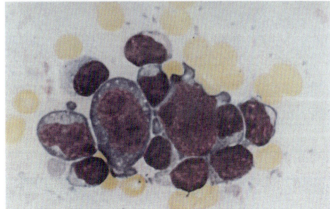

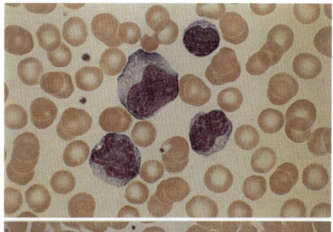

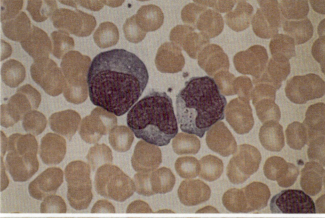

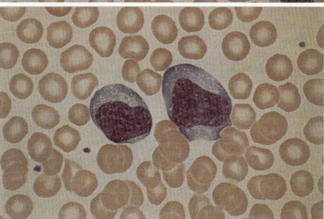

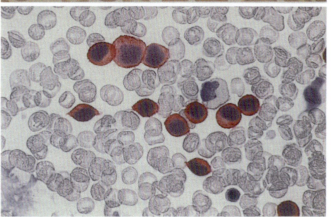

Abb. 140 a–d. Blutausstriche bei infektiöser Mononukleose

a–c Typische polymorphe lymphatische Zellen, häufig mit unregelmäßiger Kernkontur und basophilem Zytoplasma, die manchmal Blasten ähneln

b

c

d Nachweis von CD3, APAAP-Methode. CD3 ist in den typischen Zellen einer infektiösen Mononukleose nachweisbar (rot). Es handelt sich bei diesen Zellen um transformierte T-Lymphozyten

6 · Zytologie von Lymphknoten- und Milzpunktaten

6.3 Persistierende polyklonale B-Lymphozytose

Es handelt sich um eine über Jahre stabile Lymphozytose, bei der man im Blutausstrich zweikernige Lymphozyten findet (Anteil um 3 %). Die Veränderung tritt fast ausschließlich bei zigarettenrauchenden Frauen unter 50 Jahren auf. Es besteht meistens eine polyklonale IgM-Vermehrung, eine Assoziation zu HLA-DR 7 scheint zu bestehen, unter 25 Probandinnen wurde cytogenetisch ein Isochromosom 3q (+i(3q)) in 77% gefunden (**Abb. 140 e**).

Abb. 140 e Zweikernige Lymphozyten bei Persistierender polyklonaler B-Lymphozytose

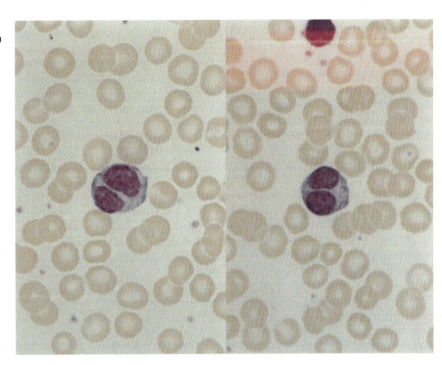

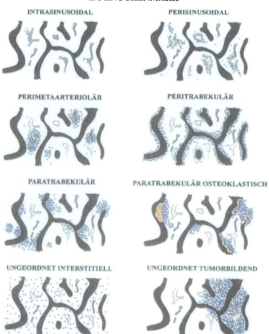

6.4 Maligne Non-Hodgkin-Lymphome und Hodgkin-Lymphom

Während das Hodgkin-Lymphom ein eigenes Krankheitsbild (mit großer Variationsbreite in Symptomatik und Prognose) darstellt, bildet die Gruppe der malignen Non-Hodgkin-Lymphome eine hinsichtlich Erscheinungsbild, Prognose und Therapie recht *heterogener Krankheitsgruppe*, deren Übersichtlichkeit zudem durch die wechselnden Klassifizierungsvorschläge noch zusätzlich erschwert wird. **Tabelle 14** und **15** geben einen Überblick über die Non-Hodgkin-Lymphome. In **Tab. 16** sind typische Immunmarker-Profile zusammengestellt.

Nach der Herkunft der erkrankten Zellen können *B- und T-Zell-Lymphome* unterschieden werden. B-Zell-Lymphome sind in Europa und Amerika häufiger, während die T-Zell-Lymphome in Asien überwiegen. Unter Einbeziehung von morphologischen und zytochemischen Befunden, Immunphänotyp, Zytogenetik und Molekulargenetik sowie klinischen Daten hat die WHO-Arbeitsgruppe nach den Prinzipien der Revised European-American Classification of Lymphoid Neoplasms (REAL) die neue Einteilung der malignen Non-Hodgkin-Lymphome und verwandter Erkrankungen konzipiert. Nach wie vor stützt sich der Primärbefund auf die Morphologie und manche Erkrankungen sind alleine morphologisch definiert, häufig ist aber die Definition einer Entität ohne Immunphänotyp oder genetisch-molekulargenetisches Profil nicht möglich. B-, T- und NK-Zell-Neoplasien werden weiter in Vorstufen-(Precursor) und reife (mature) Erkrankungen unterteilt. Auf die Einteilung nach prognostischen Kriterien (niedrig-maligne – indolent, intermediär – aggressiv, hoch-maligne – sehr aggressiv) wurde verzichtet.

Es ist nicht immer möglich, allein mit Hilfe der Ausstrichzytologie eine eindeutige Klassifizierung der verschiedenen Lymphome vorzunehmen. Trotzdem gibt es eine Reihe von zytomorphologischen Kriterien, die in den meisten Fällen zumindest eine Verdachtsdiagnose gestatten. Sie sollen in den folgenden Abbildungen dargestellt werden.

Die aktuelle Diagnostik und Klassifizierung der malignen NHL stützt sich auf die histologische und immunologische Untersuchung von exstirpierten Lymphknoten oder anderen befallenen Geweben. Wie bei den akuten Leukämien sind zytogenetische oder molekulargenetische Befunde wichtige Ergänzungen oder sogar entscheidend für die genaue Einordnung. Lymphknotenpunktate spielen in der Primärdiagnostik eine untergeordnete Rolle, es sei denn, periphere Lymphknoten können aus technischen Gründen nicht exstirpiert werden. Andererseits ist die Punktatdiagnostik eine wichtige Ergänzung, wenn Organe im Abdomen, Thorax oder intraabdominell gelegene Lymphknoten unter sonographischer oder computertomographischer Kontrolle gezielt punktiert werden können. Auch zur schnelleren Orientierung oder Verlaufskontrolle sind sie hilfreich. In unterschiedlichem Grade ist auch das Knochenmark befallen, und / oder es kommt zur leukämischen Ausschwemmung in das periphere Blut. Wir werden in diesem Abschnitt auf die Beteiligung von Knochenmark und Blut bei NHL eingehen, im übrigen verweisen wir auf die Publikation zur WHO-Klassifizierung. Beim Hodgkin-Lymphom ist der Knochenmarkbefall am ehesten nach histologischer Untersuchung von Biopsien, selten auch im Ausstrich von Aspiraten nachzuweisen. Das periphere Blut liefert nur indirekte Hinweise, wenn eine Lymphopenie oder selten eine Eosinophilie bestehen. Wir richten uns bei der Nomenklatur nach der WHO-Klassifizierung.

Bei der histologischen Beurteilung von Knochenmark-Schnittpräparaten spielt die Art des Infiltrationsmusters speziell in den frühen Stadien der Erkrankung eine wichtige Rolle, da es teilweise recht spezifisch ist.

In der Schemazeichnung 1 ist die Topographie von Lymphominfiltraten im Knochenmark schematisch dargestellt (Schaefer, H. E.).

TOPOGRAPHIE VON LYMPHOMINFILTRATEN IM KNOCHENMARK

INTRASINUSOIDAL   PERISINUSOIDAL

PERIMETAARTERIOLÄR   PERITRABEKULÄR

PARATRABEKULÄR   PARATRABEKULÄR OSTEOKLASTISCH

UNGEORDNET INTERSTITIELL   UNGEORDNET TUMORBILDEND

Intrasinusoidal: Intravasculäres großzelliges B-Zell-Lymphom.

Perisinusoidal: Chronische lymphatische Leukämie.

Perimetaarteriolär: CLL, atypische CLL (früher Immunozytom), Mantelzell-Lymphom, splenisches Marginalzonen-Lymphom.

Peritrabekulär: Follikuläres Lymphom.

Paratrabekulär: splenisches Marginalzonen-Lymphom, Mantelzell-Lymphom.

Paratrabekulär osteoklastisch: Plasmazell-Myelom, Adulte T-Zell-Leukämie/Lymphom.

Ungeordnet interstitiell: fortgeschrittene HCL, großzellige B-Zell-Lymphome.

Ungeordnet Tumorbildend: großzellige B-Zell-Lymphome, Hodgkin-Lymphom, z.T. fortgeschrittene HCL.

Wir danken Herrn Prof. Dr. H. E. Schaefer besonders für die Überlassung der von ihm angefertigten Schemata, die bisher nur anläßlich eines Japanisch-Koreanischen Workshops 1995 von ihm demonstriert worden waren.

Weiterführende Literatur
World Health Organisation: Classification of Tumours: Pathology and Genetics. IARCPress, Lyon, Tumours of Haematopoietic and Lymphoid Tissues. Ed.: E. S. Jaffe, N. L. Harris, H. Stein, J. W. Vardiman (2001)

Tabelle 14. WHO-Klassifizierung der B-Zell-Lymphome

Vorstufen B-Zell-Lymphome
B-Lymphoblasten-Leukämie/-Lymphom

Reife B-Zell-Lymphome
Chronische lymphatische Leukämie/kleinzelliges lymphozytäres Lymphom
B-Prolymphozyten-Leukämie
Lymphoplasmazytäres Lymphom (M. Waldenström)
Splenisches Marginalzonen-Lymphom
Hairy cell Leukämie (Haarzellen-Leukämie)
Plasmazell-Myelom
Monoklonale Gammopathie unbestimmter Signifikanz (MGUS)
(Solitäres Plasmozytom des Knochens)
(Extraossäres Plasmozytom)
(Primäre Amyloidose)
(Schwerkettenkrankheit)
(Extranodales Marginalzonen-B-Zell-Lymphom des mucosa-assoziierten lymphatischen Gewebes
   (MALT-Lymphom))
(Nodales Marginalzonen-B-Zell-Lymphom)
Follikuläres Lymphom
Mantelzell-Lymphom
Diffuses großzelliges B-Zell-Lymphom
(Mediastinales (thymisches) großzelliges B-Zell-Lymphom)
(Primäres Erguß-Lymphom)
Burkitt Lymphom/Leukämie

B-Zell-Proliferationen unklaren malignen Potentials
Lymphomatoide Granulomatose
Nach-transplantäre lymphoproliferative Erkrankung, polymorph

Die Begriffe in Klammern kennzeichnen Erkrankungen, die üblicherweise nicht leukämisch verlaufen.

Tabelle 15. T-Zell- und NK-Zell-Neoplasien

Vorstufen T-Zell-Neoplasien
T-Lymphoblasten-Leukämie/-Lymphom
Blastisches NK-Zell-Lymphom

Reife T-Zell- und NK-Zell-Leukämien/Lymphome
T-Prolymphozyten-Leukämie
T-LGL-Leukämie (large granulated lymphocytes)
Aggressive NK-Zell-Leukämie
Adulte T-Zell-Leukämie/Lymphom
Extranodales NK-/T-Zell-Lymphom, nasaler Typ
(T-Zell-Lymphom vom Enteropathietyp)
Hepato-splenisches T-Zell-Lymphom
(Subcutanes panniculitis-ähnliches T-Zell-Lymphom)
(Mycosis fungoides)
Sezary-Syndrom
Primär kutanes anaplastisches großzelliges Lymphom
Peripheres T-Zell-Lymphom, unspezifiziert
(Angioimmunoblastisches T-Zell-Lymphom)
Anaplastisches großzelliges Lymphom

T-Zell-Proliferation unklaren malignen Potentials
Lymphomatoide Papulose

Neoplasien der Histiozyten und Dendritischen Zellen
Makrophagisch/Histiozytische Neoplasien
Histiozytäres Sarkom

Neoplasien der Dendritischen Zellen
Langerhanszell-Histiozytose
Langerhanszell-Sarkom
Sarkom/Tumor der interdigitierenden Dendritischen Zellen
Sarkom/Tumor der follikulären Dendritischen Zellen
Sarkom der Dendritischen Zellen, nicht weiter spezifiziert

Die Begriffe in Klammern kennzeichnen Erkrankungen, die üblicherweise nicht leukämisch verlaufen.

Tabelle 16. Immunmarker bei leukämisch verlaufenden Non-Hodgkin-Lymphomen

Marker	B-CLL	B-PLL	HCL	FL	MCL	SLVL	T-CLL/LGL		SS	T-PLL	ATLL
S Ig	(+)	++	++	++	++	++	−	−	−	−	−
CD2	−	−	−	−	−	−	+	+	+	+	+
CD3	−	−	−	−	−	−	+	−	+	+	+
CD4	−	−	−	−	−	−	−	+	+/−	+
CD5	++	−	−	−	+	−	−	−	+	+	+
CD7	−	−	−	−	−	−	−	−	+/−	+	−/+
CD8	−	−	−	−	−	−	+	+/−	+/−	+/−	+/−
CD19/20/24	++	++	++	+	+	++	−	−	−	−	−
CD22	+/−	++	++	+	+	++	−	−	−	−	−
CD10	−	−	−	+/−	−	−	−	−	−	−	−
CD25	−	−	++	−	−	+/−	−	−	−	−	++
CD56	−	−	−	−	−	−	−	+	−	−	−
CD103	−	−	++	−	−	−	−	−	−	−	−
HL-DR	++	++	++	++	++	++	−	−	−	−	−

Abkürzungen: CLL chronische lymphatische Leukämie; PLL Prolymphozytenleukämie, HCL Haarzellenleukämie; FL follikuläres Lymphom; MCL Mantelzell-Lymphom; SLVL Milzlymphom mit villösen Lymphozyten; LGL Large granulated lymphocyte-Leukämie; SS Sézary-Syndrom; ATLL adulte T-Zell Leukämie/Lymphom

6.4.1 Einige reife B-Zell-Lymphome
(Tabelle 14)

Chronische lymphatische Leukämie (chronische Lymphadenose, CLL)

Die CLL ist eine chronische Krankheit, die durch ihre Blutveränderungen sowie durch multiple oder generalisierte Lymphknotenschwellungen, einen Milztumor und oft eine Lebervergrößerung gekennzeichnet ist. Sie betrifft vorwiegend ältere Menschen. Meistens besteht im peripheren Blut eine Leukozytose fast ausschließlich zugunsten der Lymphozyten. Morphologisch herrschen die *kleinen reifen Lymphozyten* mit dichter, grober Kernstruktur vor. Kernkörperchen sind nur in wenigen „unreifen" Zellen nachweisbar. Der Zytoplasmasaum der Lymphozyten ist schmal, mittelblau. Als *Gumprecht-Schatten* werden zerquetschte Zellen bezeichnet, die bei B-CLL zwar häufig zu sehen, aber nicht spezifisch sind (s. **Abb. 141 a – c**). *Zytochemisch* weist ein großer Teil der Lymphozyten eine deutliche, meist feine bis mittlere PAS-Granulation auf (s. **Abb. 141 f**). Auch im Knochenmark (**Abb. 141 d**) sowie in Lymphknoten und Milz herrschen die kleinen Lymphozyten vor. Granulo-, Erythro- und Thrombozytopoese sind im Knochenmark quantitativ mehr oder weniger stark in den Hintergrund gedrängt, so daß sich im Laufe der Erkrankung eine zunehmende Anämie, eine absolute Granulozytopenie und eine Verminderung der Thrombozyten mit ihren Folgeerscheinungen einstellen; dafür können auch Autoantikörper verantwortlich sein. Desgleichen bedingt die Verdrängung normaler Zellen der B-Linie in Knochenmark und Lymphknoten fast regelmäßig eine zunehmende Hypogammaglobulinämie, die schließlich zu einem Antikörpermangelsyndrom führen kann.

Die Lymphozyten der CLL haben in den meisten Fällen in Europa und Amerika B-Zell-Eigenschaften (B-CLL). Ob es eine T-CLL gibt, ist umstritten. Die reifzellige T-Zell- oder NK-Zell-Leukämie wird als LGL („large granulated lymphocyte")-Leukämie oder T-Zell-Lymphozytose bezeichnet. Sie ist durch Neutropenie und chronischen Verlauf charakterisiert. Die pathologischen Zellen haben feine bis mittelgroße Azurgranula im Zytoplasma und sollten zusätzlich immunologisch bzw. molekulargenetisch identifiziert werden. T-Zell-Leukämien (außer T-ALL) werden überwiegend als T-Prolymphozytenleukämien eingeordnet. Die Zellen sind häufig klein und deshalb in nicht optimal angefertigten Ausstrichen mit Zellen der B-CLL zu verwechseln. Sie besitzen aber meistens Nukleoli und manchmal eine unregelmäßige Kernkontur. Eine Variante mit breiterem Zytoplasma und bläschenartigen, scharf begrenzten Nukleoli ähnelt der B-Prolymphozytenleukämie. Eine Immunphänotypisierung ist obligat. Auf die übrigen leukämisch verlaufenden NHL wird in den Abbildungslegenden eingegangen.

Zur Verlaufsbeobachtung und Therapieplanung wird entweder die von Rai et al. oder die von Binet empfohlene Stadieneinteilung verwendet.

Stadieneinteilung nach Rai:

Stadium 0:	Blutlymphozytose	$< 15\,000\,/\,\mu l$,
	Knochenmarkinfiltration.	
Stadium I:	Zusätzliche Vergrößerung von Lymphknoten.	
Stadium II:	0 ($\pm$ I) + Leber- und/oder Milzvergrößerung.	
Stadium III:	0 ($\pm$ I, II) + Anämie (Hb $< 11\,g/dl$).	
Stadium IV:	0 ($\pm$ I – III) + Thrombozytopenie ($< 100\,000\,/\,\mu l$).	

Stadieneinteilung nach Binet:
A) Lymphozytose $> 4\,000\,/\mu l$,
   Knochenmarkinfiltration $> 40\,\%$,
   Hämoglobin $> 10\,g/dl$,
   Thrombozyten $> 100\,000\,/\mu l$,
   2 Lymphknotenregionen befallen (vergrößert).
B) Wie Stadium A plus
   Vergrößerung von mindestens 3 Lymphknotenregionen.
C) Wie A plus
   Anämie (Hb $< 10\,g/dl$) und/oder Thrombozytopenie $< 100\,000\,/\mu l$.
   Beliebige Zahl befallener Lymphknotenregionen.

Seit Einführung der FISH (Fluoreszenz-in-situ-Hybridisierung)-Technik kann man bei der B-CLL prognostisch wichtige zytogenetische Aberrationen erfassen. Als prognostisch günstig gilt z.Zt. die 13q-, als ungünstig gelten die 17p-Aberrationen (durch Mutation oder Verlust von p53), danach die 11q- Deletion; die Trisomie 12 liegt mit einer medianen Überlebenszeit von 114 Monaten im mittleren Bereich (Döhner, H. et al. N. Engl. J. Med. 343, 1910, 2000).

Immunozytom (IC)

In der Kiel-Klassifikation gehören zu dieser Gruppe von niedrig-malignen NHL das lymphoplasmozytoide und das lymphoplasmozytische Immunozytom. Die immunologisch CD5-positiven Fälle werden heute der B-CLL zugerechnet, während CD5-negative Fälle häufig mit monoklonaler Gammopathie vom IgM-Typ mit lymphatischen Zellen, die Übergänge zu Plasmazellen erkennen lassen, dem Morbus Waldenström entsprechen. Bei bis zu 50 % der Patienten werden die Translokation t(9;14)(p13;q32) und Rearrangement des PAX-5-Gens wie in anderen Lymphomen mit plasmozytoider Differenzierung gefunden. Die pathologischen Zellformen reichen von kleinen Lymphozyten bis zu Plasmazellen. Im Knochenmark findet man manchmal vermehrt Gewebsmastzellen (**Abb. 142 d** und **g**).

Prolymphozytenleukämien

Prolymphozytenleukämien können phänotypisch entweder der B- oder der T-Zellreihe zugeordnet werden.

Die B-Prolymphozytenleukämie (B-PLL) wird diagnostiziert, wenn im peripheren Blut mindestens 55 % Prolymphozyten gezählt werden. Sie sind größer als Lymphozyten, haben ein breiteres Zytoplasma und einen runden Kern mit bläschenartigem, meistens zentral gelegenem und scharf begrenztem Nukleolus. Die Leukozytenzahl ist in der Regel stark erhöht, es bestehen eine Splenomegalie und kaum vergrößerte Lymphknoten. Immunphänotypisch ist das Oberflächenimmunglobulin (SIg) stark exprimiert, die B-Zellmarker CD 19, 20, 24 und 22 sind deutlich positiv, ebenso FMC7, CD 5 ist negativ. Es sind keine spezifischen zytogenetischen Aberrationen bekannt (**Abb. 150**).

Bei der T-PLL bestehen ebenfalls erhöhte Leukozytenzahlen und Splenomegalie. Im Gegensatz zur B-PLL findet man aber meistens vergrößerte Lymphknoten, manchmal auch Hautinfiltrate und Ergüsse. Bei etwa der Hälfte der Fälle ähneln die Zellen jenen der B-PLL, allerdings ist die Kernkontur meistens unregelmäßig. Bei den übrigen Fällen sind die Zellen kleiner, das Zytoplasma ist schmaler und deutlich basophil, etwa bei einem Drittel sind die Nukleolen lichtmikroskopisch schwer zu erkennen, elektronenmikroskopisch sind sie jedoch deutlich nachweisbar. Solche Fälle wurden häufig als T-CLL bezeichnet. Es existieren aber vereinzelt Fälle, die nicht die Eigenschaften einer LGL-Leukämie besitzen und als T-CLL eingestuft werden müssen. Immunphänotypisch sind die T-Zellmarker CD 2,3, 5,7 und bei mehr als der Hälfte CD 4 sowie der T-Zellrezeptor, nur selten ist CD 8 nachweisbar.

Zytogenetisch besteht häufig eine Inversion 14 oder Veränderungen des Chromosoms 8 (**Abb. 157** und **158**).

Mantelzell-Lymphom (MCL)

Diese Lymphomentität wurde bereits von der Kieler Lymphomgruppe – als zentrozytisches Lymphom – wegen seiner schlechten Prognose abgegrenzt, doch erst der zytogenetische Nachweis der t(11;14) (**Abb. 151 f**) führte zur internationalen Akzeptanz. Die pathologischen Zellen stammen aus der Follikelmantelzone und müssen von den eigentlichen Follikelzellen (aus dem Follikelzentrum) abgegrenzt werden. Sie können Lymphozytengröße, aber auch erheblich größere Ausmaße erreichen. Die kleinen Zellen haben meistens eine unregelmäßige Kernkontur, sind aber von Zellen der CLL manchmal nur schwer abzutrennen, wobei auch der immunologische Nachweis von CD5 neben den Standard-B-Markern keine sichere Unterscheidung ermöglicht. Dann ist der zytogenetische oder mittels FISH-Technik erreichte Nachweis der t(11;14) diagnostisch entscheidend. Bei der Variante mit größeren, z. T. anaplastischen Zellen fällt eine erhebliche Polymorphie der Kernkontur und das grob gezeichnete Chromatin („felsig") auf (**Abb. 151**).

Follikuläres Lymphom

Die Zellen leiten sich vom Follikelzentrum ab. Es überwiegen reife lymphatische Formen, Blasten sind im Blut- und Knochenmarkausstrich selten. Typisch sind tiefe Einkerbungen der Kerne bei den reiferen Formen, die den Kern manchmal fast ganz durchschneiden („cleaved cell", **Abb. 152 e**). Daneben gibt es auch rundkernige Zellen und vereinzelt Blasten. Je nach Anteil des Zentroblasten im histologischen Schnittpräparat pro Gesichtsfeld werden 3 Grade unterschieden. Für die Ausstrichuntersuchung ist diese Einteilung nicht geeignet. Zytogenetisch wird bei ca. 70 % der Fälle die Translokation t(14;18) (**Abb. 152 f**) und mit molekularer Technik die Überexpression von bcl-2 gefunden. Die t(14;18) ist mit FISH und PCR mit hoher Sensitivität nachweisbar und daher differentialdiagnostisch nutzbar. Immunphänotypisch exprimieren die Zellen der follikulären Lymphome neben den Standard-B-Markern z. T. auch CD 10, CD 5 ist negativ.

Haarzellenleukämie („hairy cell leukaemia", HCL)

Diese geht stets mit einem Milztumor einher, der im Laufe der Erkrankung meist langsam an Größe zunimmt. Lymphknotenschwellungen fehlen meistens.

Im Blutbild besteht meistens eine Leukopenie, bedingt durch Neutro- und typischerweise auch Monozytopenie. Man findet Lymphozyten und nur wenige „Haarzellen" (**Abb. 144 a**). Diese haben Lymphozytengröße oder sind etwas größer. Das graublaue Zytoplasma ist feinwabig, unregelmäßig begrenzt mit feinen Ausläufern, die in typischen Fällen haarförmig wirken und den Zellen ihren Namen gegeben haben. Sie können aber auch als dichtere pseudopodienartige Zytoplasmafortsätze erscheinen. Zytoplasmagranula (Azurgranula) sind gelegentlich vorhanden. Der Kern ist meist oval, das Chromatin ist feiner als bei den Lymphozyten (**Abb. 144–146**). Nur selten ist ein kleines Kernkörperchen erkennbar. Zytochemisch ist die starke Saure-Phosphatase-Aktivität typisch. Sie ist bei den Haarzellen nicht durch Tartrat hemmbar (Methodik s. S. 14), was auf die Anwesenheit des Isoenzyms 5 zurückzuführen ist (**Abb. 147 a und b**).

Im Knochenmark, das häufig nicht oder schlecht aspirierbar ist (Punctio sicca), liegen diese Zellen häufig in Verbänden zusammen. Bei Punctio sicca ist eine Stanzbiopsie erforderlich, um die Diagnose histologisch zu sichern (**Abb. 146 c – e**). Die Haarzellen sind eine besondere Variante der B-Lymphozytenreihe mit typischem Immunphänotyp. Sie exprimieren die Standard-B-Zellmarker sowie CD11c und CD103. Neben der typischen Haarzellen-Leukämie wird eine **Variante (HCL-V)** mit üblicherweise erhöhten Leukozytenzahlen im peripheren Blut abgegrenzt. Meistens sind die Monozyten im Gegensatz zur typischen HCL nicht vermindert. Die Zellen besitzen überwiegend ein breiteres und basophileres Zytoplasma als die typischen Haarzellen, das Kernchromatin ist dichter, man findet deutliche Nukleoli, so daß die Kerne der B-PLL ähnlich sind. Die Tartrat-resistente saure Phosphatase fehlt meistens (**Abb. 148**).

Splenisches Marginalzonen-Lymphom (SMZL)

Früher splenic lymphoma with villous lymphocytes (SLVL). Es handelt sich um eine seltene Erkrankung, deren Anteil an den lymphatischen Neoplasien weniger als 1 % beträgt. Die Patienten sind überwiegend älter als 50 Jahre. Milz, Hiluslymphknoten der Milz, Knochenmark und meistens peripheres Blut sind befallen, selten die Leber, periphere Lymphknoten normalerweise nicht. Im Blutausstrich sieht man Lymphozyten mit polar angeordneten kurzen Villi, normal erscheinende und plasmozytoide lymphatische Zellen.

Immunphänotypisch werden IgM und IgD sowie CD 20 und CD 79a exprimiert, CD 5, 10, 23 und 103 dagegen nicht, was die Abgrenzung gegenüber CLL und HCL erleichtert. Bei bis zu 40 % der Patienten wird ein Allel-Verlust bei 7q21-32 gefunden, Trisomie 3 und die t(11;18), die bei den extranodalen Marginalzonen-Lymphomen des MALT nachweisbar sind, fehlen hier.

V

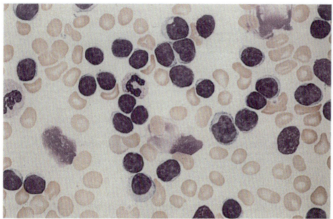

Abb. 141–152. Reife B-Zell-Lymphome

Abb. 141 a–h. Chronische lymphatische Leukämie der B-Linie (B-CLL)

a–c Periphere Blutausstriche mit vorwiegend reifen Lymphozyten, z.T. mit scholliger Chromatinstruktur (**c**). Vereinzelt sieht man zerquetschte Kerne (Gumprecht-Kernschatten)

b

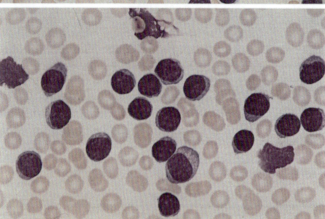

c

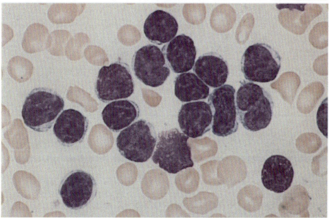

d Knochenmarkausstrich einer B-CLL mit diffuser Infiltration des Knochenmarks

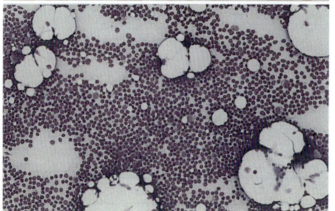

6 · Zytologie von Lymphknoten- und Milzpunktaten

Abb. 141 e – h

e Knochenmarkausstrich desselben Falles wie in **d**. Immunozytochemischer Nachweis von CD5. Alle Lymphozyten sind positiv (rot). Dieser Befund ist charakteristisch für B-CLL, daneben findet man die Standard-B-Marker

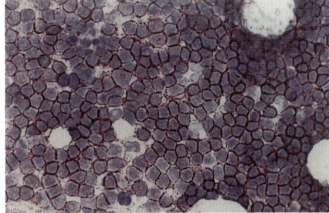

f Peripheres Blut, PAS-Reaktion. Zahlreiche Zellen mit starker, feinkörniger PAS-Reaktion

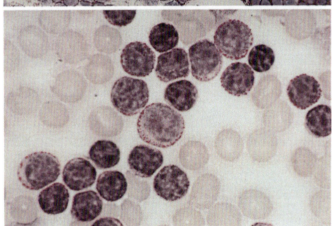

g Schema und Interphase-FISH einer 13q-Deletion. Bei der chronischen lymphatischen Leukämie werden häufig Deletionen in der Chromosomenbande 13q14 beobachtet. Diese lassen sich mittels Fluoreszenz in situ Hybridisierung an Interphase-Zellkernen nachweisen. Während eine normale Zelle zwei Signale aufweist, zeigt eine Zelle mit einer Deletion 13q lediglich ein Signal.

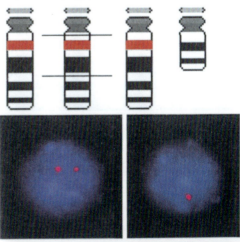

h Interphase-FISH einer Trisomie 12. Bei der chronischen lymphatischen Leukämie wird häufig eine Trisomie 12 beobachtet. Diese läßt sich mittels Fluoreszenz-in situ-Hybridisierung an Interphase-Zellkernen nachweisen. Während eine normale Zelle zwei Signale aufweist, zeigt eine Zelle mit einer Trisomie 12 drei Signale.

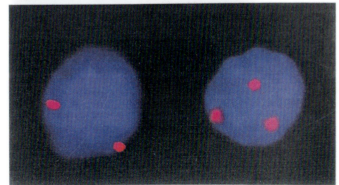

V

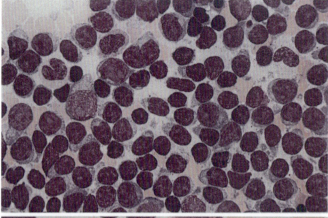

Abb. 142 a – g

a Stärkergradige Polymorphie der Zellen als in Abb. 141, einzelne jüngere Formen mit deutlichen Nucleoli. Es handelt sich um eine atypische CLL (früher auch als Immunozytom eingestuft)

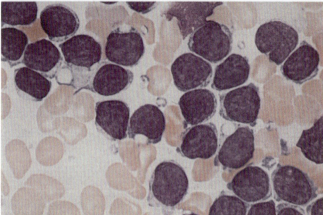

b Anderer Fall mit Vakuolen im Zytoplasma

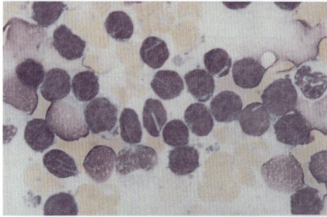

c Anderer Fall mit stäbchenförmigen kristallinen Einschlüssen im Zytoplasma

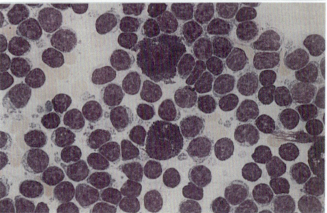

d Zwei reife Gewebsmastzellen inmitten von Lymphozyten, die häufig ein etwas breiteres und stärker basophiles Zytoplasma besitzen. Solche Befunde werden auch bei Morbus Waldenström gefunden

6 · Zytologie von Lymphknoten- und Milzpunktaten

Abb. 142 e – g

e, f Spaghettiähnliche, fadenförmige
Einschlüsse im Zytoplasma

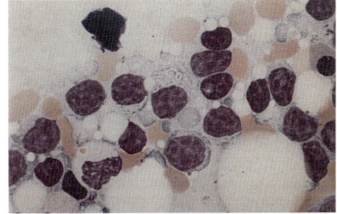

f

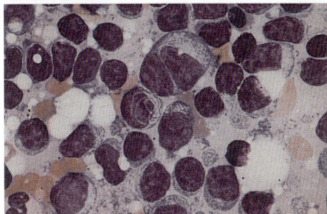

g Knochenmarkausstrich mit granulom-
artiger Infiltration, die fünf Gewebsmastzellen enthält. Präparat von einem
Patienten mit Morbus Waldenström

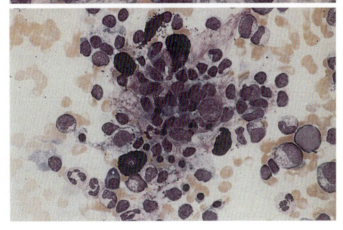

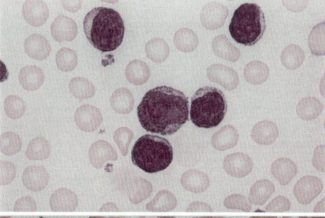

**Abb. 143 a–d. Übergangsform CLL/
PLL bzw. atypische CLL**

a Neben kleinen Lymphozyten mehr als
10 % Prolymphozyten mit deutlichem
Nucleolus

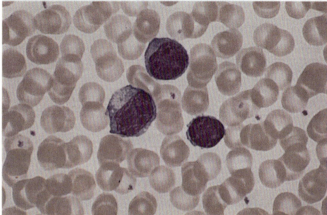

b Größere Zellen mit breiterem und
basophilem Zytoplasma

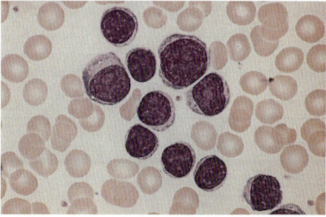

c Anderer Fall mit kleinen Lymphozyten
und größeren mit deutlichem Nucleolus
(Prolymphozyten)

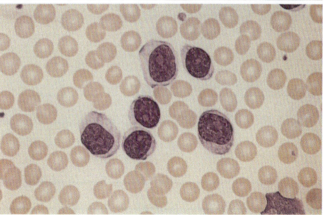

d Andere Stelle des Ausstriches von **c**,
hier alle Zellen mit Nucleolus. Dies zeigt,
daß die Verteilung der Zellen im Ausstrich sehr ungleichmäßig sein kann

6 · Zytologie von Lymphknoten- und Milzpunktaten

Abb. 144 a–g. Haarzellenleukämie ("hairy cell leukaemia", HCL)

a Eine typische haarige Zelle und ein normaler Lymphozyt zum Vergleich

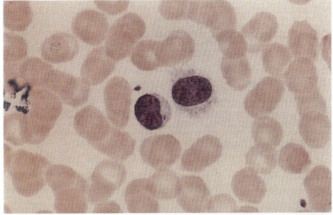

b Haarzellen mit ausgebreitetem, sehr "haarigem" Zytoplasma

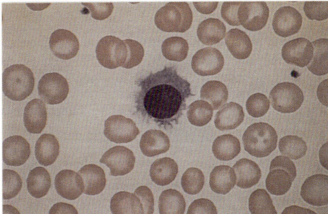

c Haarzellen ebenfalls mit ausgebreitetem Zytoplasma, das wie zerrissen erscheint

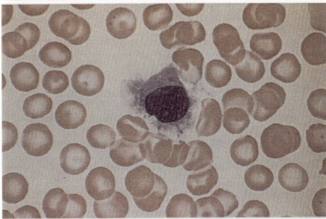

d Knochenmarkausstrich einer HCL, der ausnahmsweise zellreich ist. Die Kerneinkerbung in der Mitte ist nicht ungewöhnlich. Das Zytoplasma erscheint feinwabig

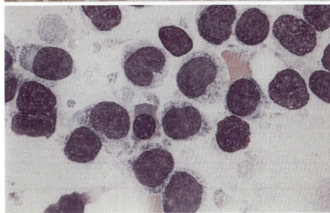

V

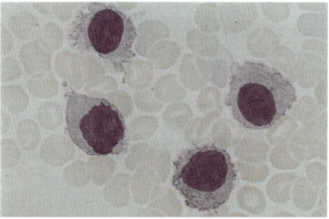

Abb. 144 e – g

e Großzelliger Typ einer HCL mit weitem Zytoplasma

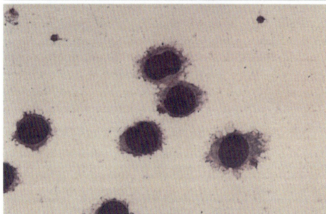

f Leukozytenkonzentrat eines anderen Falles mit besonders deutlich ausgeprägten „Haaren"

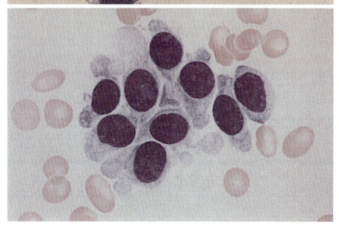

g Anderer Fall mit breitem, aber glatt begrenztem Zytoplasma

6 · Zytologie von Lymphknoten- und Milzpunktaten

Abb. 145 a, b. Haarzellenleukämie im Zytoplasma sind helle, streifige und relativ scharf begrenzte Strukturen erkennbar, die den elektronenmikroskopisch nachweisbaren Ribosomenlamellenkomplexen (RLC) entsprechen, in b oben links

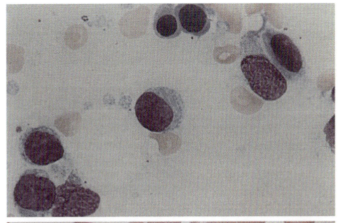

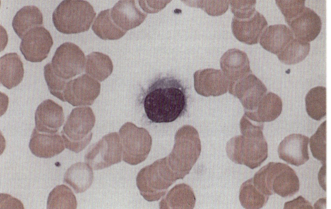

V

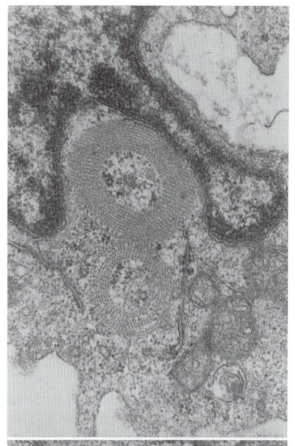

**Abb. 145 c, d. Elektronenmikroskopi-
scher Nachweis der RLC, deren licht-
mikroskopisches Äquivalent in a und b
zu sehen ist**

c RLC im Querschnitt

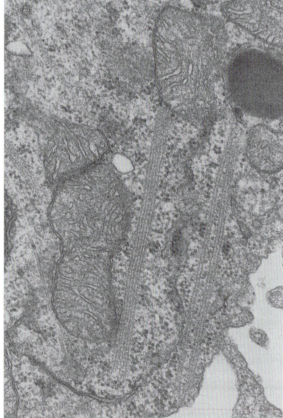

d RLC im Längsschnitt. Man sieht parallel
gelegene, aus jeweils 5 Linien be-
stehende Strukturen. (**c** und **d** verdanken
wir Prof. Dr. med. F. Gudat, Institut für
Pathologie, Basel)

6 · Zytologie von Lymphknoten- und Milzpunktaten

Abb. 146 a – d. Haarzellenleukämie

a Ungewöhnliche Kernform („flower cell"), die man normalerweise bei HCL nicht sieht. An anderer Stelle dieses Präparates waren typische Haarzellen zu sehen

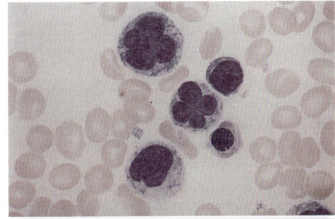

b Knochenmarkausstrich eines Falles von HCL mit locker liegenden Kernen von Haarzellen und eingestreuten Gewebsmastzellen (violette „Kleckse")

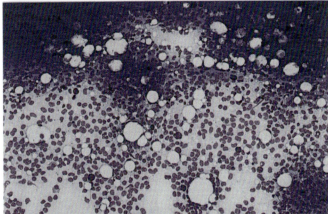

c Knochenmarkschnittpräparat. Giemsa-Färbung. Man erkennt die lockere Verteilung der Haarzellen im Gegensatz zur dichten Lagerung bei B-CLL

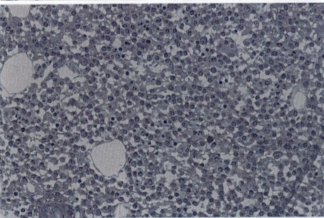

d Stärkere Vergrößerung. Frei liegende Haarzelle **in der Mitte, unten** Gewebsmastzelle

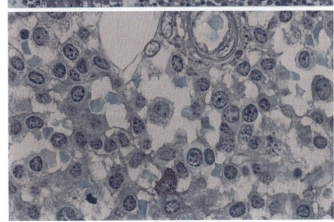

V

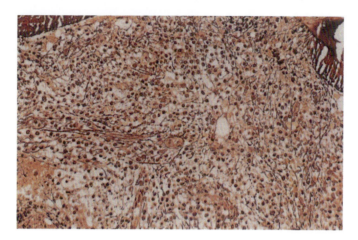

Abb. 146 e. Gitterfaserdarstellung im histologischen Schnitt. Man sieht, daß die Haarzellen in dem Gitterfasergerüst gefangen sind. Dies erklärt die i. allg. schlechte Aspirierbarkeit des Knochenmarks (Punctio sicca)

6 · Zytologie von Lymphknoten- und Milzpunktaten

Abb. 147 a–g. Zytochemie und Immunzytochemie bei HCL

a Drei Haarzellen mit tartratresistenter saurer Phosphatase

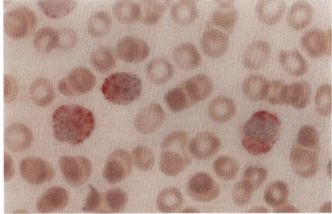

b Anderer Ausstrich mit tartratresistenter saurer Phosphatase unterschiedlicher Stärke

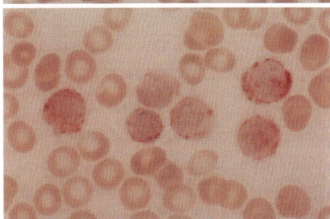

c Knochenmark eines anderen Patienten mit tartratresistenter saurer Phosphatase. Neutrophile und Lymphozyten negativ

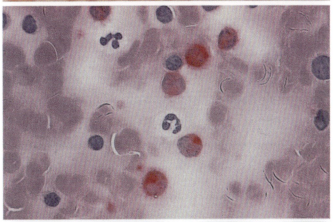

d Tartratresistente saure Phosphatase, mit anderer Technik nachgewiesen (Sigma)

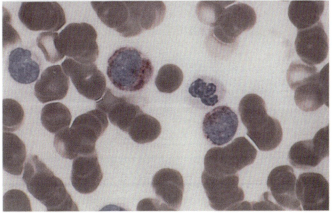

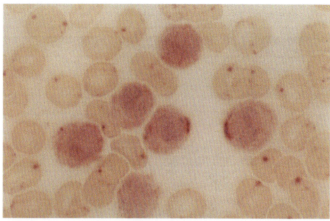

Abb. 147 e–g

e Esterase-Reaktion (pH 7,4). Schwach diffuse und polkappenartige Reaktion

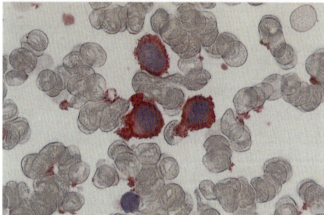

f Immunzytochemischer Nachweis von CD11c

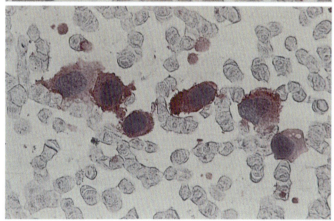

g Immunzytochemischer Nachweis von CD103. APAAP-Technik

6 · Zytologie von Lymphknoten- und Milzpunktaten

Abb. 148 a–d. Haarzellenleukämie-Variante (HCL-V). Es handelt sich dabei um eine ebenfalls zur B-Zellreihe gehörende Verlaufsform, meistens mit deutlicher Leukozytose. Die Kernstruktur erinnert eher an Prolymphozyten mit Nucleoli, das Zytoplasma ist etwas weniger „behaart"

a, b Typische Zellen, in den Kernen sind distinkte kleine Nucleoli erkennbar

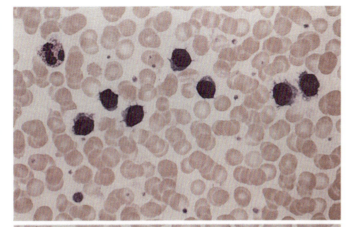

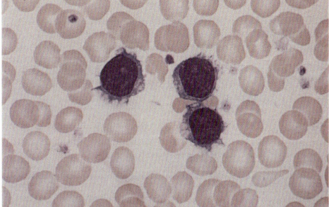

c Zwischen den pathologischen Zellen liegt ein Lymphozyt mit Azurgranula

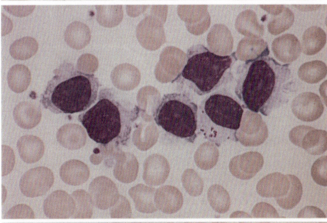

d Anderer Fall mit HCL-V

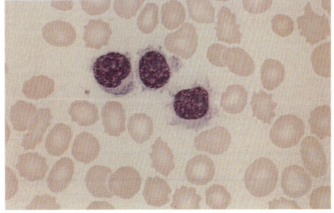

V

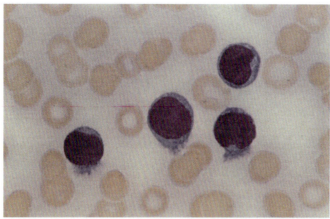

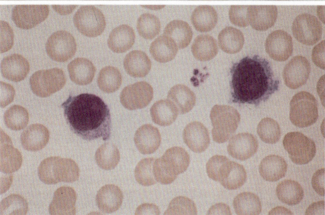

Abb. 149 a, b. Splenisches Marginalzonen-Lymphom (SMZL), früher SLVL.
Die Zellen im Blutausstrich sind vielgestaltiger als bei HCL, die Kerne besitzen meistens einen deutlichen Nucleolus und erinnern manchmal an die
Kerne der B-Prolymphozytenleukämie,
das Zytoplasma ist unterschiedlich basophil. Charakteristisch sind Zytoplas-
maunregelmäßigkeiten („Haare") an
einem Zellpol

a, b Typische Beispiele im peripheren
Blut

Abb. 150 a – e. B-Prolymphozytenleu-kämie. Die Zellen sind größer als Lymphozyten, und besitzen runde Kerne mit deutlichen, meist scharf begrenzten Nucleoli

a Typische Prolymphozyten mit scharf begrenzten Nucleoli

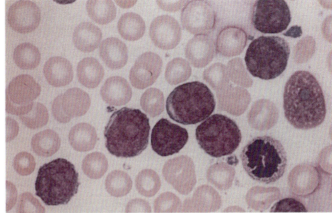

b Anderer Fall. Peripheres Blut

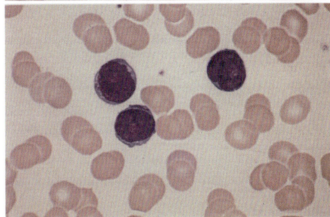

c Anderer Fall mit 2 typischen Prolymphozyten und einem Lymphozyten

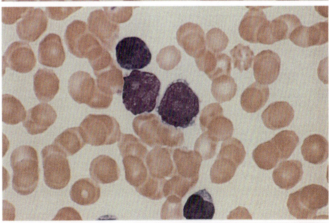

d PAS-Reaktion. Man sieht relativ grobe Granula im Zytoplasma, ähnlich wie bei ALL. Die Reaktion ist daher für die Differentialdiagnose zwischen B-PLL und ALL nicht geeignet

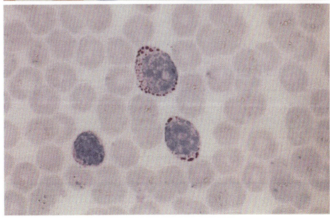

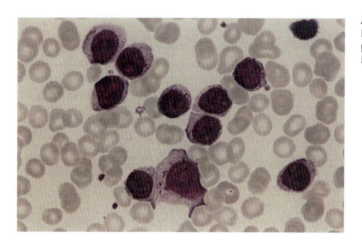

Abb. 150 e. Äußerst ungewöhnlicher Fall mit groben Azurgranula im Zytoplasma. Immunologisch eindeutige B-Marker nachweisbar

Abb. 151 a – e. Mantelzell-Lymphom.
Dieses Lymphom, in der Kiel-Klassifizierung als zentrozytisches Lymphom bezeichnet, hat eine schlechte Prognose. Es unterscheidet sich von den follikulären Lymphomen und den anderen niedrigmalignen Lymphomen durch die Translokation t(11;14) und kann ebenfalls molekulargenetisch abgegrenzt werden. Immunzytochemisch wird CD5 nachgewiesen, was manchmal die Unterscheidung von der B-CLL erschwert, v.a. wenn die Zellen sehr klein sind. Morphologisch haben die Kerne häufig eine etwas unregelmäßige Oberfläche, ein dichtes Chromatin, ein schmales Zytoplasma. Unreifere Formen mit deutlichen Nucleoli sind manchmal schwer von Blasten abzugrenzen, es gibt auch sehr polymorphe Formen mit zerklüftetem „felsig" erscheinendem Chromatin der Kerne

a Sehr kleiner Zelltyp mit unregelmäßiger Kernkontur

b Blutausstrich eines anderen Falles mit größeren, an der Kernoberfläche zerklüfteten Zellen

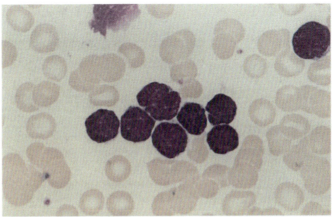

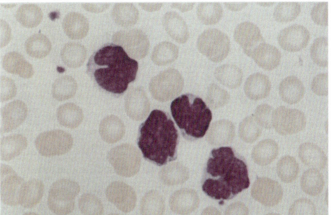

c Blutausstrich eines anderen Falles mit mehrfach eingekerbten Kernen

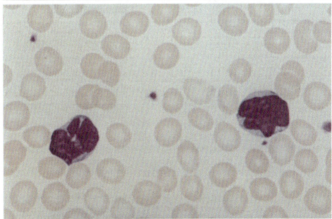

d Knochenmark eines weiteren Falles mit sehr polymorphen Kernen

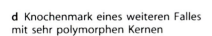

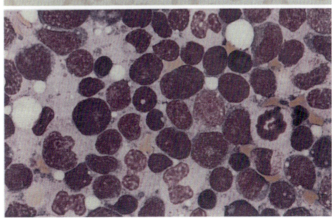

V

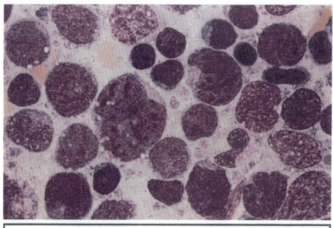

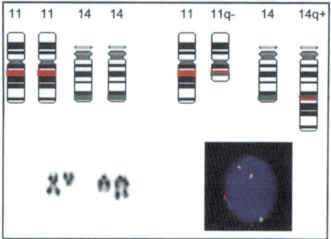

Abb. 151 e–f

e Derselbe Fall wie in **d** mit stärkerer Vergrößerung. Man sieht relativ große Zellen mit zerklüfteter Chromatinstruktur

f Schematische Darstellung und partieller Karyotyp einer Translokation t(11;14)(q13;q32) und Interphase-FISH mit einer IGH/CCND1 Sonde. Durch die reziproke Translokation kommt es zu einer Splittung der Signale beider Sonden (rot: CCND1, grün: IGH-Locus), so dass folgende Signalkonstellation in einer Zelle mit t(11;14)/IGH-CCND1-Rearrangement entsteht: je ein rotes und ein grünes Signal auf dem jeweils unveränderten Chromosom 11 und 14 sowie je ein rot-grünes „Kolokalisationssignal" auf den derivativen Chromosomen 11 und 14. Die t(11;14)(q13;q32) wird sowohl bei Mantelzell-Lymphomen als auch bei Plasmozytomen beobachtet.

6 · Zytologie von Lymphknoten- und Milzpunktaten

Abb. 152 a – e. Folikuläres Lymphom (FL)

a – c Einfach eingekerbte Kerne in typischen Fällen, kleine Zellen

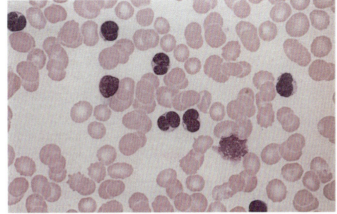

b

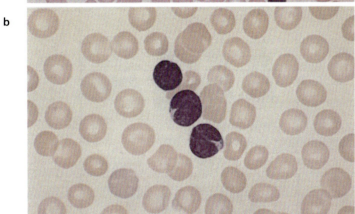

c

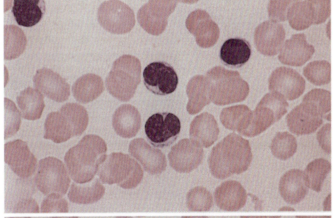

d Ein Zentroblast. Zentroblasten sind im Blutausstrich nur äußerst selten zu finden

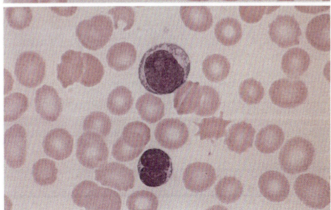

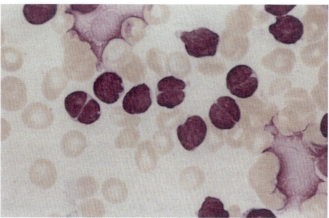

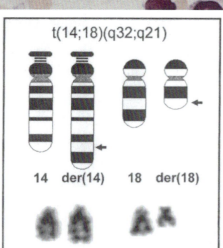

Abb. 152 e–f

e Tief durchgeschnürte Kerne bei einem follikulären Lymphom

f Schematische Darstellung und partieller Karyotyp der Translokation t(14;18)(q32;q21), die bei zentroblastisch-zentrozytischen und zentroblastischen Lymphomen beobachtet wird. Die **Pfeile** markieren die Bruchpunkte

6.4.2 T-Zell-Lymphome

Sézary-Syndrom

Es handelt sich dabei um ein kutanes T-Zell-Lymphom, das mit der Mycosis fungoides eng verwandt ist. Klinisch besteht eine diffuse Erythrodermie, mit typischen histologischen Hautveränderungen, im peripheren Blut findet man sehr charakteristische Sézary-Zellen, bei denen es sich um T-lymphatische Zellen handelt. Ihre Größenvarianz reicht von Lymphozytengröße bis etwa Monozytengröße, das Zytoplasma ist schmal, hell-basophil, die Struktur des meistens ovalen Zellkernes ist entscheidend. Im Blutausstrich erscheint er wie von feinen Furchen durchzogen, die durch zahlreiche Faltungen des Kernes bedingt sind, so daß im elektronenmikroskopischen Bild eine zerebriforme (wie Gehirnwindungen) Struktur imponiert. Die Nukleolen sind meistens nicht erkennbar. Die Kernkontur kann glatt oder leicht unregelmäßig, nur selten stärker eingebuchtet erscheinen. Immunphänotypisch sind neben CD3 überwiegend CD4, nur selten CD8 exprimiert. Die Zytochemie ist relativ uncharakteristisch, man findet eine punktförmige Esterasereaktion und eine schwache saure Phosphataseaktivität.

Eine seltene Variante, die zum Teil auch als Variante der T-Prolymphozytenleukämie angesehen wird, ist die Sézary-Zell-Leukämie. Im peripheren Blut findet man bei erhöhter Zellzahl fast ausschließlich relativ kleine Sézary-Zellen.

V

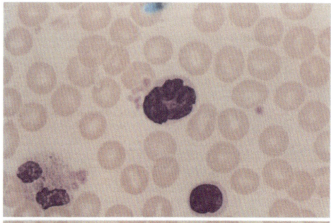

Abb. 153–158. Reife Lymphome der T-Zell-Linie

Abb. 153 a–f. Sézary-Syndrom.
Im peripheren Blut findet man lymphatische Zellen mit eigenartig durchfurchten, wie von Rillen durchzogenen Kernen, z. T. ist die Kernkontur zerklüftet. Im Elektronenmikroskop sieht man, daß die Kerne mehrfach gefaltet sind, so daß sie an Gehirnwindungen (zerebriform) erinnern (s. Abb. 153 f)

a Sehr stark zerklüfteter Kern

b Anderer Fall mit vielfach von Furchen durchzogenem Kern

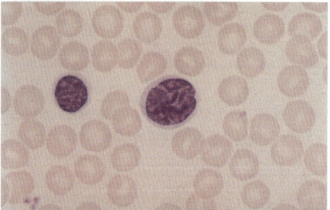

c Der Kern ist ebenfalls von vielen hellen Rillen durchzogen

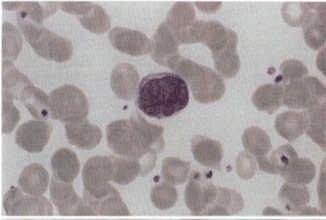

d Links vielgestaltiger Kern, **rechts** große Sézary-Zelle

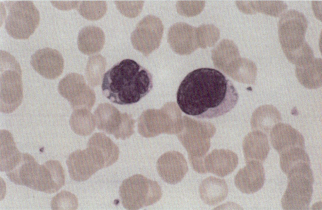

6 · Zytologie von Lymphknoten- und Milzpunktaten

Abb. 153 e – f

e Leukozytenkonzentrat eines Falles mit zahlreichen kleinen und einer größeren Sézary-Zelle

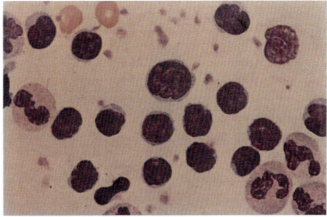

f Elektronenmikroskopie einer Sézary-Zelle. Man sieht die typische bizarre „zerebriforme" Kernfaltung

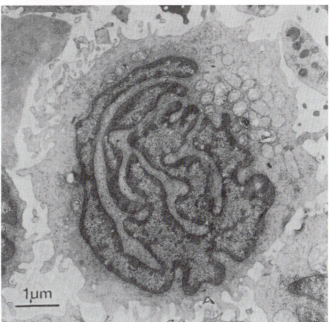

V

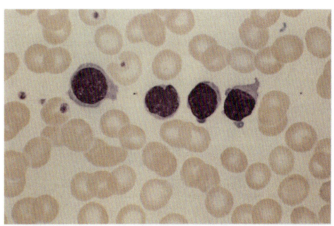

**Abb. 154 a – f. Sézary-Zell-Leukämie.
Bei diesen Patienten besteht in der
Regel keine Erythrodermie wie beim
Sézary-Syndrom, man findet aber eine
ausgeprägte Leukozytose. Es wird dis-
kutiert, ob es sich um eine Variante der
T-Prolymphozytenleukämie handelt**

a – d Leukozytose im peripheren Blut mit
vielen kleinen Sézary-Zellen mit der typischen Kernstruktur

b

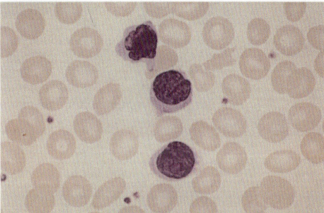

c

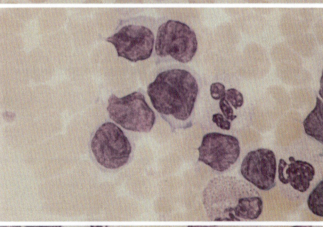

d

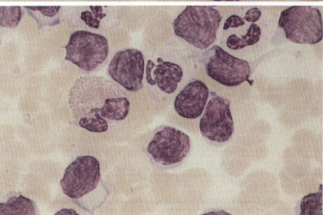

6 · Zytologie von Lymphknoten- und Milzpunktaten

Abb. 154 e–f

e Immunzytochemischer Nachweis von CD3

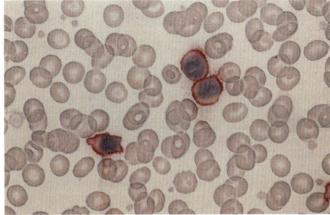

f Immunzytochemischer Nachweis von CD4. Die Zellen exprimieren also typische T-Marker, sie haben z.T. Eigenschaften wie T-Helferzellen

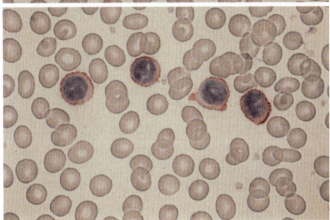

Large granular Lymphozyte (LGL)-Leukämie

Als weitere Form der reifzelligen T-Zell- bzw. NK-Zell-Leukämie ist die *LGL-Leukämie abzugrenzen*, die sehr selten vorkommt. Es lassen sich zur Zeit nach dem immunologischen Muster zwei verschiedene Formen unterscheiden: 1) Der T-Zell-Typ mit indolentem Verlauf und T-Zell-Vermehrung im peripheren Blut und Neutropenie: Immunologisch ist neben CD2, CD3 und CD8 CD16 nachweisbar, CD57 kann positiv oder negativ sein, der T-Zell-Rezeptor α / β ist positiv. 2) Der NK-Zell-Typ mit aggressivem klinischem Verlauf: Immunologisch findet man CD2 positiv, CD3 negativ sowie CD16 positiv, CD56 und CD57 können positiv oder negativ sein, der T-Zell-Rezeptor α / β ist negativ. Bei beiden Varianten findet man im peripheren Blut reife lymphatische Zellen mit azurophilen Granula, die zum Teil aber nur sehr fein und dann schlecht zu erkennen sind (**Abb. 155**).

6 · Zytologie von Lymphknoten- und Milzpunktaten

Abb. 155 a – d. LGL-Leukämie

a

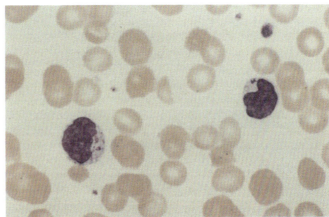

b – d Deutliche, z. T. aber auch sehr feine Azurgranula. Zur diagnostischen Sicherung sollte möglichst eine molekulargenetische Untersuchung durchgeführt werden

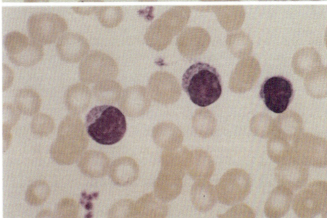

c

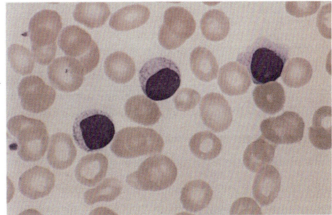

d

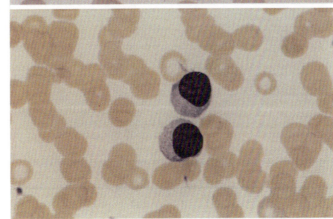

Adulte T-Zell-Leukämie/Lymphom (ATLL)

Die adulte T-Zell-Leukämie/Lymphom (ATLL)
kommt endemisch im Südwesten Japans und in
der Karibik vor. Eine HTLV-1-Virusinfektion ist
Voraussetzung für die Entstehung. Sporadische
Fälle gibt es auch in anderen Regionen, z. B. in
Europa (**Abb. 156 a** und **b**).

6 · Zytologie von Lymphknoten- und Milzpunktaten

Abb. 156 a–d

a, b Adulte T-Zell-Leukämie/Lymphom (ATLL). Charakteristisch sind die vielgestaltigen, blumenartigen Kerne („flower cells") (freundlich von Prof. Dr. D. Catovsky, London, zur Verfügung gestellt)

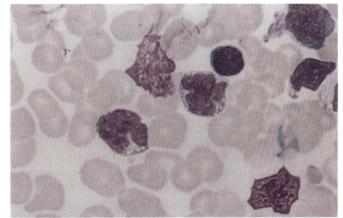

b

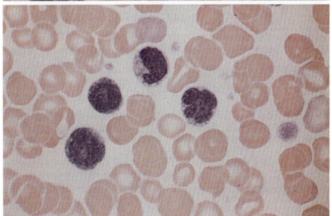

c–e Morphologisch ähnliche T-Zell-Leukämie, die in Deutschland beobachtet wurde. Der HTLV-1-Nachweis gelang nicht

c, d Peripheres Blut, Pappenheim-Färbung

d

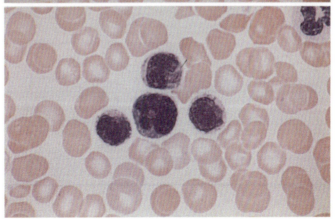

V

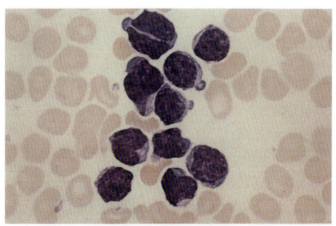

**Abb. 157 a–g. T-Prolymphozytenleu-
kämie (T-PLL). Im Gegensatz zur B-PLL
sind die Kerne meistens unregelmäßig,
die Nucleoli nicht so deutlich zu erkennen. Zytochemisch sind sie durch
eine sehr distinkte Saure-Esterase-Reaktion (ANAE) charakterisiert**

a Polymorphe Kerne, Nucleoli nicht gut
zu erkennen

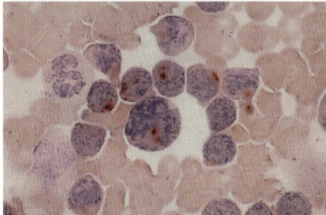

b Man sieht die charakteristische
punktförmige Saure-Esterase-Reaktion

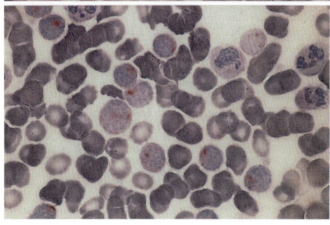

c Saure-Phosphatase-Reaktion ähnlich
wie bei T-ALL

6 · Zytologie von Lymphknoten- und Milzpunktaten

Abb. 157 d – g. T-PLL

d Immunzytochemischer Nachweis von CD3

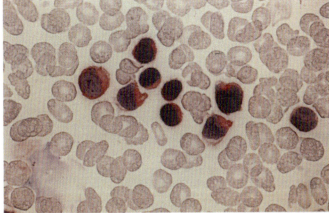

e Anderer Fall von T-PLL mit deutlichen Nucleoli und unregelmäßiger Kernkontur

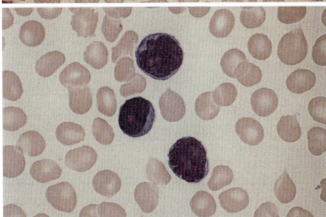

f Zwei Prolymphozyten im peripheren Blut

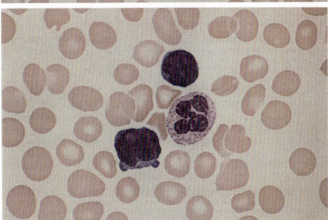

g Sehr starke ANAE-Aktivität bei demselben Fall wie in **g**

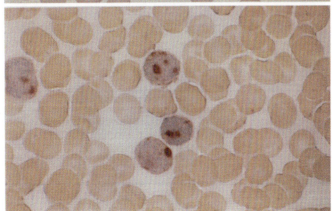

V

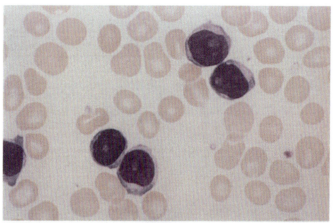

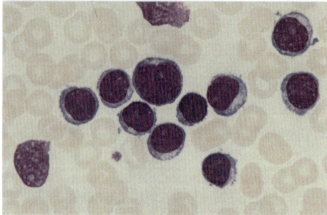

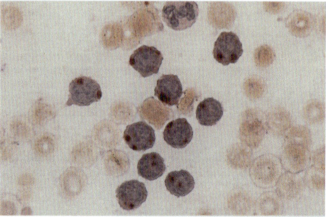

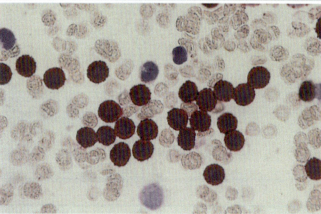

**Abb. 158 a–f.   T-Prolymphozyten-
leukämie (T-PLL)**

a T-PLL mit rundlichen Kernen und
deutlichen Nucleoli

b Anderer Fall, bei dem die Verwechslung mit einer B-PLL möglich wäre

c ANAE-Esterase desselben Falles wie in
b, typische punktförmige Reaktion

d Immunzytochemischer Nachweis von
CD3

6 · Zytologie von Lymphknoten- und Milzpunktaten

Abb. 158 e – f

e und **f** Großzellige T-PLL mit kräftig
basophilem Zytoplasma

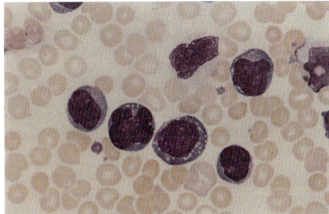

f Punktförmige Saure-Esterase-Reaktion

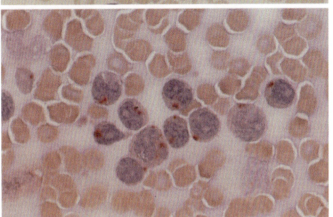

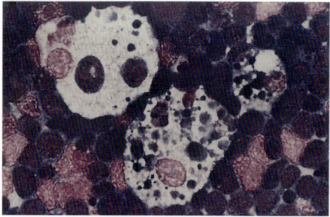

Großzellige Lymphome (Abb. 159 a–j)

a Lymphknotentupfpräparat bei B-Zell-Lymphom vom Burkitt-Typ mit 3 „Stern-himmelzellen" (Makrophagen) zwischen den Lymphoblasten

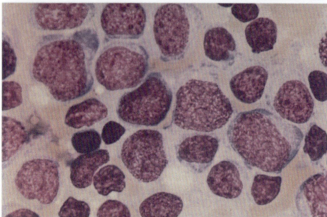

b–g Zentroblastische Variante (großzel-lig diffus) mit feinstrukturiertem Chro-matin und hellen Nucleoli. Die Zellen können aber auch eine stärkere Poly-morphie aufweisen

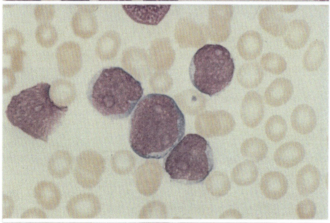

c

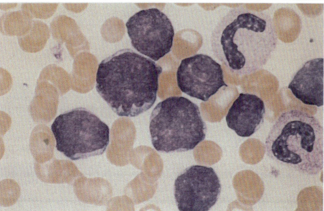

d

Abb. 159 e – g

e
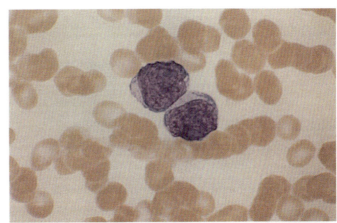

f
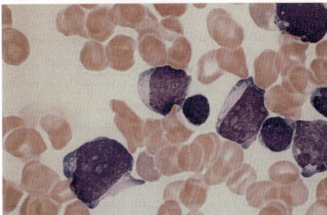

g Nachweis von CD10. Dieser ursprünglich für die c-ALL verwendete Marker ist auch bei der zentroblastischen Variante des diffusen großzelligen B-Zell-Lymphoms exprimiert

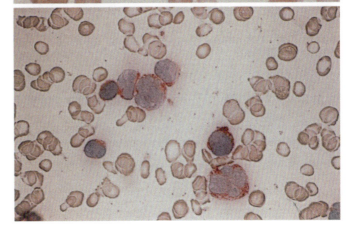

V

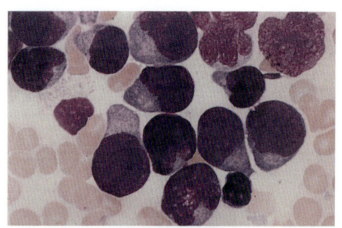

Abb. 159 h–j

h–j Großzellige anaplastisches T-Zell-Lymphom

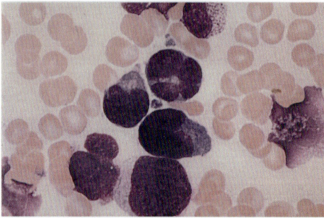

i Die Zellen besitzen große, meistens eingedellte, gelegentlich stärker lobulierte Kerne und ein deutlich basophiles Zytoplasma

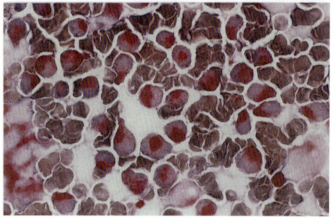

j Extrem starke paranukleär lokalisierte Saure-Phosphatase-Aktivität

Abb. 160 a – f. Diffuses großzelliges B-Zell-Lymphom

a Großzelliges Lymphom der B-Zellreihe mit intensiv basophilem Zytoplasma und deutlichen Nucleoli

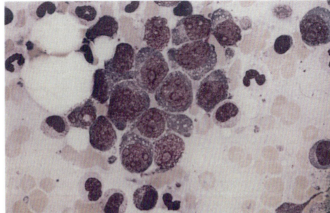

b Immunzytochemischer Nachweis des B-Zellmarkers CD19 bei demselben Fall wie in **a**

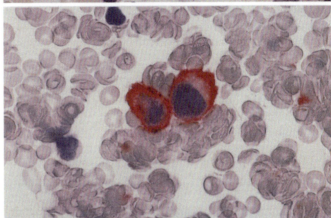

c Großzelliges B-Zell-Lymphom mit großen Nucleoli (immunoblastische Variante)

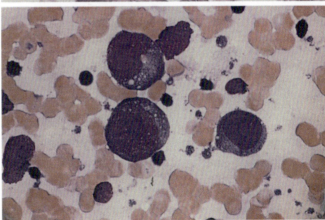

d Anderes großzelliges Lymphom mit Expression von CD30 (Ki-1-Lymphom)

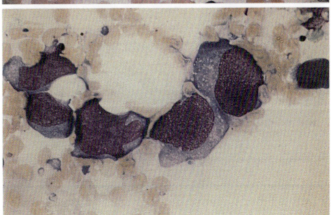

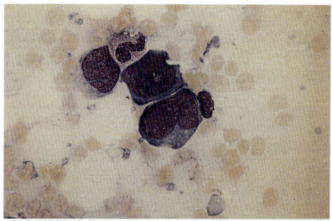

Abb. 160 e – h

e Derselbe Patient wie in **d**

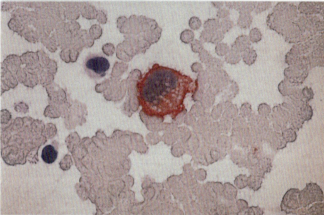

f Immunzytochemischer Nachweis von CD30

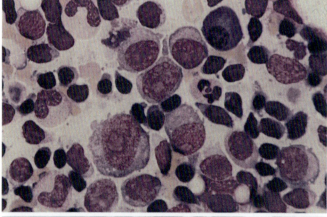

g, h Richter-Syndrom.
Das Richter-Syndrom ist durch das Auf-treten von großen Blasten mit großen Nucleoli bei einer vorbestehenden B-CLL charakterisiert. Bei einem Teil der Fälle gehören die großen Blasten zu demsel-ben Zellklon wie die vorbestehende CLL. Man sieht in den Ausstrichen des Knochenmarks zwischen den kleinen Lymphozyten große weitplasmatische Blasten mit deutlichen Nucleoli

h

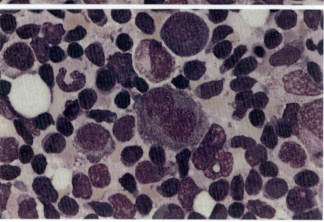

Seltene Lymphome

Primäres Erguß-Lymphom. Das primäre Erguß-Lymphom (PEL) besteht aus großen blastären Zellen mit basophilem, z.T. vacuolisierten Zytoplasma, die Kerne sind rund bis irregulär und besitzen prominente Nucleoli. Die Zellen erinnern an Plasmoblasten, manchmal an Hodgkin-Zellen. Regelmäßig ist das Herpes-Virus 8 (HHV 8/Kaposi-Sarkom Herpes-Virus) nachweisbar, meistens bei HIV-infizierten Patienten. Meistens exprimieren die Zellen das *Leukocyte Common-Antigen* (CD 45), B- und T-Zellen-Marker sind in der Regel negativ, Aktivierungs- und PLasmazellmarker (CD 30, CD 38, CD 138) sind meistens nachweisbar.

Intravaskuläres großzelliges B-Zell-Lymphom. Die Lymphomzellen finden sich ausschließlich in den Lumina kleiner Gefäße, speziell Kapillaren. Meistens ist das Lymphom extranodal ausgebreitet, z.B. im ZNS, in der Haut, Lunge, den Nebennieren oder im Knochenmark. Da die Zellen im Ausstrich in engem Kontakt zusammenliegen, besteht Verwechslungsgefahr mit nicht-hämatologischen Tumorzellherden. Der Nachweis von B-Lymphozyten-assoziierten Antigenen (CD 19, 20, 22, 79a) schützt vor der Fehldiagnose (**Abb. 160i, j**).

Leber-Milz-$\gamma\delta$-T-Zell-Lymphom. Diese extranodal wachsende systemische Neoplasie ist von zytotoxischen T-Zellen meistens mit dem $\gamma\delta$-T-Zellrezeptor abgeleitet und in Milz, Leber und Knochenmark ausgeprägt intrasinusoidal nachweisbar. Im Ausstrich sind die Zellen mittelgroß, unregelmäßig, meistens oval. Da sie in engem Kontakt herdförmig zusammenliegen, besteht auch hier die Gefahr, sie mit nichthämatologischen Tumorzellen zu verwechseln. Immunologisch ist CD 3 sowie im allgemeinen der T-Zell-Rezeptor $\gamma\delta$, selten $\alpha\beta$ exprimiert (**Abb. 160k, l**).

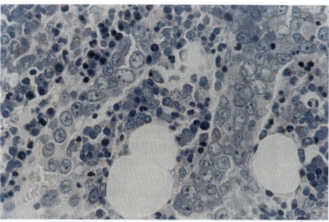

Abb. 160 i – l

i Intravasculäres großzelliges B-Zell-Lymphom. Knochenmark-Histologie, Giemsa-Färbung. Man sieht zapfenförmig die Gefäßlumina ausfüllende Zellen mit großen hellen Kernen und distinkten Nucleoli

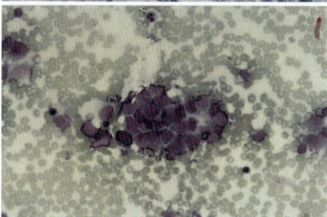

j Im Knochenmarkausstrich liegen die großen Zellen in Verbänden, so daß sie leicht mit den Zellen eines Karcinoms oder Sarkoms verwechselt werden können. Immunphänotypisch sind sie durch Nachweis von B-Zell-Markern abzugrenzen

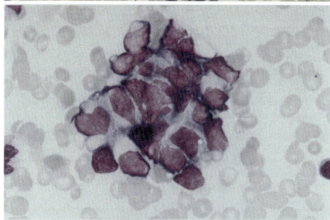

k Zellkomplexe im Knochenmarkausstrich bei Leber-Milz-γδ-T-Zell-Lymphom. Die großen polymorphen Zellen sind wegen ihrer Anordnung in Verbänden leicht mit Zellen eines Karcinoms oder Sarkoms zu verwechseln. Auch hier ist die Immunphänotypisierung notwendig, welche die T-Zell-Eigenschaften nachweist.

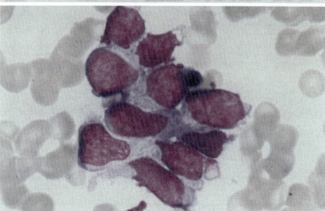

l Stärkere Vergrößerung. Man sieht die homogene Chromatinstruktur und helle Nucleoli.

Die Präparate für die Abb. 160i und j verdanken wir Herrn Prof. Dr. H. E. Schaefer, Freiburg, für die Abb. k und l Frau Dr. M.-Th. Daniel, Paris

6.4.3 Plasmazellen-Myelom, Plasmozytom (multiples Myelom, Morbus Kahler)

Das Plasmozytom ist durch eine Wucherung abnormer Plasmazellen charakterisiert. Es kann unilokulär, als solitärer Tumor und in Form multipler Tumorbildungen (multiples Myelom), aber auch mit diffuser Durchsetzung des Knochenmarks auftreten. Am häufigsten tritt es als *multiples Myelom* in Erscheinung. Es führt dann zu multiplen, scharf umgrenzten osteolytischen Herden, die sich röntgenologisch gut darstellen. Die *diffuse Form* der Erkrankung äußert sich im Röntgenbild als Entkalkung und Auflockerung der Knochenstruktur ähnlich der Osteoporose. *Unilokuläre Plasmozytome* (solitäres Plasmozytom des Knochens, extramedulläres Plasmozytom) können im Verlauf der Krankheit generalisieren, wie auch anfangs diffuse Plasmozytome multiple Plasmazelltumoren produzieren können. Da Plasmazellen als Abkömmlinge der B-Lymphozyten ubiquitär sind, können Plasmozytome auch außerhalb des Knochenmarks vorkommen (extramedulläres Plasmozytom). Nur vergleichsweise selten werden Plasmazellen in größerer Zahl ins periphere Blut ausgeschwemmt ($\geq$ 20 %). Es entsteht dann eine *Plasmazell-Leukämie*. Patienten mit Smoldering und Indolentem Myelom sind asymptomatisch und haben keine Einschränkung ihrer Knochenmark- und Nierenfunktion, das Calzium ist normal. Beim Indolenten Myelom dürfen bis zu 3 lytische Knochenherde ohne Schmerzen nachweisbar sein (nach WHO).

Da Plasmazellen die Produzenten von Immunglobulinen sind, gehören qualitative und quantitative Verschiebungen dieser Eiweißkörper zu den markantesten Symptomen von Plasmozytomen. Es besteht in der Regel eine mehr oder minder exzessive Vermehrung von Immunglobulinen, deren immunelektrophoretische Homogenität („monoklonale Paraproteinämie", „monoklonale Gammopathie") die Monoklonalität der malignen Plasmazellpopulation widerspiegelt, die immunzytologisch nachgewiesen werden kann. Entsprechend der derzeitigen Klassifizierung der Immunglobuline unterscheidet man Ig-A-, Ig-G-, Ig-D und Ig-E-Plasmozytome. Eine Ig-M-Paraproteinämie wird demgegenüber vorwiegend bei Lymphoplasmazytärem Lymphom (Makroglobulinämie Waldenström) beobachtet. Wenn der Aufbau der Immunglobuline in den Plasmazellen rudimentär bleibt, so daß ausschließlich Leichtketten gebildet werden, entsteht ein sogenanntes *Bence-Jones-Plasmozytom* (Leichtkettenplasmozytom) mit charakteristischer Bence-Jones-Proteinurie. Sehr selten treten nicht-sezernierende Plasmazellen-Myelome auf. Morphologisch können diese Plasmozytomvarianten nicht unterschieden werden. Das *klinische Bild der Plasmozytome* wird einerseits durch die Wucherung von Plasmazellen, andererseits durch die abnorme Bildung von Immunglobulinen und ihrer vielfältigen Folgen geprägt.

Das *morphologische Bild der Plasmozytome* ist charakteristisch und in ausgeprägten Fällen gut zu erkennen. Es finden sich dann z. T. rasenförmige Inseln, die meistens die Charakteristika reifer Plasmazellen zeigen („reifzelliges" oder „plasmozytisches" Myelom), bisweilen aber auch eine erhebliche Polymorphie aufweisen (**Abb. 161–169**) und schließlich sogar die morphologischen Charakteristika der Plasmazellen verlieren können („*unreifzelliges*" oder „*plasmoblastäres*" Myelom (s. **Abb. 162**); die begriffliche Zuordnung zu Vorstufen reifer Plasmazellen ist fraglich, die Annahme eines höheren Grades maligner Entartung aufgrund immunologischer Befunde wahrscheinlicher. Mitunter finden sich im Zytoplasma der Plasmozytomzellen rot-violette runde Einschlüsse, die *Russell bodies* (dilatierte immunglobulingefüllte Ergastoplasmasäcke, s. **Abb. 163 f, g**) oder Vakuolen (bei Färbung herausgelöste Russell bodies), die schließlich zu Morulazellen führen können, sowie auch eine rot-violette Färbung des Zytoplasmas, die solchen Zellen den Namen „*flammende*" Plasmazellen (s. **Abb. 161 f**) eingetragen hat und bei IgA-Myelomen vorkommt.

Zytochemisch charakteristisch ist die sehr starke Aktivität der sauren Phosphatase und häufig auch der unspezifischen Esterase (s. **Abb. 164 d – g**), die aber nur ausnahmsweise zur Klärung der Diagnose nötig ist. In den Anfangsstadien der Erkrankung, in denen die Plasmazellvermehrung noch keine eindeutige Diagnose zuläßt, können differentialdiagnostische Schwierigkeiten auftreten, zumal auch im Verlauf schwerer, langdauernder Infekte und Tumorerkrankungen sich beträchtliche Plasmazellvermehrungen entwickeln können (s. auch **Tabelle 6**), Die immunzytologische Unterscheidung monoklonaler und polyklonaler Plasmazellpopulationen kann hier hilfreich sein. Immunzytologisch verlieren die neoplastischen Plasmazellen CD19; CD38 und CD56 sind meistens nachweisbar, ebenso CD 138.

Die *Zellen der normalen Hämatopoese* werden durch die zunehmende Plasmazellvermehrung mehr und mehr in den Hintergrund gedrängt, so daß schließlich sogar panzytopenische Blutbilder resultieren können. Die seltenen Plasmazell-Leukämien haben eine besonders schlechte Prognose.

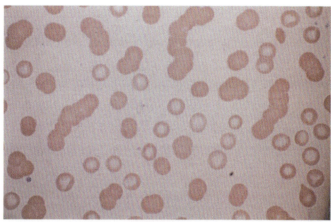

Abb. 161 a–g. Plasmazellen-Myelom (Plasmozytom)

a, b Geldrollenbildung der Erythrozyten im Blutausstrich. Dies tritt auf, wenn das pathologische Immunglobulin stark vermehrt ist. In **b** eine kleine Plasmazelle

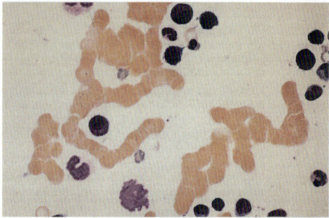

b

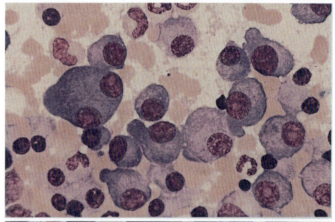

c Mäßiggradig polymorphe Plasmazellen mit Nucleoli, eine zweikernige Form

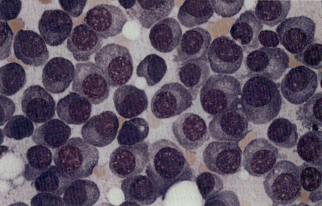

d Weitgehend ausgereift erscheinende Plasmazellen, aber mit deutlichen Nukleolen

6 · Zytologie von Lymphknoten- und Milzpunktaten

Abb. 161 e–g

e Anderer Fall eines reifzelligen Myeloms

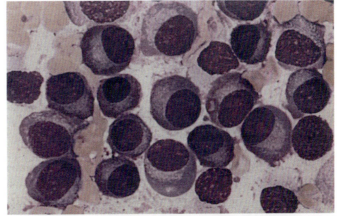

f Sog. flammende Myelomzellen mit rötlich gefärbtem, homogen erscheinendem Zytoplasma. Man findet diesen Typ von Myelomzellen v. a. bei IgA-Gammopathie

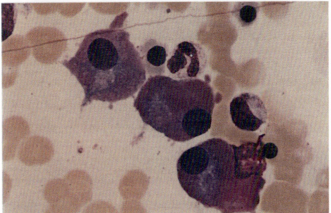

g Riesige Vakuolen in Myelomzellen

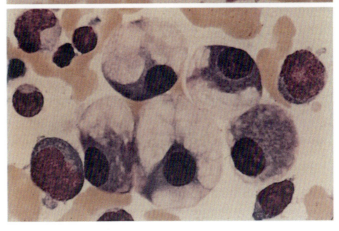

V

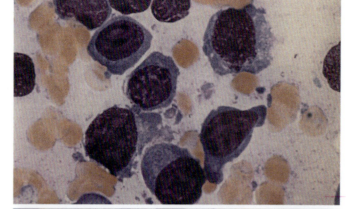

Abb. 162 a–f. Plasmazellen-Myelom (Plasmozytom)

a Plasmoblastischer Typ des multiplen Myeloms

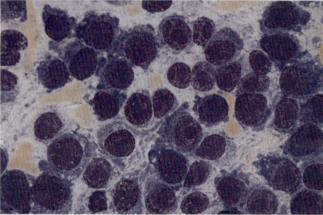

b Deutlich erkennbare Nukleolen

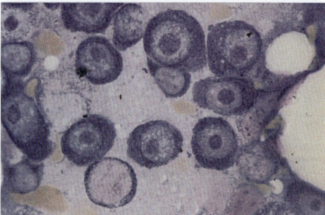

c Die großen Nukleolen sind bei spezifischer Nukleolenfärbung gut zu erkennen

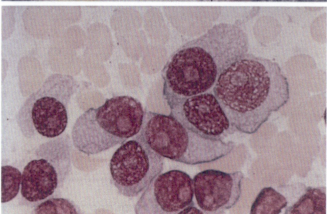

d Extrem unreifes Myelom

6 · Zytologie von Lymphknoten- und Milzpunktaten

Abb. 162 e–f

e Viele mehrkernige Formen bei unreifem Myelom

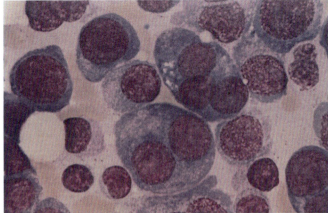

f Plasmazelluläre Riesenzellen (mehrkernig)

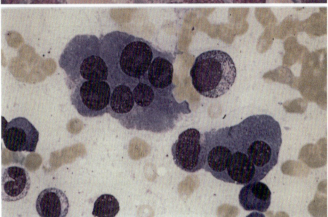

V

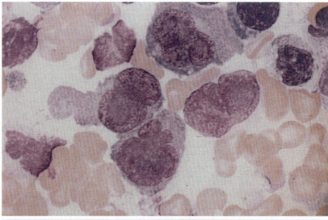

Abb. 163 a – g. Plasmazellen-Myelom (Plasmozytom)

a, b Polymorphkernige unreife Plasmazellen bei Myelom

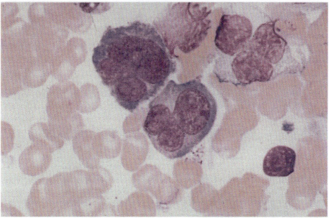

b

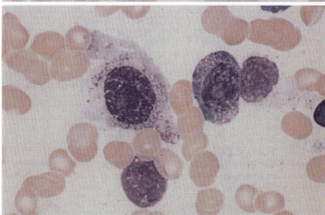

c, d, e Myelom mit granulierten Plasmazellen. Man sieht in den Plasmazellen z. T. reichlich violette Granula, die keine Peroxidasereaktion zeigen, aber den myeloischen Marker CD33 exprimieren (**e**)

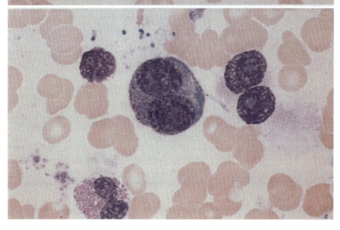

d

6 · Zytologie von Lymphknoten- und Milzpunktaten

Abb. 163 e–g

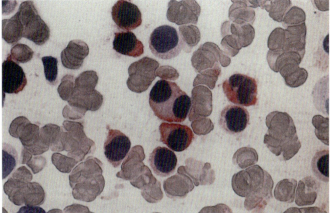

f Zweikernige Myelomzelle mit kleinen Russell-Körpern im Zytoplasma

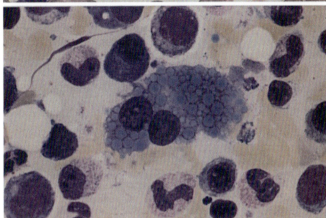

g Große Russell-Körper im Zytoplasma von Myelomzellen, z. T. auch extrazellulär

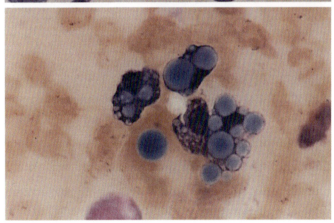

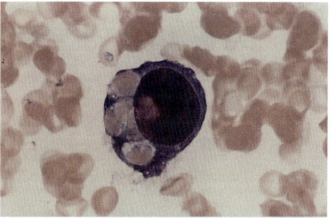

Abb. 164 a – d Plasmazellen-Myelom

a Erythrophagozytose in Myelomzellen

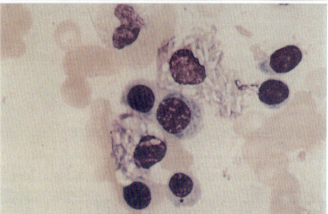

b, c Kristalline Einschlüsse in Myelomzellen

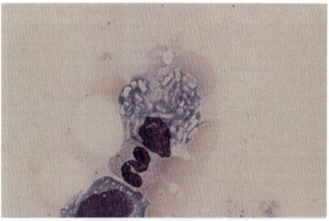

c

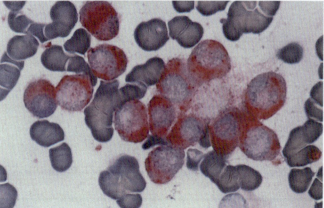

**Abb. 164 d – g. Zytochemie bei Mye-
lom**

d, e Sehr starke Aktivität von saurer
Phosphatase in Myelomzellen

6 · Zytologie von Lymphknoten- und Milzpunktaten

Abb. 164 e–g

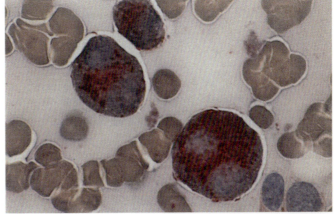

f, g Starke Esteraseaktivität (ANAE) in Myelomzellen

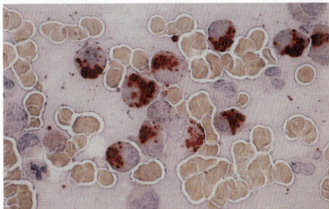

g

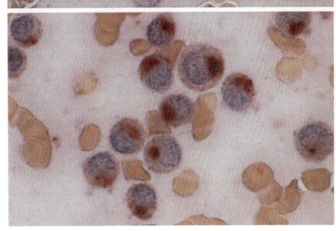

V

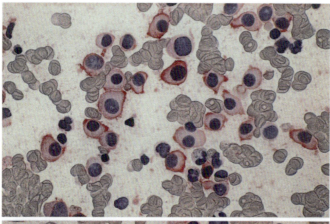

Abb. 165 a–c Immunzytochemie bei Myelom

a CD38-positive Myelomzellen

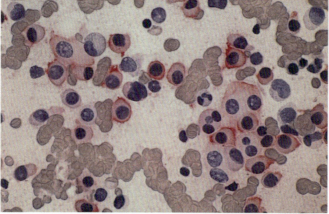

b CD56-positive Myelomzellen

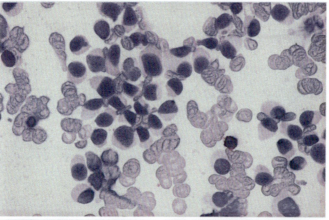

c Die Myelomzellen sind CD19-negativ. Dies ist in den meisten Fällen von Myelom der Fall

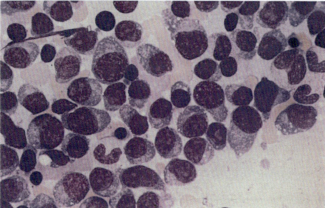

d, e Anderer Fall von Myelom vor und nach Therapie

d Knochenmark eines Patienten vor Therapie

6 · Zytologie von Lymphknoten- und Milzpunktaten

Abb. 165 e. Knochenmark desselben Patienten 6 Monate nach Chemotherapie mit Erreichen einer kompletten Remission

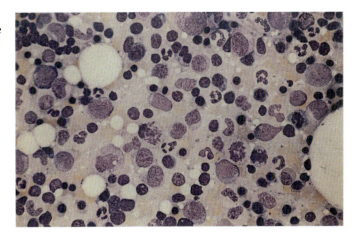

V

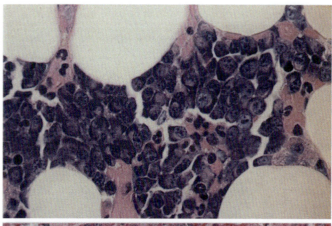

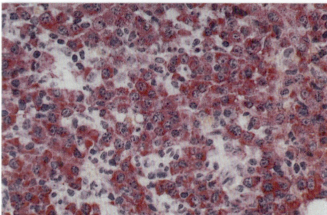

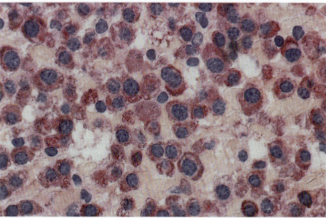

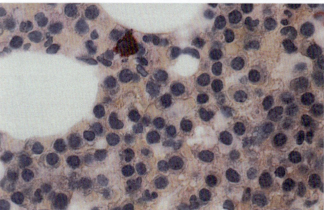

Abb. 166 a – d. Histologisches Schnitt-präparat eines Plasmazell-Myeloms (Plasmozytom)

a Giemsa-Färbung. Myelomzellen mit intensiv basophilem Zytoplasma

b Immunhistochemischer Nachweis von monoklonalen κ-Ketten

c Dasselbe wie **b** mit starker Vergröße-rung

d Schnittpräparat desselben Patienten wie in **a – c**, λ-Kettennachweis. Die Mye-lomzellen sind negativ, es finden sich nur wenige eingestreute (normale) Plasma-zellen mit λ-Kettennachweis (rot)

6 · Zytologie von Lymphknoten- und Milzpunktaten

Abb. 167 a – e. Nebeneinander von lymphozytischem Lymphom und Plasmazellen-Myelom

a Inmitten von Lymphozyten sieht man große Plasmazellen mit schaumigem Zytoplasma

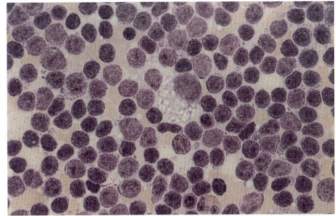

b Andere Stelle desselben Falles wie in **a** mit fast ausschließlich schaumigen Plasmazellen

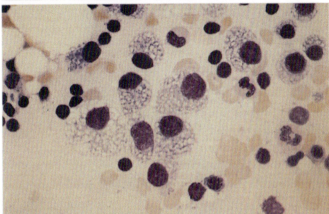

c Saure-Phosphatase-Reaktion der Plasmazellen desselben Falles wie in **a** und **b**

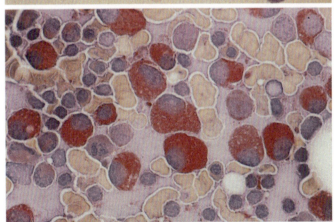

d, e Ein anderer Patient mit 2 verschiedenen monoklonalen Proteinen: IgA und IgM

d Knochenmarkregion mit reiner lymphatischer Infiltration

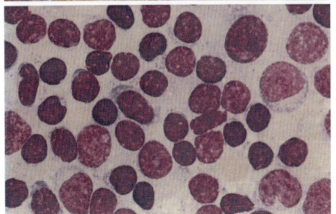

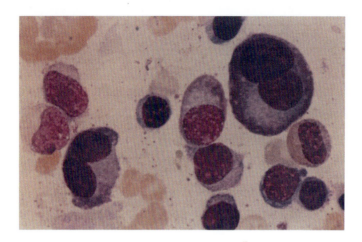

e Derselbe Fall wie in **d**. An dieser Stelle plasmazelluläre Infiltrate

6 · Zytologie von Lymphknoten- und Milzpunktaten

Abb. 168 a – d. Plasmazellenleukämie

a Kleine Plasmazellen im peripheren Blut

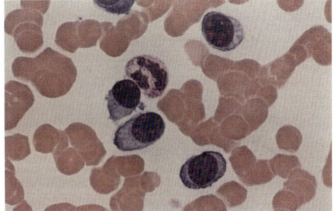

b Anderer Fall von Plasmazellenleukämie, ebenfalls kleine Plasmazellen

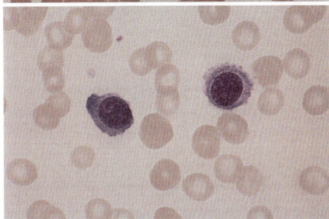

c Blutausstrich desselben Falles wie in
b mit eigentümlichen, z. T. zusammengeflossenen Eiweißkugeln

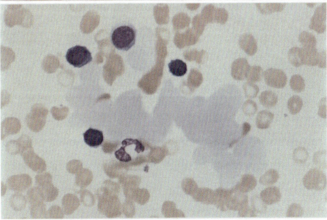

d Blutausstrich desselben Patienten wie
in **b** und **c** nach PAS-Reaktion. Man sieht,
daß sich die Eiweißmassen rosa anfärben,
was für einen Kohlenhydratanteil des
Proteins spricht

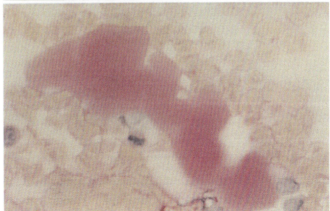

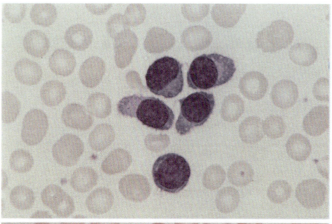

Abb. 169 a–d. Plasmazellenleukämie

a, b Anderer Fall von Plasmazellenleukämie im peripheren Blut

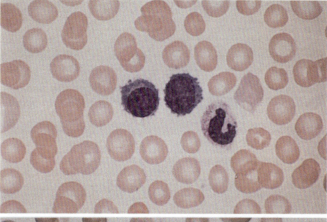

b

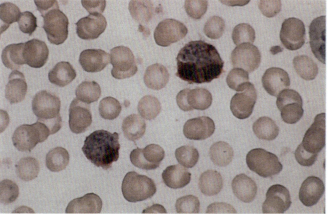

c Esterasereaktion (ANAE) in den ausgeschwemmten Myelomzellen

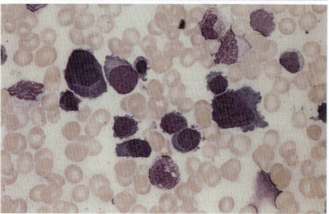

d Knochenmark desselben Falles wie in **b** und **c**

Abb. 169 e – g. Hypoplastisches Plasmazellen-Myelom

e Knochenmarkausstrich eines Patienten mit hypoplastischem Myelom. Man sieht fettreiche Markbröckel, daneben eine Gruppe von Plasmazellen

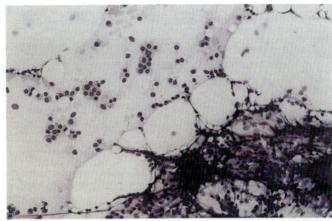

f Stärkere Vergrößerung desselben Falles wie in **e** mit CD56-positiven Myelomzellen

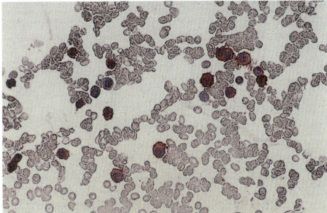

g Blutausstrich einer Plasmazell-Leukämie mit CD 138-positiven Zellen

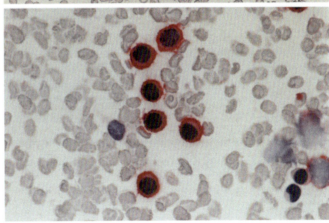

6.4.4 NK(Natural Killer)-Zellneoplasien

Diese als extranodale Tumoren oder Leukämien auftretenden Erkrankungen werden von der WHO mit den T-Zell-Lymphomen und Leukämien zusammengefaßt. Dazu gehört auch die *Large granular lymphocyte*-Leukämie (s. S. 340).

Abb. 170 a – e. Extranodales NK/T-Zell-Lymphom, nasaler Typ (Midline-Granulom, angiocentric T-cell lymphoma) mit Knochenmarkbefall

a, b Relativ große Blasten mit weitem Zytoplasma, das deutliche rötliche Granula enthält

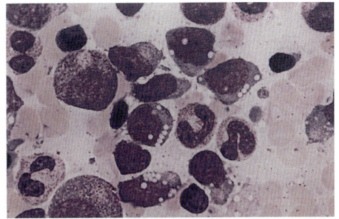

b

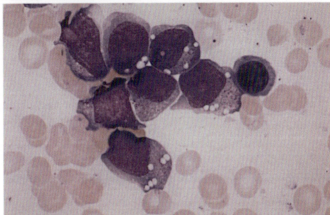

c Kräftige perinukleäre Saure-Phosphatase-Reaktion im Knochenmarkausstrich desselben Patienten wie in **a** und **b**

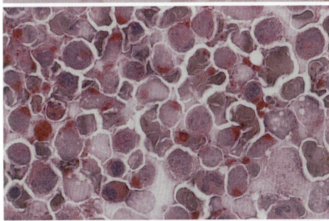

d Die Blasten sind CD56-positiv

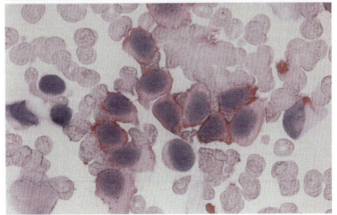

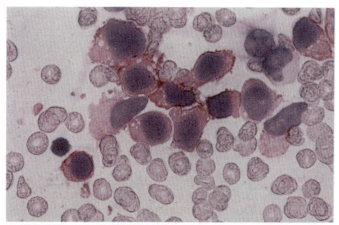

Abb. 170 e–h

e Immunzytochemisch ist in den Blasten auch CD7 nachweisbar. Es handelt sich um eine akute NK-Zell-Leukämie, die rein morphologisch leicht mit einer AML zu verwechseln ist

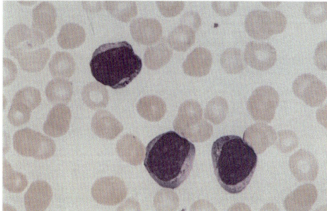

f–h Anderer Fall einer akuten NK-Zell-Leukämie

f, g, h Ähnliche Blasten wie in **a** bis **e** mit etwas weniger breitem Zytoplasma. Die Blasten sind ebenfalls CD56-positiv

g

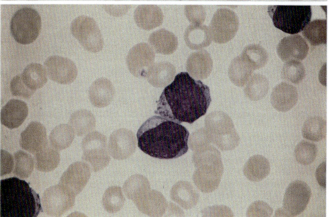

h

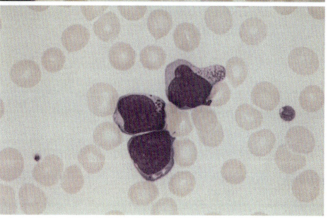

6 · Zytologie von Lymphknoten- und Milzpunktaten

Abb. 171 a – f. NK-Zellneoplasie.
Manchmal sieht man nur vereinzelte
Granula in den pathologischen NK-Zellen,
ein Teil der Blasten ist frei von Granula

a – c Knochenmarkausstrich, in denen
nur vereinzelt Blasten mit Granula zu
sehen sind

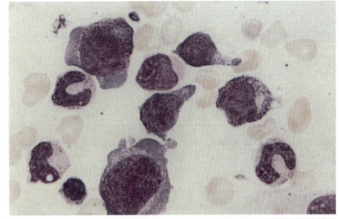

b

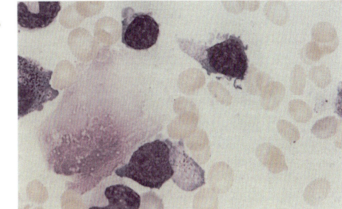

c

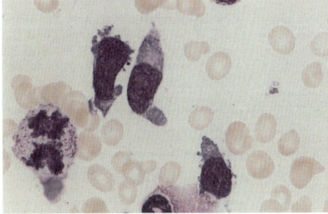

d Peripherer Blutausstrich

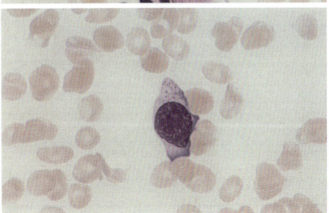

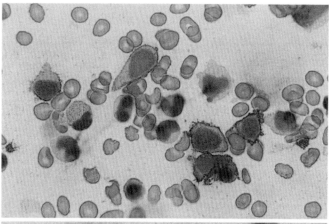

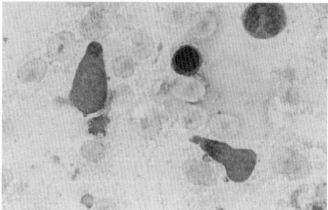

Abb. 171 e–f

e Immunzytochemischer Nachweis von CD56

f Nachweis von Saurer-Phosphatase-Aktivität

6.4.5 Leukämie dendritischer Zellen

Es handelt sich um den Typ 2 der dendritischen Zellen, die den plasmozytoiden dendritischen Zellen entsprechen und als malignes Lymphom oder Leukämie auftreten können. Diese Neoplasien sind selten und sind durch die obligate Koexpression von CD 4 und CD 56 charakterisiert. Lymphatische B-, T- und myeloische Marker fehlen. Bei ca. 90 % der Patienten wurde eine Knochenmarkinfiltration gefunden, häufig bestehen Hautknoten, Lymphadenopathie und/oder Milz-vergrößerung. Die Prognose war bisher schlecht. Die Größe der pathologischen Zellen ist variabel, meistens mittelgroß, die Zellen erinnern an Blasten einer akuten (lymphatischen) Leukämie, besitzen ein unterschiedlich breites, schwach basophiles, häufig vakuolisiertes Zytoplasma ohne Granula, das z.T. Pseudopodien bildet. Zytochemisch sind Peroxidase und Esterase negativ. Zytogenetisch kann keine gemeinsame Anomalie nachgewiesen werden, bei mehr als 60 % der Patienten fanden sich jedoch meistens komplexe Aberrationen (**Abb. 171g** und **h**).

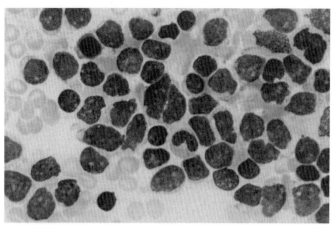

Abb. 171 g – h Knochenmarkausstrich bei Leukämie dendritischer Zellen. Überwiegend rundliche Zellen mit z.T. eingekerbten Kernen, kleinen Nucleoli und schmalen Zytoplasma. Bei anderen Fällen wurde auch breiteres Zytoplasma z.T. mit Vacuolen und pseudopodienartigen Ausläufern beobachtet.

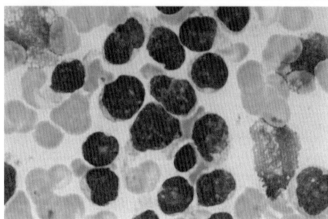

h Stärkere Vergrößerung. Grobe, z.T. schollige Chromatinstruktur. Die Zellen ähneln Lymphoblasten (Abb. 171g u. h freundlich überlassen von Frau Dr. M.-Th. Daniel, Paris)

6.4.6 Hodgkin-Lymphom (Lymphogranulomatose)

Die Diagnose dieser Erkrankung kann bisher nur durch eine histologische oder zytologische Untersuchung gesichert werden. Alle anderen klinischen Daten einschließlich Blutbild und Röntgenuntersuchung geben zwar mancherlei wichtige Anhaltspunkte, können aber die Diagnose nie eindeutig verfizieren.

Das *zytologische Bild* der Erkrankung, am klarsten im Lymphknotenpunktat oder -abklatschpräparat dargestellt, ist bunt und vielgestaltig, aber leicht zu erkennen. Seine Charakteristika, sind die *einkernigen Granulom-* oder *Hodgkin-Zellen* (s. **Abb. 172–174**) und die *mehrkernigen Sternberg-Reed-Zellen* (s. **Abb. 172–174**). Beide Zellarten sind durch ihre typische grobretikuläre Chromatinstruktur und – mehr noch – durch die sehr großen, oft unregelmäßig geformten, meist tiefblau tingierten Kernkörperchen gekennzeichnet. Das Zytoplasma ist oft gut begrenzt, häufiger aber verwaschen in die Umgebung zerfließend. Seine Färbung ist dunkel- bis hellblau. Mitosen dieser Zellen sind selten. Daneben findet man meist eine Vermehrung von *Plasmazellen, neutrophilen* und oft auch *eosinophilen Granulozyten.* Letztere werden vielfach als besonders charakteristisch beschrieben, doch sind sie für die Diagnose natürlich nie beweisend, ebensowenig wie ihr Fehlen gegen einen Morbus Hodgkin spricht.

Nach der Rye-Konferenz wurden vier *Subtypen der Erkrankung* unterschieden, die nur durch die histologische Untersuchung eines Lymphknotens eindeutig klassifiziert werden können. Die WHO schlägt neuerdings folgende Einteilung und die Umbenennung des Morbus Hodgkin im Hodgkin-Lymphom vor:

Nodular lymphocyte predominance Hodgkin lymphoma
Classical Hodgkin lymphoma
    Nodular sclerosis (Grad I und II)
    Mixed cellularity
    Lymphocyte rich
    Lymphocyte depleted[1]

Für die Prognose spielt der histologische Subtyp heute keine wesentliche Rolle. Der Typ 4 des klassischen Hodgkin-Lymphoms entspricht weitgehend dem *Hodgkin-Sarkom*, während die Typen 2 und 3 dem *Hodgkin-Granulom* entsprechen. Im zytologischen Bild sind die Typen kaum zu klassifizieren. Die Typen 1 und 2 sind nur histologisch zu unterscheiden, zumal die für die noduläre Sklerose angeblich charakteristischen „lacunar cells" nur im Schnittpräparat zu erkennen sind.

---

[1] E.S. Jaffe, N.L. Harris. J. Diebold, H.K. Müller-Hermelink: World Health Organization Classification of lymphomas: A work in progress. Ann. Oncol. 9 (Suppl. 5): 25–30 (1998)

V

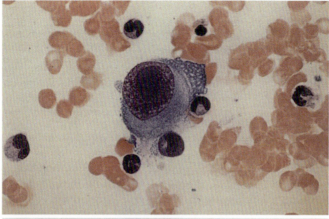

Abb. 172 a – e. Knochenmarkinfiltration bei Hodgkin-Lymphom

a – c Einkernige Hodgkin-Zellen mit charakteristischen riesigen Nucleoli

b

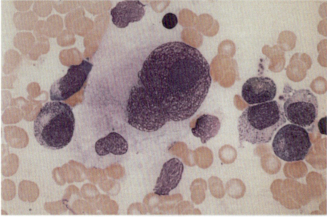

c

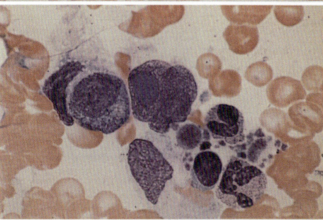

d Eingeschnürter, langgezogener Kern einer Hodgkin-Zelle mit großem Nucleolus

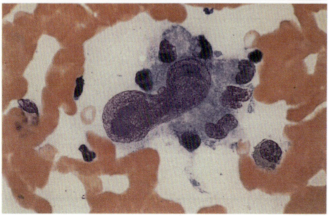

6 · Zytologie von Lymphknoten- und Milzpunktaten

Abb. 172 e. Mehrkernige Sternberg-Reed-Zelle

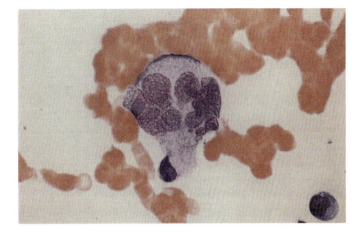

V

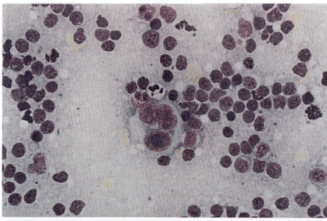

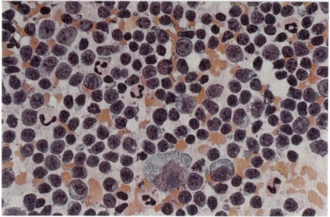

Abb. 173 a – b. Hodgkin-Lymphom (Lymphogranulomatose)

a Lymphknoten. **In der Bildmitte** eine mehrkernige Sternberg-Reed-Riesenzelle. Typisch die großen dunklen Kernkörperchen, zahlreiche Eosinophile

b Milz. **Mitte unten** einkernige Hodgkin-Zelle, mehrere gereizte Immunoblasten, **links** ein Plasmoblast, zahlreiche neutrophile und eosinophile Granulozyten

6 · Zytologie von Lymphknoten- und Milzpunktaten

Abb. 174 a–d. Hodgkin-Lymphom (Lymphogranulomatose)

a Zwei nebeneinanderliegende einkernige Hodgkin-Zellen

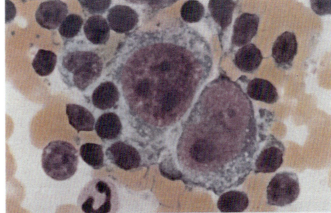

b Mehrkernige Sternberg-Reed-Riesenzelle

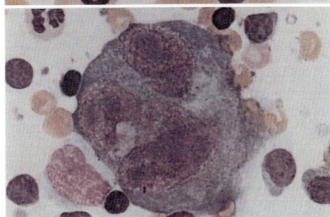

c Mehrkernige Sternberg-Reed-Riesenzelle

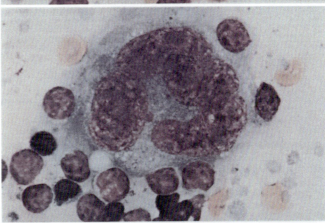

d Mehrkernige Sternberg-Reed-Riesenzelle, ein eosinophiler Granulozyt darüber

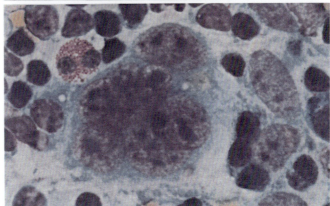

Tumoraspirate bei Knochenmarkbefall

Bei zahlreichen nichthämatologischen malignen Tumoren kommt es zur Knochen- und Knochenmarkmetastasierung. Für die Stadieneinteilung ist die Klärung der Frage wichtig, ob ein Knochenmarkbefall vorliegt, nicht selten wird aber eher zufällig bei Untersuchung wegen unklarer Krankheitssymptome oder auch bei Verdacht auf Leukämie eine Knochenmarkinfiltration durch Tumorzellen entdeckt. Die Abgrenzung morphologisch undifferenzierter Tumorzellen von Zellen einer akuten Leukämie oder eines malignen Lymphoms kann morphologisch erhebliche Schwierigkeiten bereiten. Für die genaue Einordnung stehen heute immunzytologische Methoden zur Verfügung, die auch eine Zuordnung der Tumorzellen zum Primärtumor erleichtern.

Hierfür werden Antikörper gegen Bestandteile des Zytoskeletts (Zytokeratine, Vimentin, Desmin etc.), zahlreiche sog. Tumormarker und organspezifische Antikörper eingesetzt. Da ständig neue Antikörper von zahlreichen Firmen angeboten werden, sei zur besseren Orientierung auf die Monographie von J. Hastka sowie auf die Übersicht von G. Rabenhorst: Histo- und zytomorphologische Methoden zur Diagnose maligner Tumoren. In: Onkologische Therapie (Bruhn, Fölsch, Kneba, Löffler) Schattauer, Stuttgart, 2004 verwiesen (Immunzytologie, Schattauer, Stuttgart, 1997).

In **Tab. 17** sind einige Möglichkeiten zur Markierung häufiger Karzinome mit Zytokeratinen zusammengefaßt (nach G. Rabenhorst).

Für die Identifizierung von Sarkomen können folgende Antikörper verwendet werden: myogene Tumoren – Aktin und Desmin, neurogene Tumoren – S 100 und neuronenspezifische Enolase, Gefäßtumoren – Faktor VIII, Tumoren des Bindegewebes – Vimentin, Stromatumoren – CD 34.

Tabelle 17.

Organ	Antikörper					
	CK5/6	CK7	CK8	CK20	NSE	Spezifischer Antikörper
Bronchus, kleinzellig	–	–	+	–	+	TTFI
Bronchus, plattenepithelial	+	–	+	–	–	TTF1
Bronchus, undifferenziert	–	+	+	–	–	TTF1
Magen-Darm-Trakt	–	–	+	+	(+)	CEA
Gallengangepithel	–	+	+	(+)	–	(CEA)
Mamma	–	+	+	–	–	Hormonrec
Urothel	+	+	+	–	–	(34βE12)
Endometrium	–	(+)	+	(+)	–	Vimentin

Abb. 175 a – d. Tumorzellen eines kleinzelligen Bronchialkarzinoms im Knochenmark

a Tumorzellenverband im Knochenmarkausstrich

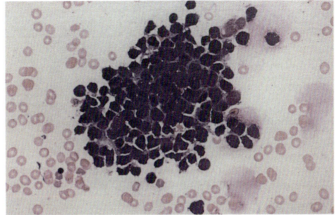

b Starke Vergrößerung desselben Ausstriches wie in **a**

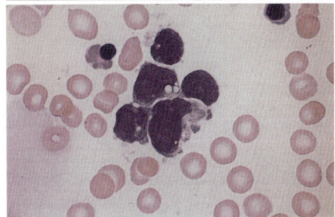

c Blutausstrich. Zwei Tumorzellen desselben Falles wie in **a** und **b**. Dies ist ein ungewöhnlicher Befund, da man Tumorzellen im peripheren Blut allenfalls nach spezieller Anreicherung findet

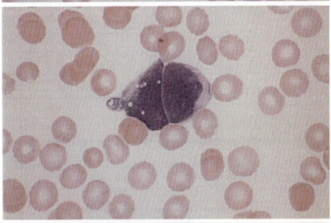

d Als immunologischer Marker für kleinzellige Bronchialkarzinome dient die neuronenspezifische Enolase (NSE). Positiver Nachweis in einem Knochenmarkausstrich

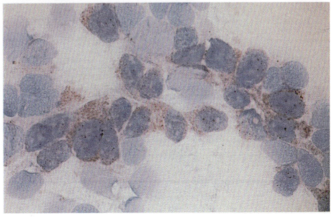

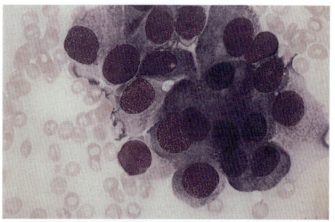

Abb. 176 a – e. Tumorzellen eines Mammakarzinoms im Knochenmark

a Pappenheim-Färbung

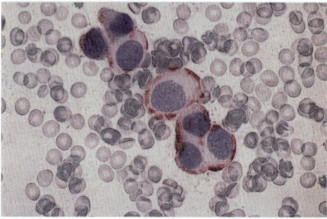

b Immunzytochemischer Nachweis von Zytokeratin

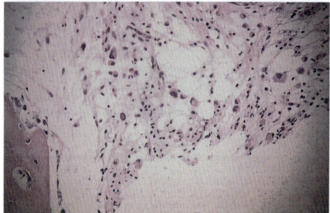

c Histologische Untersuchung einer Stanzbiopsie bei Mammakarzinom. HE-Färbung

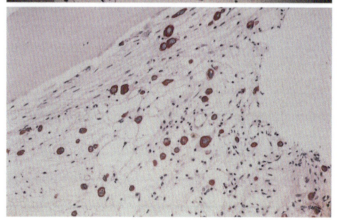

d Histologischer Nachweis von Zytokeratin im Knochenmarkausstrich bei Mammakarzinommetastase

Abb. 176 e. Zytokeratinnachweis im Knochenmarkausstrich bei Mammakarzinom

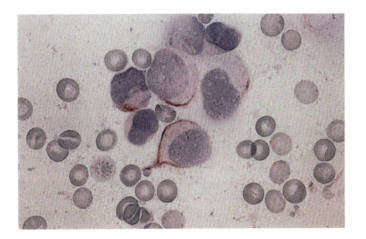

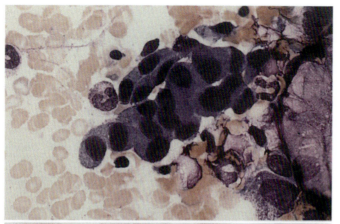

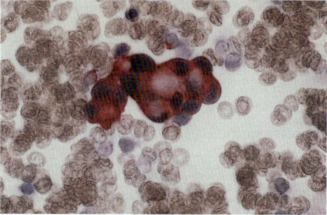

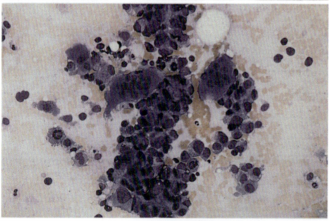

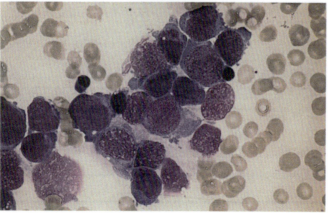

Abb. 177 a–d. Tumorzellennachweis im Knochenmark

a Tumorzellen eines metastasierten Magenkarzinoms im Knochenmarkausstrich

b Zytokeratinnachweis in den Tumorzellen desselben Falles wie in **a**

c Osteoklasten neben Tumorzellen eines Prostatakarzinoms im Knochenmarkausstrich

d Tumorzellinfiltration im Knochenmarkausstrich

Abb. 177 e. Peripheres Blut desselben Patienten mit leukoerythroblastischer Reaktion. Man sieht einen Normoblasten, einen Myelozyten und einen Metamyelozyten

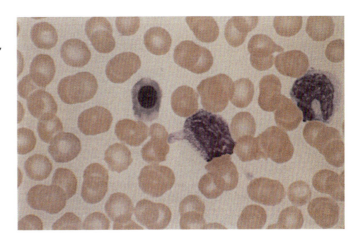

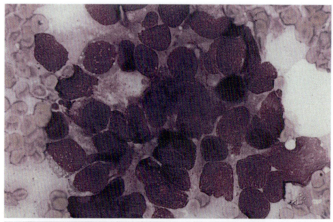

Abb. 178 a–c. Tumorzellennachweis im Knochenmark

a Tumorzellnest bei Prostatakarzinom

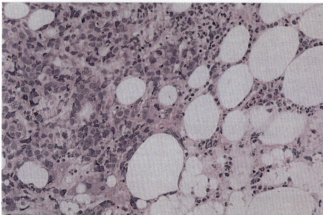

b Histologische Untersuchung der Stanzbiopsie bei einem Prostatakarzinom. Man erkennt adenoide Strukturen

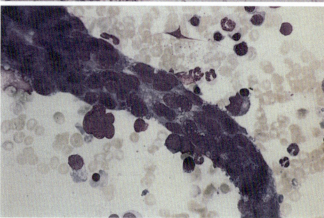

c Gefäßartige Tumorzellkomplexe im Knochenmarkausstrich bei einem Angiosarkom

Abb. 179 a – e. Tumorzellnachweis von Tumoren des Nervensystems, die bei Kindern auftreten

a Knochenmarkbefall bei Medulloblastom. Kleine runde Zellen mit hellem Chromatin

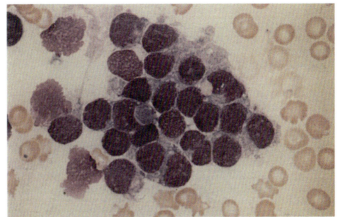

b Derselbe Fall wie in **a** mit starker Vergrößerung

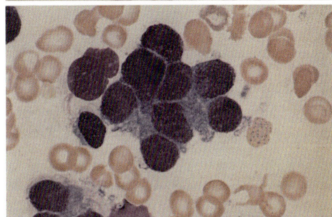

c Zellen eines Neuroblastoms, die sehr ähnlich aussehen wie in **a** und **b**

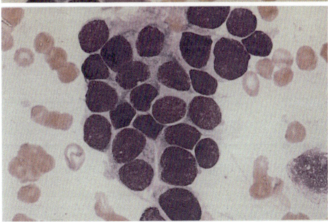

d NSE-Nachweis im Knochenmarkausstrich desselben Falles wie in **c**

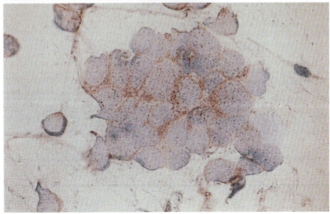

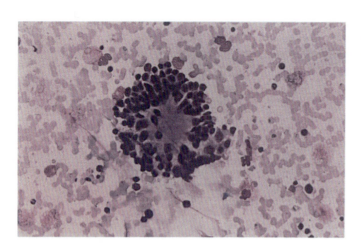

e Sog. Rosettenbildung bei Sympathi-
koblastom. Die Tumorzellen liegen ringförmig um ein Zentrum

Abb. 180 a – g. Rhabdomyosarkommetastasen im Knochenmark.
Bei Kindern, aber auch bei jüngeren Erwachsenen kann es zur Metastasierung eines Rhabdomyosarkoms in das Knochenmark kommen. Die Zellen werden nicht selten mit denen bei akuten Leukämien verwechselt. Bei ca. 70 % der alveolären Rhabdomyosarkome findet man als zytogenetische Aberration eine Translokation t(2;13)(q35;q14)

a Zellen eines Rhabdomyosarkoms im Knochenmarkausstrich. Sie sind durchaus mit Zellen einer akuten Leukämie zu verwechseln

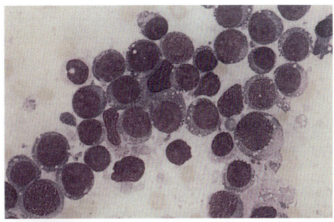

b Stärkere Vergrößerung desselben Falles wie in **a**

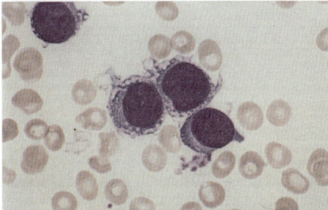

c PAS-Reaktion desselben Falles wie in **a** und **b**. Die PAS-Reaktion kann sehr unterschiedlich stark, manchmal sehr kräftig ausfallen

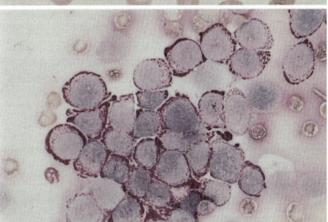

d Histologisches Präparat einer Knochenmarkmetastasierung bei Rhabdomyosarkom. Man erkennt die relativ hellen Kerne

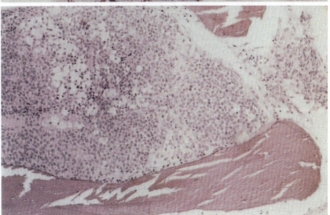

VI

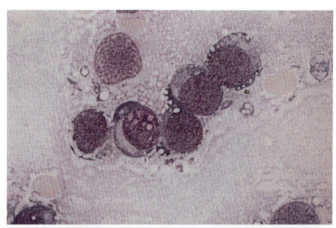

Abb. 180 e – g

e Anderer Fall von Rhabdomyosarkom mit Knochenmarkbefall

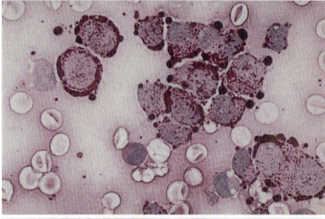

f PAS-Reaktion desselben Falles wie in **c**

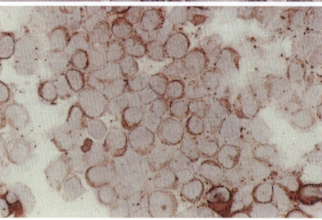

g Desminnachweis in Tumorzellen desselben Falles wie in **e** und **f**

Abb. 181 a, b. Tumorzellennachweis in Lymphknoten

a Nierenzellkarzinom (Hypernephrom)
Tumorzellverband

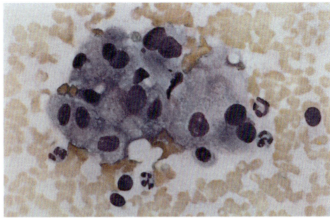

b Nierenzellkarzinom (Hypernephrom).
PAS-Reaktion

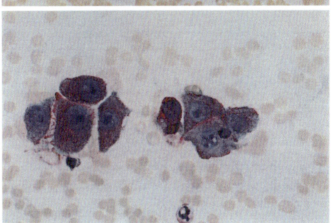

Blutparasiten und andere, wichtige Erreger von Tropenkrankheiten[1]

---

[1] Überarbeitet von Prof. Dr. R. Disko, München.

7 Blutparasiten

7.1 Malaria

Die Erregerplasmodien werden in Form der *Sporozoiten* mit dem Speichel der Mücke während des Stechaktes auf den Menschen übertragen. Aus den Kapillaren erreichen sie mit dem Blutstrom die Leber, wo sie sich weiterentwickeln. Sie dringen in die Zellen der Leber ein (primäre Gewebsformen) und bilden die sogenannte prä-erythrozytäre Phase. Nach verschieden langer Zeit gelangen sie als Merozoiten in das periphere Blut. Hier befallen sie die Erythrozyten. Das Platzen löst den Fieberanfall aus. In den Erythrozyten reifen die Plasmodien (Merozoiten) zu halberwachsenen, beginnenden und vollendeten Teilungsformen heran (Schizonten). Ist die vollendete Teilungsform erreicht, zerfallen die Erythrozyten, und die Merozoiten werden frei und befallen neue Erythrozyten. Für diese Entwicklung benötigt der Parasit bei *Malaria tertiana* 48 Stunden *(Plasmodium vivax* und *Plasmodium ovale)* sowie *Malaria tropica (Plasmodium falciparum)* oder 72 Stunden bei *Malaria quartana (Plasmodium malariae)*. Je nach dem Zeitpunkt der Butentnahme findet man die einzelnen Stadien im Blut (s. **Abb. 182 – 186**). Neben der ungeschlechtlichen Vermehrung durch Teilung gibt es auch eine geschlechtliche Vermehrung. Ihr dienen die männlichen und weiblichen Gametozyten. Sie vereinigen sich aber *nur* in der Mücke und bilden dann die Oozysten. Aus den Oozysten kommen die Sporozoiten. Diese wandern dann in die Speicheldrüsen der Mücke. Von hier aus gelangen sie mit dem Speichel der Mücke bei der nächsten Blutmahlzeit in die menschlichen Kapillaren und den Blutkreislauf. Gametozyten, die nicht in eine Mücke gelangen, gehen nach etwa 40 Tagen im menschlichen Organismus zugrunde. Gametozyten haben für den Patienten selbst keine klinische Bedeutung. Sie sind nur über die Mücke als Infektionsquelle eine Gefahr für den Menschen.

Zyklus im Gewebe

Infizierte Mücke sticht
↓
Inokulation der Sporozoiten
↓
1. Parenchymzellen in der Leber (Gewebeschizont)
↓
2. starke asexuelle Vermehrung (Leberphase)
↓
3. nach mehreren Generationen Zerfall der Schizonten, Freiwerden der Merozoiten
↓
4. Ausschwemmung ins Blut (erythrozytäre Phase)

Eindringen des Parasiten in den Erythrozyten

1. Merozoit erkennt den empfänglichen Erythrozyten,
2. heftet sich an die Oberfläche des Erythrozyten,
3. muß sich so orientieren, daß er mit seinem Ende die Oberfläche des Eryhrozyten berührt.
4. Plasmamembran des Erythrozyten senkt sich ein.
5. Erythrozyt nimmt unter Vakuolenbildung den Merozoiten auf.

Entwicklung im Erythrozyten

1. Trophozoiten,
2. Ringform mit randständigem Kern und zentraler Vakuole,
3. wiederholte Kernteilung,
4. Erythrozyten voll ausgefüllt von Merozoiten (Blut-Schizonten),
5. Platzen der Erythrozyten → Merozoiten (8 – 12 P. malariae, 18 – 24 P. vivax),
6. Befall neuer Erythrozyten.

7.1.1 Malaria tertiana (Plasmodium vivax und Plasmodium ovale) (Abb. 182a–d)

Im klinischen Bild sind der Fieberrhythmus, Milz- und Leberschwellung das Charakteristikum. Das Fieber beginnt meistens mit Schüttelfrost; nach 8 – 10 Std. erfolgen dann Schweißausbruch und Entfieberung. Die *Diagnose* ist nur durch die Blutuntersuchung – Parasitennachweis im Dicken Tropfen und Ausstrich – zu stellen. *Serologische Untersuchungen* mittels indirekter Immunfluoreszenz werden erst 14 – 18 Tage nach Auftreten der Parasitämie positiv. Der Ablauf der *Plasmodium-ovale-Infektion* ist weitgehend identisch mit dem Ablauf der *Plasmodium-vivax-Infektion*. Bei beiden Formen kann eine *Malaria tertiana duplicata* entstehen mit täglichem Fieberanfall durch 2 nicht synchronisierte Plasmodiumpopulationen mit einem Schizogeniegipfel jeweils am folgenden Tag. Die *Parasitendichte* liegt bei beiden Infektionen bei maximal 2 % befallener Erythrozyten. Nur bei der Infektion mit Plasmodium vivax und Plasmodium ovale kommt es zur Vergrößerung der befallenen Erythrozyten und zum Auftreten der sog. Schüffner-Tüpfelung in den Erythrozyten.

7.1.2 Malaria quartana (Plasmodium malariae) (Abb. 183a–d)

Charakteristisch ist hier der *Fieberrhythmus* mit 72-Std.-Intervallen; jeden 4. Tag erfolgt ein Fieberanfall. Die Milz- und Leberschwellung sind nicht so stark ausgeprägt wie bei der Malaria tertiana. Die Entwicklung der Anämie ist langsamer, da die *Parasitendichte* nur einen Erythrozytenbefall von maximal 1 % erreicht. Auch hier kann es zur Entwicklung einer Malaria quartana duplicata kommen. Spätrekrudeszenzen sind bei dieser Malariaform noch nach Jahrzehnten möglich. Sie müssen aber stets durch den Parasitennachweis erhärtet werden.

7.1.3 Malaria tropica (Plasmodium falciparum) (Abb. 184a–d, 186a–d)

Diese ist die *häufigste, schwerste, lebensbedrohende* Form der Malaria. Der Fieberrhythmus bei der Infektion mit Plasmodium falciparum ist infolge einer unvollständigen Synchronisation der Parasitenpopulation uncharakteristischer. Er kann einer Malaria tertiana ähneln oder einer Malaria tertiana duplicata mit täglichen Fieberanfällen. Doch kann er auch eine Kontinua entwickeln oder ganz unregelmäßige Temperaturen zeigen. Milz- und Leberschwellung nehmen im Verlauf der Erkrankung langsam zu. Die Parasitendichte ist praktisch unendlich („Kettenreaktion"). Da alle von Parasiten befallenen Erythrozyten zugrunde gehen müssen, sinkt die Erythrozytenzahl sehr rasch ab und damit auch das Hämoglobin und der Serumeisenspiegel. Ohne Behandlung kann diese Malariaform beim Nichtimmunen tödlich enden. Dauerschäden sind selten.

Die Gameten der Malaria tropica sind halbmondförmig und sprengen zum Teil die Erythrozytenmembran, so daß sie frei im Ausstrich liegen.

Bei Plasmodium-falciparum-Infektionen finden sich oft in den Erythrozyten die sog. Maurer-Flecken (gröber als die Schüffner-Tüpfelung).

Die Erythrozyten sind bei Malaria tropica nicht vergrößert (wichtiges differentialdiagnostisches Merkmal!).

Rückfälle können bei allen Malaria-Parasiteninfektionen auftreten. Echte *Rezidive* kommen nur bei Malaria tertiana (P. vivax und P. ovale) vor. Sie nehmen ihren Ausgang von in den Leberzellen liegen gebliebenen Sporozoiten (sog. Hypnozoiten, „dormant stages"). Diese Ruhestadien können sich nach Monaten bis zu 5 Jahren zu Gewebeschizonten weiterenwickeln und zu erneutem Befall der Erythrozyten führen. Die Hypnozoiten sind auch für die langen Inkubationszeiten (bis 1 Jahr) der Malaria tertiana verantwortlich.

P. falciparum und P. malariae bilden keine Hypnozoiten. Rückfälle, sog. *Rekrudeszenzen* (bei P. falciparum bis zu 1 Jahr, bei P. malariae bis zu Jahrzenten), gehen immer aus einem nicht immunologisch oder medikamentös ausgeheilten Blutbefall hervor. Rekrudeszenzen können auch bei Malaria tertiana auftreten.

In manchen Fällen kommt es zu einer sogenannten *langen Latenz*, d. h. eine z. B. im Herbst erfolgte Infektion kommt erst im nächsten Frühjahr , also nach 7 – 9 Monaten zum ersten Krankheitsausbruch. Dieses Geschehen wird vorwiegend bei Malaria tertiana durch Plasmodium vivax beobachtet, seltener bei Plasmodium ovale.

Abb. 182 a – d. Malaria tertiana (Plasmodium vivax). Giemsa-Färbung.

Dicker Tropfen

a links: Erythrozyten zerstört, von Leukozyten (l) nur Kerne erhalten. Parasiten (p) mit rotem Kern (k) und blauem Protoplasma. Typische Ringformen (r) im Dikken Tropfen nur vereinzelt erhalten

b links: Ältere Ringform (r), Protoplasma vermehrt, vereinzelt schon Pigmenteinlagerungen (pi)

c links: Halberwachsene Schizonten (h), Kerne schon geteilt, reichlicheres Protoplasma, Pigmenteinlagerungen

d links: Makrogametozyt (w = weiblicher Gametozyt) mit rundem Kern, größer als ein Erythrozyt. Mikrogametozyt (m = männlicher Gametozyt) mit angedeutet bandförmigem Kern, hat Erythrozytengröße. Pigment über den ganzen Parasiten verteilt. Beginnende Teilungsform (t), vollendete Teilungsform (t_1) mit meist 24 – 26 Merozoiten (me)

Ausstrich

a rechts: Junge Ringformen (r), roter Kern, blaues Protoplasma, das die Vakuole umschließt. Erythrozyten noch nicht vergrößert!

b rechts: Ältere Ringe (r). Parasit (r_1) mit vermehrtem Protoplasma und Pigmenteinlagerung. Erythrozytenvergrößerung, bizarre Parasitenformen!

c rechts: Halberwachsene (h) in jetzt vergrößertem Erythrozyten mit Schüffner-Tüpfelung (s), bräunliche Pigmenteinlagerungen

d rechts: Makrogametozyt (w), Mikrogametozyt (m), beginnende Teilungsform (t), vollendete Teilungsform (Schizont), (t_1) auch Morula- oder Maulbeerform, mit 18 – 24 Merozoiten. Bei einer Plasmodium-ovale-Infektion sind die befallenen Erythrozyten leicht vergrößert und oval verzogen. Die Teilungsformen haben nur 8 – 12 Merozoiten (**Abb. 185**)

VII

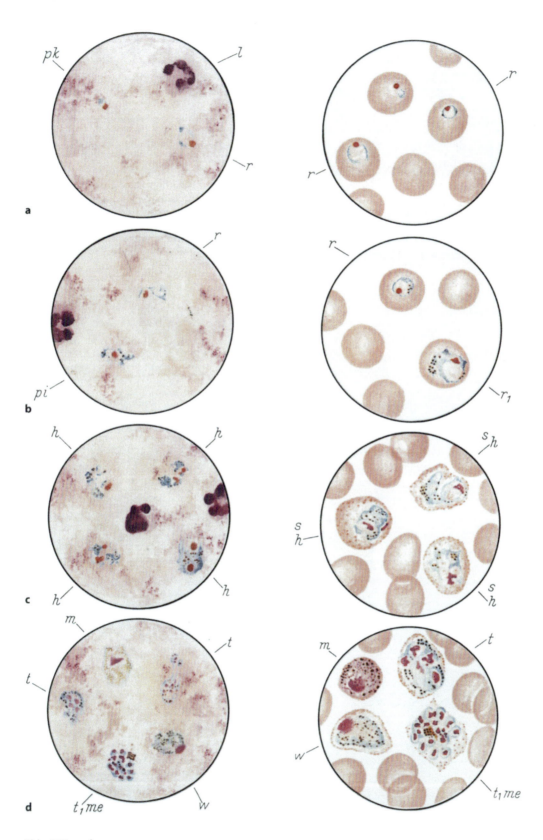

Abb. 182 a–d

Abb. 183 a – d. Malaria quartana (Plasmodium malariae). Giemsa-Färbung

Dicker Tropfen

a links: Ringformen (r), kompakter als Malaria-tropica-Ringe. Kerne rot gefärbt, Protoplasma blau, Leukozytenkern (l)

b links: Bandformen (b) (= Halberwachsene) und ältere Ringformen (r), kompakter als bei der Malaria tertiana

c links: Teilungsformen (t) mit meist 8 – 12 Merozoiten (me), 16 Merozoiten sind selten

d links: Makrogametozyt (w = weiblicher Gametozyt) füllt den normal großen Erythrozyten aus und Mikrogametozyt (m = männlicher Gametozyt) kleiner als der Erythrozyt. Beide sind kleiner als die Malaria-tertiana-Gametozyten

Ausstrich

a rechts: Ringform (r) in nicht vergrößertem Erythrozyten

b rechts: Bandform (b) und beginnende Teilungsform (t) mit Pigment und schon geteiltem Kern: Keine Schüffner-Tüpfelung

c rechts: Teilungsform (t) mit 8 Merozoiten (me) im nicht vergrößerten Erythrozyten. Pigment in der Mitte gelagert („Gänseblümchenform")

d rechts: Makrogametozyt (w) und Mikrogametozyt (m). Parasitendichte ist bei der Malaria quartana am geringsten (nur bis 1 % der befallenen Erythrozyten)

VII

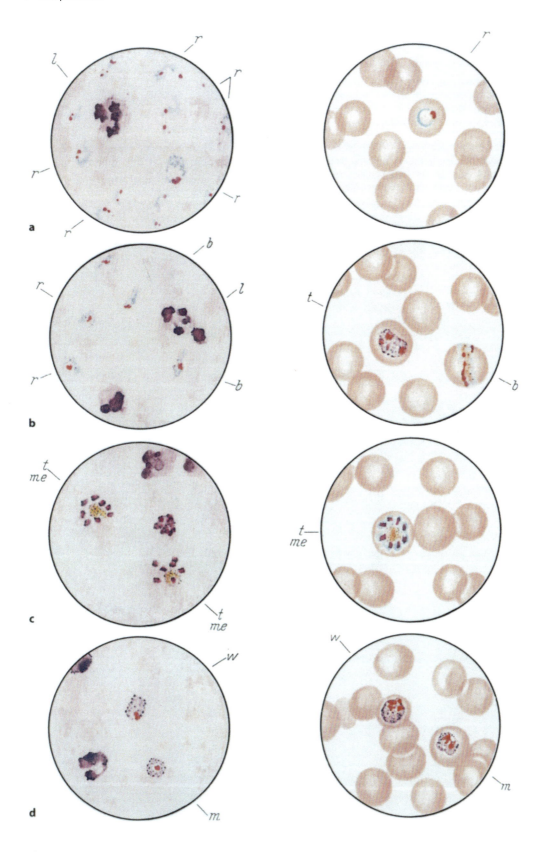

Abb. 183 a – d

Abb. 184 a – d. Malaria tropica (Plasmodium falciparum). Giemsa-Färbung

Dicker Tropfen

a links: Zahlreiche Ringformen (r), Kern rot gefärbt, daneben liegender blauer Protoplasmafleck. Stabkerniger und Segmentkerniger durch die Färbetechnik etwas zerstört (l)

b links: Viele größere Tropica-Ringe (r), einige mit 2 Kernen. Parasitendichte ist bei der Malaria tropica am größten (bis zu über 50 % der Erythrozyten befallenen). Im Gesichtsfeld Reste von 2 Segmentkernigen (l)

c links: Teilungsform (t) mit 8 – 24 Merozoiten (me), Thrombozyten (thr), Segmentkerniger (l), Lymphozytenrest (ly)

d links: Makrogametozyt (w) und Mikrogametozyt (m), auch Malaria-tropica-Halbmonde genannt, Segmentkerniger (l), Lymphozyt (ly), Zelldetritus

Ausstrich

a rechts: Ringformen (r) im nicht vergrößerten Erythrozyten, oft Infektion eines Erythrozyten mit 2 – 4 Parasiten (r_2), von jungen Tertianaringen nicht zu unterscheiden!

b rechts: größere Tropica-Ringe (r) im nicht vergrößerten Erythrozyten, keine Schüffner-Tüpfelung

c rechts: beginnende Teilungsform (t_1) und vollendete Teilungsform (t_2) mit 24 Merozoiten

d rechts: Mikrogametozyt (w) und Makrogametozyt (m). Um den Makrogametozyten ist noch ein Rest des Erythrozyten zu erkennen. Meist länger als die Erythrozyten

Bei Plasmodium-falciparum-Infektionen sind die Erythrozyten nicht vergrößert! Im Frühstadium ist die Abgrenzung gegenüber den drei anderen Malariaparasitenformen nicht sicher möglich. Deshalb sollte in 12- oder 24stündigen Abständen die Blutuntersuchung wiederholt werden, Plasmodium falciparum befällt alle Erythrozytenstadien, nicht nur die Jugendlichen, wie die Malaria-tertiana-Parasiten

7 · Blutparasiten

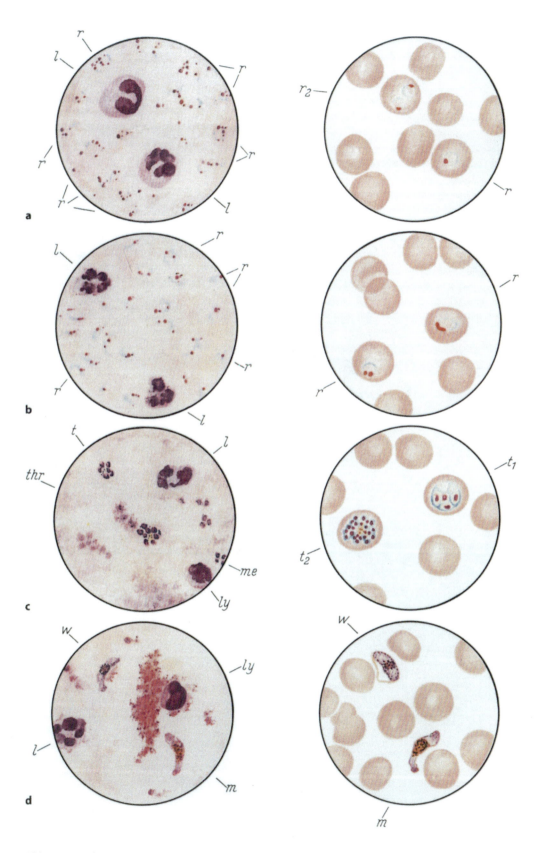

Abb. 184 a – d

VII

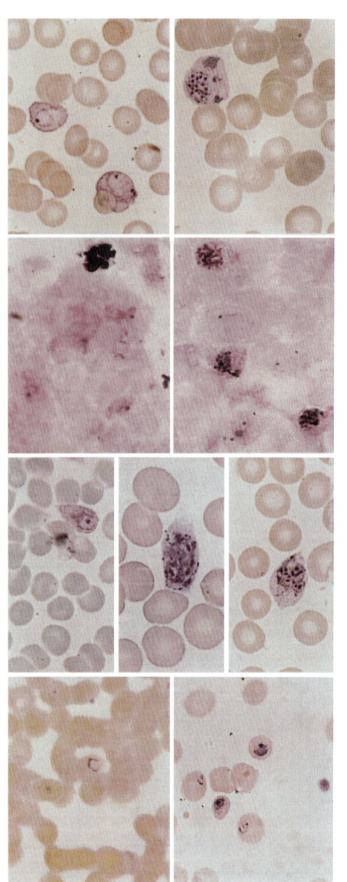

Abb. 185 a–d. Malaria

a Links: Plasmodium vivax: Ringform in leicht vergrößertem Erythrozyten mit Schüffner-Tüpfelung

Rechts: Teilungsform von Plasmodium vivax im vergrößerten Erythrozyten

b Links: Malaria tertiana (Plasmodium vivax): Dicker Tropfen mit großen Ringformen, **links oben** Segmentkerniger

Rechts: Beginnende Teilungsformen von Plasmodium vivax und einzelne Ringformen im Dicken-Tropfen-Präparat

c Links: Plasmodium ovale; Ringform im oval verzogenen, vergrößerten Erythrozyten mit Schüffner-Tüpfelung

Mitte und **rechts:** Beginnende Teilungsformen in oval verzogenen, vergrößerten Erythrozyten mit deutlicher Schüffner-Tüpfelung

d Links: Malaria quartana (Plasmodium malariae); Ringformen in Dicken Tropfen (Erythrozyten verklumpt, nicht aufgelöst!)

Rechts: Ausstrich mit Ringformen und beginnende Teilungsformen in nichtvergrößerten Erythrozyten

7 · Blutparasiten

**Abb. 186 a–d. Malaria tropica
(Plasmodium falciparum)**

a Ausstrich mit zahlreichen Ringen, zum
Teil 2, 3 und 4 Parasiten in einem Erythrozyten

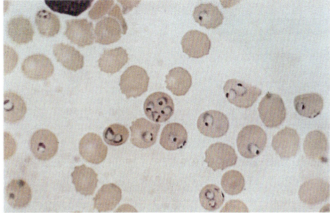

b Beginnende Teilungsform und Ringform in nichtvergrößerten Erythrozyten

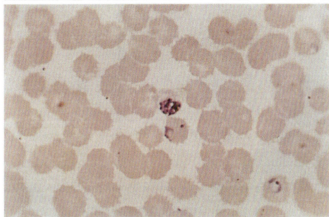

c Links: Dicker Tropfen bei Plasmodium-
falciparum-Befall mit einer außerordentlich starken Parasitämie, **links oben** Rest
eines Lymphozyten, alles andere im Gesichtsfeld sind Malaria-tropica-Parasiten

Rechts: Dicker Tropfen bei Plasmodium-
falciparum-Infektion (Erythrozyten nicht
vollständig hämolysiert)

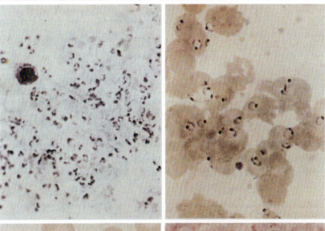

d Links: Gametozyt im Ausstrichpräparat

Rechts: Gametozyten im Dicken Tropfen

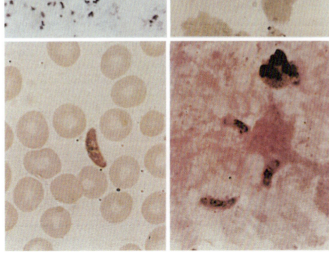

VII

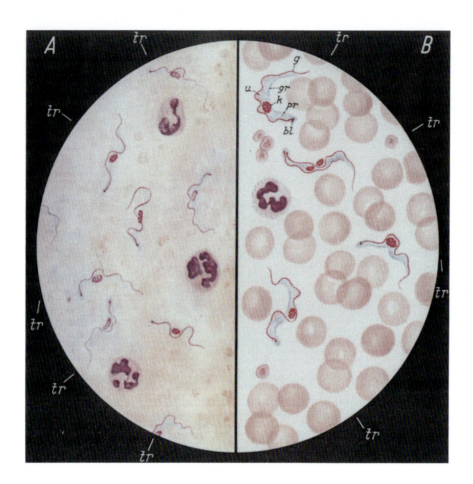

Abb. 187 a, b. Schlafkrankheit (Trypanosoma gambiense). Giemsa-Färbung

7.2 Afrikanische Trypanosomiasis (Schlafkrankheit)

Es gibt 2 in ihrer Virulenz verschiedene Erreger (Unterarten) derselben Art (Trypanosoma brucei): *Trypanosoma gambiense* kommt vorwiegend in Westafrika vor und führt meist zu einem protrahierten Verlauf. *Trypanosoma rhodesiense* ist vorwiegend in Ostafrika verbreitet und führt zu einem sehr rasanten Krankheitsverlauf.

An der Einstichstelle der *Tsetsefliege* (Überträger) findet sich oft ein Primärherd *(Trypanosomenschanker)*, lokalisiert z. B. an Schulter, Oberarm, Nacken als bis zu kleinhandtellergroßer infiltrierter Bezirk mit zentraler Schwellung, Rötung und oft weißlicher Schuppung. Im Punktat dieser Stelle und des zugehörigen regionalen Lymphknotens lassen sich die Trypanosomen nachweisen.

In der zweiten lymphoglandulären Phase der Erkrankung tritt das Fieber mit starken Kopfschmerzen und geringer Leber- und Milzschwellung auf. Die Erreger sind erst jetzt im *Dicken Tropfen* und *Blutausstrich* nachweisbar.

Im letzten Stadium der Erkrankung, dem meningo-enzephalitischen, kommt es zum Einbruch der Trypanosomen in das Zentralnervensystem. Dann sind die Erreger auch im *Liquor* nachweisbar.

A *Dicker Tropfen*

Trypanosomen (tr) mit rot gefärbtem Kern, meist zentral gelegen, blauem Protoplasma und ebenfalls rot gefärbtem Kinetoplasten. Geißelkern am meist abgerundeten Hinterende liegend mit rot gefärbter, stark geschwungener Geißel und breiter undulierender Membran. Länge der Trypanosomen etwa 13–42 μm, im Durchschnitt 20–29 μm. Sie sind länger als die Erythrozyten. Die Trypanosomengestalt ist polymorph, gelegentlich finden sich auch Teilungsfomen.

B *Ausstrichpräparat*

Kern (k), Kinetoplast (bl), Geißel (g), undulierende Membran (u), Protoplasmaleib (pr), eingelagerte dunkel gefärbte Granula (gr). Der Kinetoplast ist meist rundlich oder oval.

7.3 Amerikanische Trypanosomiasis (Chagas-Krankheit)

An der Stelle des Stiches der *Raubwanzen* (Triatomen) tritt eine *Primärreaktion (Chagom)* auf. Die Infektion erfolgt nicht durch den Stich, sondern durch den trypanosomenhaltigen Kot der Raubwanzen, der in den Stichkanal oder auf die Augenbindehaut gelangt. Es kommt dann zum raschen Übergreifen auf die Lymphbahnen und zur Ausbildung von regionalen Lymphknotenschwellungen. Dieses *okuloglanduläre Syndrom* (Romaña-Zeichen) stellt sich etwa 4 Tage bis 3 Wochen nach der erfolgten Infektion ein.

Die Krankheit ist besonders *für Säuglinge und Kleinkinder lebensbedrohend* durch Übergang in meningoenzephalitische Bilder.

Der begeißelte Erreger (Trypanosoma cruzi) ist nur in der febrilen Akutphase im strömenden Blut nachweisbar, später ausschließlich durch Tierversuch und die Xenodiagnose (mittels Triatomen). Die Vermehrung der Erreger erfolgt unbegeißelt (amastigote Form, „Leishmania form") intrazellulär im Gewebe (z. B. Herzmuskel).

Serologische Methoden stehen heute außerdem zur Diagnose der Spätfälle und der chronischen Stadien sowie der *Cardiopathia chagasica* zur Verfügung. Schwere Herzmuskelschädigungen und Megaorgane sind als Spätfolgen zu beobachten, ätiologisch aber nur mittels serologischer Verfahren zu klären.

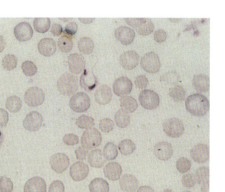

Abb. 188. Chagas-Krankheit (Trypanosoma cruzi).

Blutausstrichpräparat mit Trypanosoma cruzi im peripheren Blut (Giemsa-Färbung) Der Parasitenkörper ist gedrungener als bei Trypanosoma gambiense. Die Größenverhältnisse sind sonst die gleichen. Länge etwa 20 μm, Breite 2–3 μm. Typisch sind der große Kern und der große, endständige Kinetoplast. Das Trypanosom zeigt eine typische C-Form. Auffallend ist die lange Geißel.

7 · Blutparasiten

Abb. 189 a, b. Trypanosomen

a Trypanosoma rhodiense im Blutausstrichpräparat mit dunkelrötlichem Kern,
blauem Protoplasma mit dunkleren Granula, einer undulierenden Membran und
Geißel

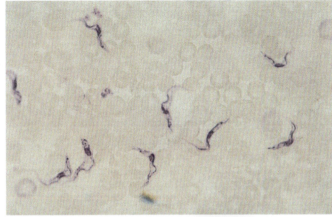

b Dicker Tropfen mit 2 Parasiten im
Zentrum. Hier ist die Form von Trypanosoma gambiense zwar zu erkennen,
doch sind die Einzelheiten im Trypano-
somenleib nicht so deutlich wie im Ausstrichpräparat

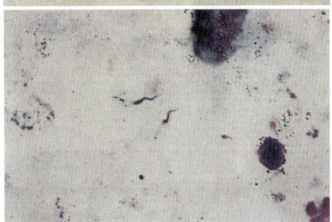

Abb. 190. Toxoplasmose

Toxoplasma gondii. Ausstrich eines Peri-
tonealexsudats einer mit Toxoplasma
gondii intraperitoneal infizierten Maus.
Zahlreiche frei liegende Toxoplasmen
von halbmondförmiger bzw. apfelsinen-
scheibenartiger Gestalt mit dunkelblau-
em Kern und bläulichem Plasma.

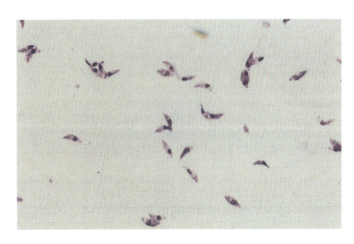

VII

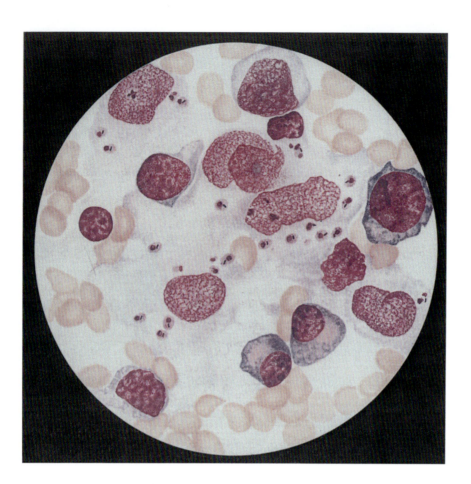

**Abb. 191. Kala Azar (Leishmania donovani).
Giemsa-Färbung**

Milzpunktat: zahlreiche Leishmanien, meist intrazellulär gelagert mit matt bläulich-rotem Plasma, dunklem Kern und stäbchenförmigen Kinetoplasten (Bild der „Zweikernigkeit". Sie haben teils etwas birnenförmige Gestalt (Durchmesser ca. 4 μm).

7.4 Kala Azar oder viszerale Leishmaniose

Erreger: Leishmania donovani.

Sämtliche Leishmania-Arten sind Makrophagen-Parasiten.

Ihre *Übertragung* erfolgt durch Phlebotomen (Kleinmücken). Erregerreservoir sind vorwiegend infizierte Hunde und Menschen. Die *Inkubationszeit* kann sehr stark wechseln: von Tagen bis zu vielen Monaten, sogar Jahren. Nach einem *uncharakteristischen Vorstadium* mit Mattigkeit und Leibschmerzen kommt es zu Fieberschüben oft mit Schüttelfrost. In der *akuten Phase* finden sich bei stündlicher oder zweistündlicher Messung sehr häufig 2 Fiebergipfel in 24 Stunden. Sehr große harte Milz, große derbe Leber, Leukozytopenie und Anämie sind *Charakteristika* der

Krankheit. Außerdem kann es zu Herz-Kreislauf-Störungen mit bei nicht rechtzeitig einsetzender Behandlung bleibender Myokardschädigung kommen. Umkehr des Serumeiweißquotienten: Hypergammaglobulinämie, Hypoalbuminämie, Sturzsenkung. Mittel der Wahl für den direkten Parasitennachweis ist die Knochenmark-Punktion. Als serologische Nachweismethode ist besonders der Indirekte Immunfluoreszenz-Test (IIF) geeignet. Die serologische Untersuchung sollte dem Parasitennachweis stets vorausgehen; dieser ist bei negativer Serologie fast aussichtslos.

7 · Blutparasiten

Abb. 192 a – d. Leishmanien

a Leishmania donovani im Sternalmarkausstrich. Die zahlreichen Parasiten sind intrazellulär gelagert

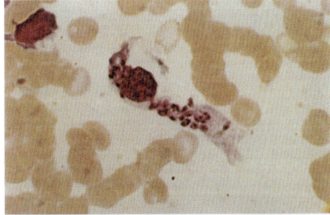

b Sternalmarkausstrich mit freiliegenden Leishmanien, aus einem befallenen Makrophagen, der durch den Ausstrich zerrissen wurde (zerdrückter Kern **links oben**)

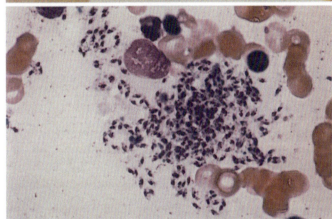

c Milztupfpräparat (Goldhamster). Leishmania donovani). Massenhaft Leishmanien in Makrophagen

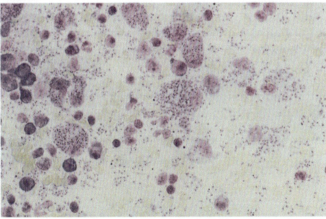

d Milztupfenpräparat (Goldhamster). Leishmania donovani. Freie Formen

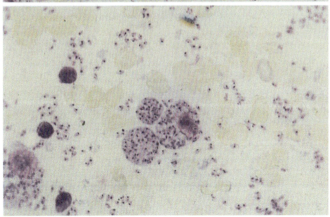

7.5 Orientbeule

Erreger: Leishmania tropica, Leishmania maior.

Die Krankheit wird durch einen *Phlebotomenstich* im Bereich der unbedeckten Haut übertragen. Das Erregerreservoir ist der Mensch (L. tropica) und kleine Nager (L. maior). Die *Inkubationszeit* kann mehrere Tage bis Wochen oder sogar mehrere Monate dauern.

An der Einstichstelle bilden sich kleine gerötete, juckende Papeln, die sich in derbe Knötchen weiterentwickeln, die bei L. tropica-Infektion oft erst nach Monaten, bei L. major-Befall schon nach wenigen Wochen ulzerieren. Die Herde finden sich meist an der nicht von Kleidung bedeckten Haut, wie im Gesicht, Nase, Augenwinkel, Wangen, Ohren, aber auch am Stamm, den oberen und unteren Extremitäten, wenn diese unbedeckt gehalten wurden. Neben ulzerierenden Prozessen gibt es auch nichtulzerierende, die sich flächenhaft auf die benachbarten Hautbezirke ausbreiten (L. recidivans).

In Mittel- und Südamerika werden die Erreger der kutanen Leishmaniose durch Mücken der Gattung Lutzomyia übertragen. Man unterscheidet einen Leishmania-mexicana- und einen Leishmania-braziliensis-Komplex. Bei der sog. Espundia (mukokutane Leishmaniose) – einer bösartigen, von L. braziliensis hervorgerufenen Form – kommt es zu Destruktionen von Haut, Schleimhäuten und Knorpel im Nasen-Rachen-Raum. Die „Uta" (Errger L. peruviana) ist gutartig, führt aber zu Narben, besonders im Gesicht.

Zunehmende Bedeutung hat vor allem für den Nachweis der Erreger der kutanen Leishmaniosen die PCR erlangt. Doch sollte das Resultat nach Möglichkeit durch den mikroskopischen Parasitennachweis im Biopsat gesichert werden.

7.6 Toxoplasmose

Erreger: Toxoplasma gondii.

Die *Infektion* erfolgt meist oral durch mit Toxoplasmen kontaminierte Nahrungsmittel, wie rohes Hackfleisch oder auch Hantieren mit rohem Fleisch, sowie durch den Kontakt mit Katzenkot von akut mit Toxoplasmose infizierten Katzen, die im akuten Stadium der Infektion Oozysten mit dem Kot ausscheiden. Diese Oozysten sind sehr resistent und können sich in einem feuchten Milieu lange infektionstüchtig halten (z. B. feuchter Erde und ähnlichem). Der Körper reagiert auf die erfolgte Infektion nach etwa 8 Tagen mit dem Positivwerden des Sabin-Feldman-Tests (SFT), der Indirekten Immunfluoreszenz (IIF) oder der Indirekten Hämagglutination (IHA) und etwas später, nach 2–3 Wochen, dem positiven Ausfall der Komplementbindungsreaktion (KBR). In letzter Zeit wird der Enzymimmuntest (Elisa-Test) zur Erkennung der Toxoplasma-Infektion herangezogen.

Während die KBR nach einiger Zeit negativ wird, bleiben SFT, IHA und IIF meist lebenslang mit niedrigen Titern positiv. Die Infektion ist dann in ein latentes Stadium übergegangen. Eine Hilfe für die Bestimmung der Infektionsdauer (akut oder chronisch) ist neuerdings der sogenannte Aviditätstest.

Nur bei massiven Infektionen kommt es zur Lymphknotentoxoplasmose mit klinischen Erscheinungen wie Kopfschmerzen, leicht erhöhten Temperaturen, isolierter Lymphknotenschwellung oder auch multiplen Lymphknotenschwellungen besonders am Hals. Leberbeteiligungen (Hepatitiden) sind vereinzelt beschrieben.

Selten sind schwere generalisierte Krankheitsbilder. Bei Aids wurden generalisierte und zentralnervöse Formen mit tödlichem Ausgang beobachtet.

Der *Erregernachweis* ist im akuten Stadium über den Tierversuch oder die PCR möglich, doch ist die serologische Blutuntersuchung der beste diagnostische Weg; evtl. kommt auch die histologische Untersuchung eines exstirpierten Lymphknotens bzw. Lymphknotenpunktats in Frage.

7.7 Loa Loa („Wanderfilarie")

Übertragung: durch Bremsen der Gattung Chrysops. Nach dem Stich vergehen Wochen oder mehrere Monate, bevor Mikrofilarien im peripheren Blut nachweisbar sind.

Vorkommen: Ausschließlich in den Regenwaldgebieten West- und Zentralafrikas.

Klinisch quälender Juckreiz schon frühzeitig, häufig kommt die *Calabar-* oder *Kamerunschwellung* vor: passagere, prall elastische, umschriebene Ödeme von 1–10 cm Durchmesser mit Rötung, Hitze- und umschriebenem Spannungsgefühl, meist ohne stärkere Schmerzen. Die Schwellungen sitzen am Unterarm, im Gesicht, seltener am Rumpf und unteren Extremitäten. Unter der Haut wandernde Filarien verursachen Juckreiz. Wandernde Filarien können unter der Bindehaut des Auges sichtbar werden. Sie verursachen Tränenfluß und konjunktivale Reizung. Gelegentliche psychoneurotische Zustände und schwere Enzephalitissyndrome mit Mikrofilarienbefall des Liquors werden beobachtet.

Frühdiagnose: durch serologische Reaktionen oft 1–1½ Jahre vor dem Auftreten der Mikrofilarien im peripheren Blut.

Abb. 193. Loa Loa. Hämatoxylinfärbung.

Die Mikrofilarie von Loa Loa ist 250–300 μm lang, größer und dicker als die von Mansonella perstans, mit der sie häufig gemeinsam im Blut vorkommt. Sie besitzt eine Scheide (h). Diese zarte Hülle ragt über das Kopf- und Schwanzende hinaus. Die Kerne der Körperzellen sind dicht aneinandergelagert und erstrecken sich bis in die äußerste Schwanzspitze. Diese Mikrofilarie tritt nur tagsüber im peripheren Blut auf (daher alte Bezeichnung: Microfilaria diurna).

7.8 Wuchereria bancrofti und Brugia malayi

W. bancrofti und B. malayi besitzen nachtaktive Mikrofilarien (Gipfel im peripheren Blut um Mitternacht); eine subperiodische Unterart von W. bancrofti (var. pacifica) der pazifischen Inseln zeigt diese Eigenschaft nicht.

Vorkommen von *W. bancrofti:*
Ägypten, West-, Zentral- und Ostafrika, Madagaskar, Komoren, ferner in Mittel- und Südamerika, in Asien: Indien, Südostasien, Sri Lanka, China, Korea, Neuguinea, Südsee-Inseln.

B. malayi wird in Indien, Sri Lanka und in Südostasien gefunden.

Beide Parasitenarten haben viele Gemeinsamkeiten. Sie finden sich in den Lymphgefäßen und in den Sinus der Lymphknoten.

Übertragung: durch den Stich von Stechmücken der Gattungen Anopheles, Culex und Aedes.

3–16 Monate nach der Infektion treten die ersten Erscheinungen auf wie Taubheit und Schwäche der Extremitäten, Juckreiz in Achselhöhle und Leistengegend; periodisch kommen Schmerzen in den Extremitäten und in den Hoden vor. Es entwickeln sich dann erbsen- bis walnußgroße Lymphknoten an der Schenkelbasis, in Achsel und Ellenbogen sowie Lymphangitiden im Genitalbereich und an den Extremitäten. Es kann hier ein Syndrom auftreten, das als „tropische Eosinophilie" beschrieben worden ist. Unter „tropischer Eosinophilie" versteht man eine pulmonale Filariose ohne Mikrofilariennachweis im peripheren Blut. Diese Form wird vorwiegend in Asien gefunden.

Spätfolgen: Lymphskrotum, Chylurie und Elephantiasis.

Etwa 4–8 Wochen nach der Infektion werden die serologischen Reaktionen in vielen Fällen positiv, erst sehr viel später ist der Nachweis der Mikrofilarien im peripheren Blut möglich.

Abb. 194. Wuchereria bancrofti. Hämatoxylinfärbung.

Die Mikrofilarie dieser Art ist 224–296 μm lang und mit einer Scheide (h) ausgestattet. Die Kerne (k) der Körperzellen sind locker angeordnet und lassen das letzte Schwanzstück (s) frei. Charakteristisch: Mikrofilarienkörper im Dicken Tropfen meist in große, glatte Windungen gelagert.

VII

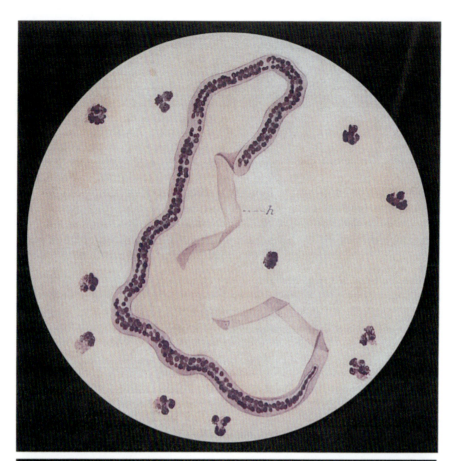

Abb. 193

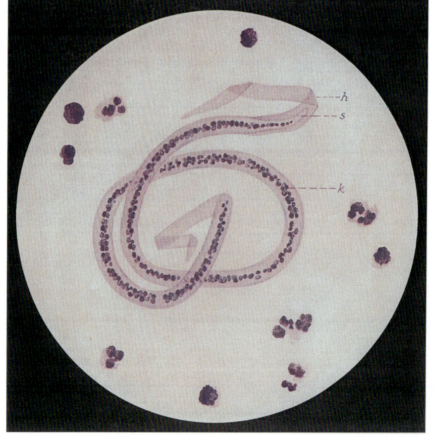

Abb. 194

7 · Blutparasiten

Abb. 195 a–d. Filariasis

a Mikrofilarie von Mansonella perstans, s. auch **Abb. 195**

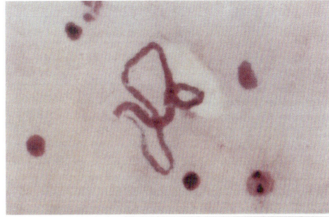

b Stärker vergrößerte Mikrofilarie von *Loa Loa* mit Granula im Zell-Leib und gut zur Darstellung kommendem Plasmaleib, (s. auch **Abb. 197**)

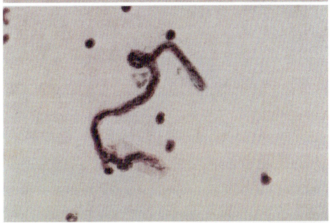

c Zahlreiche Mikrofilarien von *Loa Loa* im Dicken Tropfen bei schwacher Vergrößerung

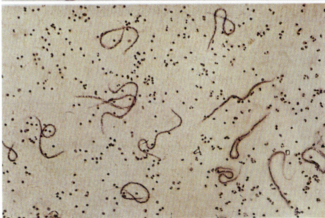

d Wuchereria bancrofti, s. auch **Abb. 198**

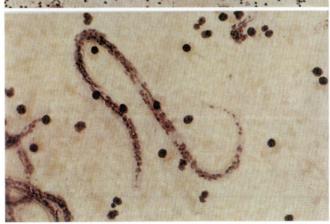

7.9 Mansonella (Dipetalonema) perstans

Überträger: Kleinmücken der Gattung Culicoides.

Verbreitung: Westafrika, Zentralafrika und Zentralamerika.

Kommt oft gemeinsam mit Loa Loa (**Abb. 193, 195 b und c**) und Wuchereria bancrofti (**Abb. 194, 195 d**) vor. Die Infektion ist meist harmlos, sie verursacht Pruritus und flüchtige Hautschwellungen.

Abb. 196. Mansonella perstans. Hämatoxylinfärbung

Zum Nachweis und zur Differentialdiagnose der verschiedenen im Blut vorkommenden Mikrofilarienarten eignen sich am besten Dicke-Tropfen-Präparate (s. Färbetechnik S. 19).
Mikrofilarien von Mansonella perstans: Länge 165–216 µm (kleiner als die anderen), schlank, ohne Scheide. Kernsäule geht bis an das äußerste, relativ plump erscheinende Schwanzende.

VII

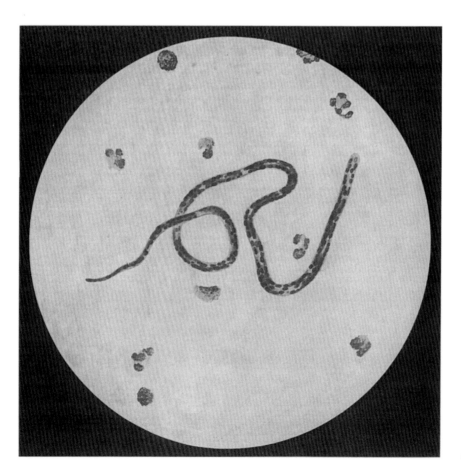

Abb. 196

8 Weitere wichtige Erreger von Tropenkrankheiten

8.1 Rückfallfieber

Erreger:
1. Borrelia recurrentis (Läuserückfallfieber),
2. Borrelia duttoni (sporadisches Zeckenrückfallfieber).

Die *Übertragung* erfolgt durch *Läuse* (B. recurrentis; epidemisch in Äthiopien und Andenländer) oder durch *Lederzecken*, z. B. der Gattung Ornithodorus (endemisch in Afrika). Nach einer *Inkubationszeit* von 5 – 8 Tagen beginnt die Krankheit ohne Prodromalerscheinungen mit akutem Fieber bis 40 °C, oft mit Schüttelfrost. Das Fieber dauert 3 – 7 Tage, dann folgt ein fieberfreies Intervall von 2 – 20 Tagen. Die Anzahl der Rückfälle schwankt. Leber und Milz sind geschwollen. Es besteht eine Neigung zu Haut- und Schleimhautblutungen. Die BSG und die Transaminasen sind erhöht, es besteht eine leichte Anämie, die Leukozytenzahl ist normal.

Abb. 197 a, b. Rückfallfieber (Borrelia recurrentis). Giemsa-Färbung.

A Dicker Tropfen.
Rückfallfieberspirochäten (s), Leukozytenkern (l), Zelldetritus (z). Die Spirochäten sind wesentlich länger als die roten Blutkörperchen. Länge 15 – 30 µm mit 6 – 8fachen Windungen und deutlich zugespitzen Enden.

B Rückfallfieberspirochäte (s) im Ausstrich.
Ein Größenvergleich zwischen Erythrozyten und Spirochäten ist hier am besten möglich.

8.2 Bartonellose (Oroyafieber)

Erreger: Bartonella bacilliformis.

Überträger sind weibliche Mücken der Gattung Lutzomyia. Ein tierisches Erregerreservoir ist nicht gesichert. Bartonella bacilliformis wird beim Saugen am Kranken von den Mücken aufgenommen und beim neuerlichen Stich wieder übertragen. Bartonellosen kommen in den hochgelegenen Gebirgstälern der Anden (Ecuador, Peru, Bolivien) vor. Die *Inkubationszeit* beträgt 15 – 100 Tage.

Nach klinisch uncharakteristischen Prodromalsymptomen mit remittierenden oder intermittierenden Temperaturen entwickelt sich eine schwere hypochrome, makrozytäre, hämolytische Anämie. Während dieser akuten Phase von 2 – 3 Wochen kann der Erreger in den Erythrozyten des peripheren Blutes nachgewiesen werden. Nach mehreren Wochen der Erkrankung treten papulo-nodulo-verruköse Hautveränderungen auf, vorwiegend an der unbedeckten Haut (Verruga peruana). Bei hochgradigem Befall ist der Verlauf innerhalb von 10 Tagen tödlich.

Abb. 198. Oroyafieber (Bartonella bacilliformis). Giemsa-Färbung.

Blutausstrichpräparat: In den nicht vergrößerten Erythrozyten finden sich die vielgestaltigen, intensiv rotgefärbten Bakterien. Meist haben sie Kugelform, selten sind sie stabförmig, bisweilen liegen sie in kleinen Ketten. Meist befinden sich in einem Erythrozyten mehrere Erreger.

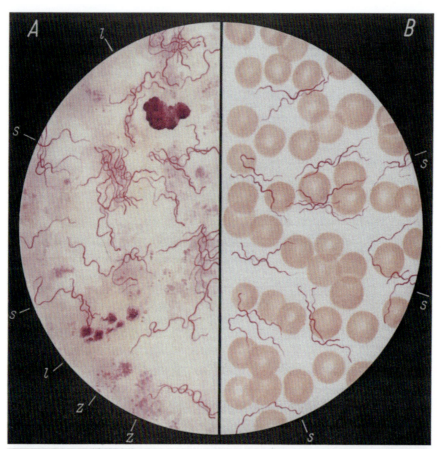

Abb. 197 a, b

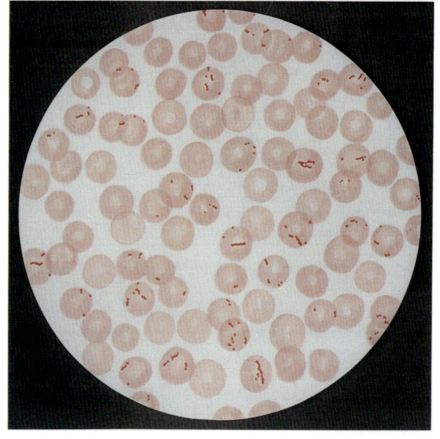

Abb. 198

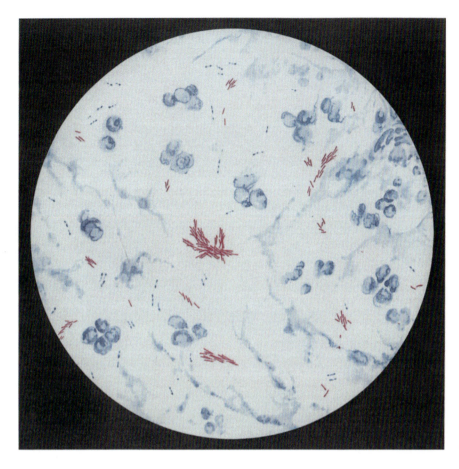

Abb. 199

8.3 Lepra

Erreger: Mycobacterium leprae (Hansen).

Die *Übertragung* erfolgt von Mensch zu Mensch durch intensiven, langdauernden Kontakt. Die *Inkubationszeit* ist sehr lange (Monate bis Jahre).

Die Krankheit entwickelt sich schleichend, sie tritt in verschiedenen Formen auf:

I.   *Die tuberkuloide Form* entwickelt sich bei guter Abwehrlage; dabei ist der Lepromintest positiv, der Bakterienbefund gering.

II. *Die lepromatöse Form* entwickelt sich bei schlechter Abwehrlage (anergische Phase). Der Lepromintest bleibt negativ, die Bakterien sind zahlreich.

III. *Die indeterminierte Form* kann sich in beiden Richtungen entwickeln (Lepromintest wechselnd, Bakterienbefund wechselnd stark).

IV. *Die Borderline-Lepraform* (Lepromintest meist negativ, Bakterienbefund meist reichlich).

Im Laufe der Lepra kommt es zu Phasen der Aktivierung, die man als „Reaktionen" bezeichnet. Sie beginnen mit Schüttelfrost, Fieber und schwerem Krankheitsgefühl. Im Gefolge dieser „Reaktionen" entstehen neue Herde als Folge der Aussaat von Lepraerregern auf dem Blut- oder Lymphweg.

Abb. 199. Lepra (Mycobacterium leprae). Ziehl-Neelsen-Färbung.

Nachweis des Lepraerregers: im *Nasenabstrich* oder aus Hautbiopsaten (z. B. Ohrmuschel möglich).
Das Mycobacterium leprae färbt sich im Ziehl-Neelsen-Präparat rot, da es säurefest ist. Die Bakterien finden sich einzeln oder haufenweise oder zigarrenbündelförmig gelagert. Die Länge der Leprabakterien beträgt 3–4 μm, die Dicke 0,4 μm.

Sachverzeichnis

Sachverzeichnis

Sachverzeichnis

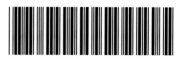